实用麻醉技术与应用

SHIYONG MAZUI JISHU YU YINGYONG

陈兴涛 等 主编

U0232246

上海交通大学 出版社
SHANGHAI JIAO TONG UNIVERSITY PRESS

内容提要

本书根据临床麻醉医师的实际需要，反映麻醉学的基本理论、基本技术和基本技能，力求根据新形势下学科定位提供最新的学术进展。本书共分为7章，从麻醉发展史入手，系统介绍了各手术麻醉前评估与准备、麻醉实施的方法及麻醉相关检测技术；然后以各科室为单位，阐述了不同科室手术麻醉的特点与方法；最后围绕特殊患者的麻醉、围手术期问题展开介绍。

图书在版编目（CIP）数据

实用麻醉技术与应用 / 陈兴涛等主编. --上海 ：
上海交通大学出版社，2020
  ISBN 978-7-313-24036-1

Ⅰ. ①实… Ⅱ. ①陈… Ⅲ. ①麻醉学 Ⅳ. ①R614

中国版本图书馆CIP数据核字（2020）第215192号

实用麻醉技术与应用

SHIYONG MAZUI JISHU YU YINGYONG

主　　编：陈兴涛 等

出版发行：上海交通大学出版社　　　　　地　　址：上海市番禺路951号

邮政编码：200030　　　　　　　　　　　电　　话：021-64071208

印　　制：广东虎彩云印刷有限公司

开　　本：710mm×1000mm 1/16

字　　数：264千字　　　　　　　　　　经　　销：全国新华书店

版　　次：2023年1月第1版　　　　　　　印　　张：15.25

书　　号：ISBN 978-7-313-24036-1　　　插　　页：2

定　　价：128.00元　　　　　　　　　　印　　次：2023年1月第1次印刷

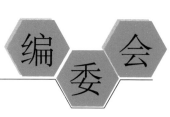

BIAN WEI HUI

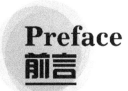

Preface
前言

　　麻醉学是一门以人体基本生命功能的监测与调控为主要手段,集临床麻醉、重症监测与治疗、疼痛诊疗、急救与复苏、体外循环、相关医学教育和科学研究于一体的临床学科。为实现患者安全和无痛苦的有机统一而应用的临床麻醉逻辑思维是现代麻醉学的精髓。掌握临床麻醉逻辑思维方法,对于从事重症监测与治疗、疼痛诊疗、急救与复苏、体外循环、相关医学教育和科学研究等工作是十分重要的。医师是需要终生学习不断跟随科学进步的职业,因此,麻醉医师既要掌握更加全面的医学理论,又要熟练应用现代科学技术进行临床实践。我国麻醉事业蓬勃发展,麻醉学科医师的执业范围在不断扩大,麻醉医师除了传统上主要工作于外科手术平台,现在还服务于手术室外的诊断检查、内科操作治疗及疼痛与重症监测治疗等领域。如何使临床麻醉师及麻醉专业医学生在临床实践中把握麻醉的基本要素,这就需要一本能够把基础与临床知识、专业与非专业技术能力,特别是理论与实践相结合并有效地提炼、梳理和有机整合的教材。

　　本书根据临床麻醉医师的实际需要,涵盖了麻醉学的基本理论、基本技术和基本技能,力求根据新形势下学科定位提供最新的学术进展。本书共分为 7 章,从麻醉发展史入手,系统介绍了各手术麻醉前评估与准备、麻醉实施的方法及麻醉相关检测技术;然后以各科室为单位,阐述了不同科室手术麻醉的特点与方法;最后围绕特殊患者的麻醉、围手术期问题展开介绍。全书图文并茂,内容全面系统,有益于帮助住院医师掌握正确的临床麻醉逻辑思维方法和基本操作技能。

我们秉承着精益求精的作风,尽可能地为读者呈现麻醉领域知识更新的精华。由于编写内容庞大,执笔人员众多,所涉及文献的深度和广度有异,本书在内容上难免有缺点和不妥之处,敬请诸位专家、读者在阅读过程中加以甄别,并欢迎提出批评和指正意见。

《实用麻醉技术与应用》编委会

2020 年 1 月

Contents
目录

第一章　麻醉发展史 ………………………………………………………… (1)

第一节　麻醉的基本概念与发展 ………………………………………… (1)

第二节　古代麻醉发展史 ………………………………………………… (3)

第三节　近代麻醉发展史 ………………………………………………… (6)

第四节　我国麻醉学的发展与成就 ……………………………………… (10)

第五节　麻醉学科的发展趋势与展望 …………………………………… (14)

第二章　麻醉前评估与准备 ……………………………………………… (17)

第一节　一般情况的麻醉前评估与准备 ………………………………… (17)

第二节　心血管系统的麻醉前评估与准备 ……………………………… (23)

第三节　呼吸系统的麻醉前评估与准备 ………………………………… (29)

第四节　肝脏系统的麻醉前评估与准备 ………………………………… (33)

第五节　肾脏系统的麻醉前评估与准备 ………………………………… (36)

第六节　神经系统的麻醉前评估与准备 ………………………………… (39)

第七节　内分泌系统的麻醉前评估与准备 ……………………………… (42)

第八节　急诊患者的麻醉前评估与准备 ………………………………… (45)

第三章　麻醉实施 ………………………………………………………… (48)

第一节　麻醉前准备 ……………………………………………………… (48)

第二节　全身麻醉 ………………………………………………………… (49)

第三节　椎管内麻醉 ……………………………………………………… (62)

第四节　区域神经阻滞 …………………………………………………… (70)

第四章 麻醉相关监测技术 ……………………………………………………… (78)

第一节 呼吸监测技术 ……………………………………………………………… (78)

第二节 循环监测技术 ……………………………………………………………… (85)

第三节 麻醉深度监测技术 ………………………………………………………… (91)

第四节 神经系统监测技术 ………………………………………………………… (92)

第五节 神经肌肉兴奋传递功能监测技术 ………………………………………… (93)

第六节 体温监测技术 ……………………………………………………………… (95)

第五章 专科麻醉 ……………………………………………………………… (97)

第一节 神经外科手术的麻醉 ……………………………………………………… (97)

第二节 头颈部手术的麻醉 ………………………………………………………… (103)

第三节 腹部手术的麻醉 …………………………………………………………… (104)

第四节 产科手术的麻醉 …………………………………………………………… (106)

第五节 血管手术的麻醉 …………………………………………………………… (113)

第六节 泌尿外科手术的麻醉 ……………………………………………………… (116)

第七节 心脏手术的麻醉 …………………………………………………………… (118)

第八节 胸科手术的麻醉 …………………………………………………………… (121)

第九节 耳鼻喉手术的麻醉 ………………………………………………………… (123)

第十节 眼科手术的麻醉 …………………………………………………………… (124)

第六章 特殊患者的麻醉 ……………………………………………………… (127)

第一节 小儿麻醉 …………………………………………………………………… (127)

第二节 老年患者的麻醉 …………………………………………………………… (161)

第三节 肥胖患者的麻醉 …………………………………………………………… (176)

第四节 糖尿病患者的麻醉 ………………………………………………………… (196)

第七章 围手术期问题 ………………………………………………………… (204)

第一节 术后恢复室 ………………………………………………………………… (204)

第二节 围手术期呼吸衰竭 ………………………………………………………… (223)

第三节 成人、小儿及新生儿复苏 ………………………………………………… (228)

参考文献 …………………………………………………………………………… (237)

第一章

麻醉发展史

第一节 麻醉的基本概念与发展

现代麻醉学是医学领域中一个新兴的学科,其历史不过 150 余年。这门学科是随着医学和科学技术的发展,以及临床工作的需要,集中基础医学、临床医学及其他学科的有关理论,应用近代科学技术成果于临床而建立起来的,目前已成为临床医学的重要组成部分。经过我国麻醉工作者几代人 50 余年的不懈的努力,麻醉学科有了很大的发展,拓宽了麻醉工作的范畴和领域,加强了各级医院的麻醉科室建设,专业队伍日益扩大,业务水平不断提高,新中国成立以来取得了很大成绩。今后麻醉工作者将更好地发扬救死扶伤精神,做好各项麻醉工作,继承和发扬麻醉先辈开创的事业,培养一代新人,在临床上做出优异成绩,促进我国麻醉学的现代化;同时推动其他医学学科的发展,随着世界科学技术的发展潮流共同前进。

一、麻醉的基本概念

医学是在人类与疾病做斗争的长期过程中形成的,以后又衍化出临床医学内、外、妇产等分支学科。尽管经历了漫长的历史才出现"麻醉"的概念,但在人类遭遇各种伤害和手术引起的疼痛时会渴求寻找解决疼痛的方法。因此,麻醉与医学和外科手术的发展密切相关。

麻醉,顾名思义,"麻"为麻木麻痹,"醉"为酒醉昏迷。因此,麻醉的含义是用药物或其他方法使患者整体或局部暂时失去感觉,以达到无痛的目的,进行手术治疗。镇痛则是运用有关麻醉的基础理论、临床知识和技术以消除患者手术疼痛,保证患者安全,为手术创造良好条件的技术。

二、麻醉概念的发展

麻醉和麻醉学的范畴是在近代医学发展过程中逐渐形成的,并且在不断地更新变化中。随着外科手术及麻醉学的发展,麻醉已远远超过单纯解决手术止痛的目的,工作范围也不局限于手术室,因而麻醉和麻醉学的概念有了更广的含义。它不仅包括麻醉镇痛,而且涉及麻醉前后整个围手术期的准备与治疗,监测手术麻醉时重要生理功能的变化,调控和维持机体内环境的稳态,以维护患者生理功能,为手术提供良好的条件,为患者安全度过手术提供保障。一旦遇有手术麻醉意外时,能及时采取有效的紧急措施抢救患者。此外,麻醉工作者还承担危重患者复苏急救、呼吸疗法、休克救治、疼痛治疗等。他们的足迹涉及整个医院和其他场所。

现代麻醉学科分为临床麻醉学、复苏与重症监测治疗学及疼痛诊疗学等,是一门研究麻醉镇痛、急救复苏及重症医学的综合性学科。它既包含基础医学各学科中有关麻醉的基础理论,又有广泛的临床知识和熟练的技术操作。麻醉工作者通过医疗、教学和科研工作,不断地充实临床麻醉工作和麻醉学的内容。

三、麻醉发展的 3 个阶段

(一)古代麻醉发展阶段——麻醉的发现与萌芽

从史前时期开始,古代医学的发展经历了悠久的岁月,从盲目无知、依靠巫神到有目的的探索,一直到 18 世纪中叶出现了化学麻醉药,对麻醉的认识才进入近代麻醉阶段。这一阶段的特点是人类在遭受到伤病及手术所致的痛苦后,开始逐步寻找解除病痛的方法。其间出现过应用鸦片、大麻、曼陀罗等药物镇痛,但从麻醉的概念来看,不论其麻醉效果和安全性,均无法与现代麻醉应用的药物和方法相比,麻醉尚处在萌芽状态。

(二)近代麻醉发展阶段——临床麻醉学的形成

从 18 世纪开始,乙醚等全身麻醉成功地应用于外科手术,是近代麻醉学的开端。这一阶段的特点是许多医学家、化学家,包括外科医生、医学生等为麻醉药的发现和临床应用作出了贡献。同时,麻醉方法和药物在临床的应用也变得多样化。针对手术麻醉过程中的问题,从单纯的镇痛发展到麻醉期间及麻醉前后比较全面的处理,到 20 世纪 30~40 年代积累了丰富的临床经验,逐步形成了临床麻醉学。

(三)现代麻醉学的发展阶段

进入 20 世纪 50 年代,在临床麻醉学发展的基础上,麻醉的工作范围与领域进一步扩展,麻醉学的基础理论和专业知识不断充实提高,麻醉操作技术不断改进完善,麻醉学科和专业进一步发展壮大,迈进了现代麻醉学发展的第 3 阶段。这一阶段的特点表现在出现了专职从事麻醉专业的人员。由于麻醉工作范围与领域的扩展,麻醉学又分支出亚学科,随着新理论、新知识、新技术的运用,促进了麻醉学的现代化。

四、麻醉学在临床医学中的重要作用

麻醉学在临床医学中日益发挥着重要作用,为外科(包括基本外科、腹部外科、神经外科、矫形外科、胸心外科、血管外科、泌尿外科、小儿外科等)、妇产科、耳鼻喉科、眼科、口腔科等手术患者提供无痛、安全、肌松作用,以及无不良反应、良好的手术条件以完成手术治疗。同时通过它所掌握的复苏急救知识和技术,对各临床科室患者,特别是危重症患者的循环系统、呼吸系统以及肝、肾等脏器功能衰竭的处理,在重症监护病房(ICU)、疼痛诊疗门诊及其他有关治疗诊断场合等方面,都发挥着日益重要的作用。

五、麻醉学与其他学科的关系

麻醉学是一门基础医学与临床医学密切结合的学科,在基础医学方面以药理、生理、生化、病理生理学为基础。近年来,麻醉学又与生物物理、分子生物、免疫、遗传、生物医学工程学密切联系,进一步探讨和阐明疼痛与麻醉对机体的影响和机制。在复苏和危重症医学方面研究机体死亡与复活的规律。反过来通过临床实践,验证和丰富诸如疼痛学说、麻醉药作用机制、麻醉对遗传的影响等。随着整个医学科学和麻醉学的发展,麻醉学与其他学科的关系将更加密切,相互促进,共同提高。

第二节　古代麻醉发展史

医学的演进与社会文化、科学和哲学的发展密切相关。古代文化的中心在埃及、巴比伦、印度和中国。古代医学也是在这几个国家发源和发展的。公元前 6000 年就发现人类已进行比较复杂的手术,可以看到石器时代人的头颅上有做过类似现在环钻手术的痕迹。已知在古代埃及就出现了截肢术、睾丸切除术,但还没有发现有减轻疼痛的知识和措施。在埃及金字塔上所绘的手术图案中,患者是清醒的,这一时期可能使用过鸦片和大麻镇痛。在公元前 2250 年的医书中可以看到亚述及巴比伦人实施手术的叙述。公元前 1400 至公元前 1000 年古印度已知道外科手术用针、亚麻线或头发缝合组织。公元前 900 年在希腊及罗马能从伤口取出异物及进行止血手术。这一时期由于受宗教迷信的影响,人们认为疾病和死亡是上帝的惩罚,只有依靠祈祷求神而消灾去痛,而且当时还缺少有效的止痛方法。虽然在公元前 400 年古希腊已对鸦片有所了解,但还没有使用到减轻手术疼痛的方面。在西亚古国阿西利亚曾经用压迫颈部血管引起患者昏迷的方法,以实施包皮环切术。1562 年,法国医生 Pare 用绑扎四肢的方法,以压迫神经、血管减轻手术的疼痛。以后陆续有 1595 年 Costa、1661 年 Severing 等应用冷冻的方法止痛,但这些方法可能引起肢体的坏死。以后又有人采用放血的方法,使患者产生脑贫血引起失神而进行手术。在中世纪曾经有人使用浸有各种止痛或催眠药物的海绵,如鸦片、莨菪类等,在使用前将海绵浸泡热水后给患者吸入或吮吸。其中尤以应用含有莨菪碱或其他生物碱的曼陀罗实施手术最为有名,这种药物可引起患者较长时间的睡眠;也有采用饮酒,在患者酩酊状态下实施手术。关于曼陀罗的麻醉作用,早在 1 世纪的 Celsus 和 Pling 已有记载,但因认为其是邪恶的东西,一直没有对其重视。一直到 18 世纪化学麻醉药的出现,才结束了麻醉的启蒙状态。

我国很早以前就有关于麻醉的传说和记载,例如,"神农尝百草,一日而遇七十毒",就反映了我国古代人民很久以来就千方百计寻找治病止痛的良药。另一方面,随着石器工具的使用,在原始氏族公社时期,逐渐产生了用砭石治病的经验,还有"伏羲制九针"的传说。据《山海经·东山经》记载:"高氏之山……其下多石"。郭璞注解说:"砭针,治痈肿者。"砭石被认为是外科方面原始的医疗工具,也是我国针术的萌芽。公元前 5 世纪至公元前 4 世纪,《列子·汤问篇》和《史记·扁鹊列传》就有春秋战国时期著名医学家进行外科手术的记载。战国名医扁鹊以"毒酒"作麻药,为患者"剖腹探心"。公元 2 世纪,我国伟大的医学家华佗发明了"麻沸散"。《后汉书·华佗列传》《三国志·华佗列传》中记载:"疾发结于内,针药所不能及者,乃令先以酒服麻沸散,即醉无所觉,因破腹背,抽割积聚;若在肠胃,则断截湔洗,除去疾秽,既而缝合,缚以神膏,四、五日创(疮)愈,一月之间皆平复。"说明在 1700 多年以前,华佗就已经使用全身麻醉进行腹腔手术。麻沸散又名麻肺散或麻肺汤。据宋人窦材说:"汉北回回地方有草名押不芦,以少许磨酒饮,即通身麻醉如死,加以刀斧亦不知……"押不芦即曼陀罗。在公元 1～2 世纪,《神农本草经》载有药物 365 种,其中就有不少具有镇痛麻醉的药,如羊踯躅、大麻、乌头、附子、莨菪子、麻椒等。公元 652 年孙思邈所著《备急千金药方》,752 年王焘著《外台秘要》,都有用大麻镇痛的记载。1337 年元代危亦林所著《世医得效方》记载了草乌散,1381 年明代朱棣等所撰《普济方》亦载有草乌散的制法和用法。1578 年李时珍在《本草纲目》中,介绍了曼陀罗花的麻醉作用:"用热酒调服三,少顷昏昏欲醉,割疮炙火,宜先服此则不苦也"。1642 年明代张景岳《资蒙医经》记有蒙汗药,用闹羊花、川乌、草乌、乳香、没药等磨为极细粉末,用热酒调服。1662 年王肯堂《证治准绳》,1743 年清代祁坤的《外科大成》及同年赵学敏所著《川雅内编》介绍了由草乌、川乌、天南星、蟾酥、番木鳖等组成的开刀药方。关于针灸镇痛,早在战国时期(公元前 475 年至公元前 221 年)古典医书《黄帝内经》在针灸方面从经络穴、针灸法到针灸理论做了比较系统的论述,有针刺治疗头痛、牙痛、耳痛、关节痛和胃痛等记载。相传为秦越人所著的《难经》论述了经络穴,公元 215～282 年晋皇甫谧著《针灸甲乙经》进一步总结了古代针灸的成就,是我国最早的一部比较完整的针灸专著。宋代王惟一撰成《铜人针灸穴图经》三卷。制成铜人模型。明杨继洲著《针灸大成》十卷,总结了明代以前的针灸学方面的成就。清代《医宗金鉴》针灸心法要诀及其经络经穴图解,流传很广泛。在复苏急救方面,公元前 5 世纪至公元前 4 世纪,有扁鹊切脉以诊断人之生死,用针、砭石和草药进行急救复苏的记载,据《史记》记载"太子患尸厥症,呈现假死状态,扁鹊根据太子的病情,确认患者并未死亡,用针刺热熨和汤药等使患者起死回生"。东汉末年张仲景,目睹疫病流行而造成惨重的死亡,写成《伤寒杂病论》十卷,现存的《伤寒论》载方 113 种。张仲景《金匮要略方论》载有对自缢者的抢救方法:"徐徐抱解,不得截绳,上下安被卧之,一人以脚踏其两肩,手少挽其发髻,长弦弦而勿纵之;一人以手按据胸上,数动之,一人摩捋臂胫,屈伸之,若已僵,但渐渐强屈之,并按其腹。"说明早在公元 2～3 世纪,中国即已实施了比较完善的复苏术。以后晋葛洪《肘后备急方》中亦有关于复苏猝死患者的详细记载:"徐徐抱解其绳,不得断之。悬其发髻,令足去地五寸许,塞两鼻孔,以芦管内(纳)其口中至咽,令人嘘之。有顷,其腹中转,或是通气也。其举手挥人,当益坚捉持,更递嘘之。若活了能语,乃可置。若不得悬发,可中分发,两手牵之"。这是对口吹气法的最早记录。本法操作包括人工呼吸的基本要领:①悬发或牵发以保证呼吸道通畅;②用芦管插咽吹气,类似于今经通气管吹气;③塞鼻以防漏气,以符合口对口人工呼吸的要求。其他在《普救类方》《广惠普救方》也载有关于吹气人工呼吸的方法。总之,在我国历代的医药著述中,有关麻醉止痛、复苏急救等方面的记载,内容丰富,经验宝贵,说明在我国医学发展中,麻醉方面也有很大的成就和贡献。

第三节 近代麻醉发展史

一、全身麻醉的发展

早在 16 世纪,1540 年 Valerings 合成乙醚,在 Cordus 和 Paracelsus 的有关著作中提到乙醚有消除疼痛的作用。18 世纪中叶,1772 年 Pristley 发现氧化亚氮(笑气),1778 年 Davy 证明氧化亚氮有镇痛作用。1782 年 Black 分析出 CO_2。1818 年 Faraday 发现乙醚的麻醉作用。1824 年 Hick man 做动物实验,吸入高浓度 CO_2 产生麻醉作用,但未用于人。1831 年分别由 Vonliebig、Guthrie 和 Sanbeiren 发现氯仿。1842 年美国乡村医生 Long 使用乙醚吸入麻醉给患者成功做颈部肿物手术,是试用乙醚作临床麻醉的开创者,只是因为地处偏僻,一直到 1849 年才予报道。1844 年化学家 Colton 示范氧化亚氮吸入令患者神志消失的展会引起 Wells 的注意,Wells 在自己拔牙时吸入氧化亚氮并获得成功。1845 年 Wells 在波士顿麻省总医院,再次表演氧化亚氮麻醉,由于所用浓度过高,在知觉完全消失时出现发绀。1846 年牙科医生 Morton 在医学家兼化学家 Jackson 的指导下,实验了牙科手术吸入乙醚蒸气的麻醉作用。同年 10 月在麻省总医院成功地为一例大手术施用乙醚麻醉。Morton 被认为是临床麻醉第一杰出人物,乙醚麻醉的成功应用标志着近代麻醉史的开端。同年,英国 Liston 首先使用乙醚麻醉,俄国 Jiuporob 在乙醚麻醉下施行了乳癌切除术,而且他是大规模使用乙醚全身麻醉的组织者。1847 年 Snow 出版了《乙醚吸入麻醉》,这是第一本麻醉专著。同年 Flourens 经动物实验证明氯仿有麻醉作用。英国外科兼妇产科医生 Sinposon 第一次使用氯仿于分娩镇痛获得成功。1848 年 Heyfelder 首先在人体使用氯乙烷。同年发生使用氯仿死亡的病例,以后继续有报道,认为应用氯仿不能超过一定浓度。1856 年英国将氧化亚氮装入铜筒中使用。1858 年 Snow 又出版了《氯仿及其他麻醉剂》一书。1862 年 Clover 的氯仿麻醉机问世,到 1868 年才开始普遍使用。同年 Andiews 研究了氧和氧化亚氮的混合使用。Clouer 首先将氧化亚氮应用于乙醚麻醉,使患者更加舒适。1918 年 Luckhardt 证明乙烯有全身麻醉作用。1926 年 Eichhaltz 应用阿弗丁于临床。1928 年 Lucuo 和 Hendersen 发现环乙烷有麻醉作用,1930 年 Waters 临床应用环乙烷获得满意效

果。1933 年 Gelfan 和 Bell 发现乙烯醚有麻醉作用且可供临床使用。1935 年
Shiker 试用三氯乙烯作麻醉药,1941 年 Lange Hewer 将其应用于临床。1951 年
Suckling 合成氯烷,1956 年 Johnston 将其应用于临床。1963 年 Terrell 合成异
氟酚后经 Krantz 和 Dobking 等动物实验,于 1966 年应用于临床。1965 年
Terrell 合成异氟烷后经 Klantz 和 Dobking 等动物实验应用于临床。1968 年
Regan 合成七氟烷以后经临床实验观察后用于临床。1990 年 Jones 首先在临床
应用地氟烷。关于静脉全身麻醉,早在 1872 年 Gre 用水合氯醛做静脉注射产生
全身麻醉。1903 年 Fischer 和 Mering 合成巴比妥(佛罗钠),1909 年 Bier 用普
鲁卡因作静脉注射产生镇痛作用。1932 年 Wease 和 Scharpff 开始用环己巴比
妥钠静脉麻醉,同年合成硫喷妥钠。1933 年 Lundy 报告用硫喷妥钠作静脉麻
醉,以后有普尔安(1956)、羟丁酸钠(1962)、氯氨酮(1965)、乙醚酯(1972)、异丙
酚(1977)等静脉全麻药应用于临床,丰富了全身麻醉用药的内容。自从 1953 年
King 从管箭毒中分离出右旋管箭毒,1942 年 Griffiths 和 Johnson 将肌肉松弛药
应用于临床。1948 年 Barlow 和 Ing 合成十羟季胺有类箭毒的作用。1951 年
Bovet、Ginzel 证明琥珀胆碱为短效肌肉松弛药,同年 Theolaff 等应用于临床获
得良好效果。以后陆续有潘库溴铵、维库溴铵、阿曲库铵等肌肉松弛药,对增强
全身麻醉的肌松作用和控制呼吸管理发挥了重大作用。随着麻醉方法和仪器设
备的改进,监测技术的进步,各种辅助药的配合应用,人们能够准确地掌握麻醉
药的剂量和浓度,麻醉的精确性和安全性得到了提高。

二、局部麻醉的发展

在应用乙醚、氯仿等全身麻醉的阶段,由于施用方法简陋,经验不足,患者不
够安全。1853 年 Pravaz 和 Wood 发明了注射针筒,为局麻的应用提供了工具。
1860 年 Nieman 发现了可卡因,1884 年 Koller 根据 Freund 的建议,证明可卡因
滴入眼内可产生麻醉作用,将其用于眼局部手术。次年 Halstead 开始将可卡因
用于下颌神经阻滞,是神经阻滞的开端。同年 Corning 在狗身上进行了脊麻的
实验,在未抽出脑脊液的情况下,注射可卡因,意外的产生了下肢麻痹的现象,为
硬膜外阻滞麻醉的开端。1891 年英国 Wynter 和德国 Quincke 介绍了腰椎穿刺
术。1892 年 Schleich 推荐用可卡因做局部浸润麻醉。1897 年 Braun 加肾上腺
素于可卡因中以延长局麻时效。1898 年 Bier 在动物及人身上做蛛网膜下腔阻
滞成功。1901 年Sicard和Cathelin 分别成功地进行骶管阻滞,并于 1903 年报告
了 80 例可卡因硬膜外阻滞的经验。1904 年 Barcock 首先用低于脑脊液比重的

溶液进行脊椎麻醉。1905 年 Einhorn 合成普鲁卡因,次年 Braum 应用于临床。1907 年 Barker 用较脑脊液重的溶液进行脊椎麻醉。同年 Sterzi 将普鲁卡因用于腰部硬膜外阻滞。1909 年 Stoked 用普鲁卡因阻滞于分娩手术。1913 年 Meile 用侧入法穿刺行胸部硬膜外阻滞成功。1920 年 Pages 倡导用硬膜外阻滞麻醉。1921 年 Fidelpage 以穿刺时黄韧带抵抗消失感并无脑脊液流出来判定硬膜外阻滞。1922 年 Labat 出版《局部麻醉学》一书。1924 年 Buluhebckuu 倡导用肾周围阻滞封闭,为封闭阻滞的开端。1926 年 Janaen 首先发现硬膜外腔的负压现象,并认为是由于穿刺时推开硬膜所产生的负压。1928 年 Firsleb 合成了丁卡因。1931 年 Dogliotti 采用血浆等粘滞性溶液配药,可延长麻醉时间,增加麻醉的安全性。1932 年 Cutierrey 用悬滴法以确定穿刺针进入硬膜外腔。1940 年 Lemmon 倡导用分次脊椎麻醉。同年 Cleland 首先经硬膜外腔插入细导管行连续硬膜外阻滞。1943 年 Lofgren 和 Lundguist 合成了利多卡因,1948 年用于临床。1949 年由 Cordello 等推广应用 18 号 Tuochy 针置入导管,行连续硬膜外阻滞。以后相继出现的局麻药由甲哌卡因(1956)、丙胺卡因(1960)、丁哌卡因(1963)、罗哌卡因等。由于新的局麻药不断涌现,使用方法不断改进,局部和神经阻滞麻醉,包括椎管内阻滞,已成为目前临床上应用较多的一种麻醉方法。

三、特殊麻醉方法的进展

在 19 世纪初,施行全身麻醉时,是将乙醚、氯仿简单地倒在手巾上进行吸入麻醉,以后创造出简单的麻醉工具,如 Esmarch 口罩,由钢丝网构成,上蒙以数层纱布,用乙醚滴瓶点滴吸入乙醚挥发气。以后 Sxhimimeldusch 作了改进,将口罩与患者面部接触部分卷边,以防止乙醚流到患者面部及眼引起刺激和伤害。开放点滴吸入麻醉的缺点是麻醉药丢失较多,麻醉的深度及呼吸不易控制。以后出现简单的可以调节乙醚气体浓度的口罩。1910 年 Mckesson 设计出断续流的麻醉机。1915 年 Jackson 试用 CO_2 吸收剂于动物实验,为禁闭法吸入麻醉之前导。1923 年 Waters 设计来回式 CO_2 吸入装置,1928 年又出现循环式禁闭吸入麻醉装置,目前已发展成为精密复杂的各种类型的麻醉机。气管内麻醉方法的出现,意义尤为重大。1543 年 Vesalius 曾给动物实施气管内插管;1667 年 Hooke 于动物实验用气管切开插入导管进行麻醉。1792 年 Curry 首先在人进行气管内插管。1869 年 Trendelenburg 行气管切开术,直接经气管导管吸入麻醉药。1880 年 Mceven 用手引导施行气管内插管。1859 年 Krursstein 制成喉镜作明视气管内插管。1921 年 Magill 和 Rowvotham 改良气管内麻醉术,将金属导管改用橡皮管,经鼻腔盲探插管。Guedel、Waters 倡导用带有套管的气管内插管导管。喉镜方面设计出 Miller、Guedel、Flagg 型及 Macintosh 弯形喉镜。气管内插管普遍应用于各种全麻及实施复苏术的患者,并设计出各种气管内麻醉的导管和技术操作方法。关于低温的应用,早在 1797 年就有人开始试行全身降温法。Walta 在 1862 年和 Simpson 在 1902 年分别将乙醚麻醉动物降温至 25 ℃,不继续施用麻醉也可进行手术。1905 年 Bigelow、Swan 等进行体表全身降温,阻断循环,进行心脏手术。1951 年 Delorme 及 Boerema 行血液循环降温法,以后低温及深低温配合体外循环广泛应用于某些复杂的心内直视手术及其他手术。控制性降压的应用,给某些外科手术创造了良好的手术野,并节约了输血量。其实施方法从 40 年代动脉切开放血发展到 50 年代以后应用各种降压药。1950 年 Charpentier 合成氯丙嗪,以后相继有异丙嗪、乙酰丙嗪等吩噻嗪类药问世。1951 年 Laborut 及 Huguenard 等使用吩噻嗪类药等合剂或配合物理降温,以降低机体代谢及应激性,称为人工冬眠或强化麻醉。1959 年 Decastro 及 Mundeleer 应用神经安定镇痛药,施行神经安定镇痛麻醉。近年来复合应用不同药物及不同的麻醉方法,取长补短,称为复合麻醉,已经普遍应用于临床各科手术,可以更好地发挥各种麻醉药物及方法的效能,减少各种药物的不良反应和麻醉并发症。

四、复苏及危重医学的发展

1819 年 Laennec 发明了胸部听诊的硬管装置,1921 年 Bowlas 利用听诊器的隔膜共振,使声音加大。1941 年美国麻醉医师协会将患者健康状况进行分级。1952 年 Apgar 提出用 5 项指标判断新生儿出生时状况的 Apgar 评分,可以作为麻醉时患者安危的参考。对于各种原因引起的呼吸或循环停止,很久以来人们试图用各种方法急救复苏。19 世纪早期采用手法进行人工呼吸,例如应用最多的是仰卧式压胸法(Silvester 法)、腹卧式压背法(Schafer 法),以后经过改进出现 Holger-Nelsen 举臂压胸法和提髋压背法等。随着麻醉技术的进展,气管内插管及麻醉机械应用于复苏,进一步出现各种机械的人工呼吸器,如负压型铁肺、正压呼吸器。从 20 世纪 50～60 年代国内外提出了胸外心脏按压和对口吹气法,进行心肺复苏(cardiopulmonary resuscitation,CPR),进一步发展为心肺脑复苏(cardiopulmonary cerebral resuscitation,CPCR)。在急救组织方面,有些国家建立了急救复苏中心,进行临床死亡复活的研究。

从 50 年代开始对医院患者的管理提出了分级治疗的新概念,改变了过去传统的分科界限,集中了各专科医师和设备,组织经过专门训练的护士进行对危重大手术患者的集中治疗护理。1958 年 Safar 开始建立重症监护病房(intensive care unit,ICU),以后在很多国家推广应用。随着对危重患者的治疗方法的改进,临床死亡和复苏的研究,各种监测技术的进行,近 30 年来,已发展成为一门新型的重危医学。

五、麻醉专业组织的发展

随着麻醉和麻醉学的发展,麻醉专业人员逐渐增多,最初在英国(1893)出现了伦敦麻醉医学会,1905 年以后在美国成立了麻醉学会,1936 年正式称为美国麻醉医师协会(ASA)。以后在世界许多国家都成立了麻醉专门学会。从 1956 年开始每 4 年举行一次世界麻醉学会会议,从 1962 年开始每隔 4 年召开一次亚澳麻醉学会会议,其他还有世界危重监测治疗学会、世界疼痛学会等也定期召开学术会议。

1941 年 Gwathmey 出版了第一部比较全面介绍麻醉的专著《麻醉》。关于麻醉专业杂志,最早于 1922 年美国麻醉学会主编出版了《麻醉与镇痛杂志》,1923 年出版了《英国麻醉学杂志》,以后陆续在世界各国发行了英、德、法、日、中等语种的麻醉、复苏、重症监测治疗等杂志约 50 种。

从乙醚等麻醉药的发现并成功应用于临床,开启了近代麻醉学的历史进程,一直到 20 世纪 50 年代,麻醉学全面的发展奠定了现代麻醉学的基础。麻醉学的基础理论和临床实践、麻醉学科的建设、麻醉专业的发展、麻醉队伍的壮大等各个方面,在国内外都取得了巨大的发展与成就,实现了麻醉学的现代化,进入了现代化麻醉学新的历史发展阶段。

第四节　我国麻醉学的发展与成就

19 世纪西方医学开始传入我国,外国教会在全国各地开办医院,进而招收学徒,创办医学校。最早有 1866 年广州博济医学堂、1879 年上海同仁医院、1883 年苏州博习医院等。20 世纪有 1903 年北京协和医学校、1904 年上海震旦学院、1904 年济南齐鲁医学校等。由满清政府举办的医学堂有 1881 年天津医学馆、1903 年北京京师大学堂医学馆。辛亥革命后陆续在北京、浙江、奉天等地建立公立或私立医学专门学校,大部分均附设有医院,但这些医院创设之初都没有麻醉科,而从事麻醉专业的人员也是少之又少。北京协和医院(1921 年)在建院之初,开设有外科、骨科、泌尿科、妇产科、眼科、耳鼻咽喉科等手术科,没有麻醉科。当时国内外科方面,也只有少数几个大城市大医院才能实施较大的手术,如胃大部切除术、胆囊切除术等。协和医院在 1922－1936 年曾聘用外籍人士 Holland 司理麻醉,从 1938－1942 年才有协和毕业生马月青专职麻醉工作。各医院大部分手术的麻醉均由麻醉医师或护士兼司理,方法简单,设备简陋,技术水平不高,更缺乏创造性的成就。

一、麻醉学科的建立与发展

20 世纪 40 年代末至 50 年代初,我国现代麻醉学的开拓者吴珏、尚德延、谢荣在国外学习麻醉,前后回国,在上海、兰州、北京等地教学医院建立了麻醉科,充实了麻醉设备,培养专业人才,开展临床麻醉工作。这一期间还有李杏芳(上海)、谭蕙英(北京)、王源(天津)等也在创建麻醉科室的工作中发挥了作用。他们通过麻醉医疗、教学和科研活动,为新中国麻醉学科的建设、麻醉专业的创立和人才的培养发挥了重大作用。特别是在这些先辈的努力下,培养了大批麻醉骨干力量,这批人员遍及全国各省市,进一步建立麻醉科室。迄今,在我国,大部分县级以上医院建立了科室组织,配备了麻醉学教研室和麻醉研究室。1989 年卫生部文件明确,麻醉科是一级临床科室,并指出其工作领域和业务范围,为麻醉学科的进一步发展奠定了基础。

回顾 50 年代我国的临床麻醉,只能施行简单的乙醚开放滴入法、气管内插管吸入麻醉及单次普鲁卡因蛛网膜下腔阻滞等几种麻醉方法,随着我国医药卫生和工业的发展,麻醉条件逐步有了改善。全身麻醉方面,从使用简单的乙醚罐或来回禁闭式吸入麻醉装置,逐步采用国产的吸入麻醉机施行循环密闭式吸入麻醉。以后又有轻便空气麻醉机提供临床应用。在椎管内麻醉方面,在单次及连续蛛网膜下腔阻滞麻醉和单次硬膜外阻滞的基础上,开展应用导管法连续硬膜外阻滞麻醉,其他如颈丛、臂丛、交感神经节等神经阻滞方法亦在临床逐步开展应用。在麻醉药物方面,全身麻醉药物除乙醚外,逐步增加了硫喷妥钠、氧化亚氮、氯胺酮等;肌肉松弛药有筒箭毒碱、琥珀胆碱等;局部麻醉药有普鲁卡因、丁卡因、丁哌卡因、利多卡因等相继用于临床。值得提出的是,静脉普鲁卡因复合麻醉在我国得到了大力开展和推广。连续 30 余年,静脉普鲁卡因复合麻醉和连续硬膜外阻滞麻醉,一度成为我国最常用的麻醉方法。随着心血管外科、颅脑外科、整形外科、五官科等外科手术的发展,低温、控制性低血压、人工冬眠和强化麻醉、神经安定镇痛麻醉等亦在临床开展应用。50年代后期至60年代,我国麻醉工作者根据传统医学中针刺镇痛原理,研究针刺麻醉;70年代初研究中药洋金花(曼陀罗花)、闹羊花等与丙嗪类药复合的中药麻醉,通过临床应用有一定的镇痛和麻醉作用,但是这些方法尚达不到现代麻醉的要求,有待继续研究提高麻醉效果。针麻研究促进了我国疼痛生理的研究,取得了较多的研究成果。70年代后期,随着我国的改革开放,国外许多新的麻醉药品和精密的麻醉设备相继引进我国,如恩氟烷、异氟烷、七氟烷、泮库溴铵、阿曲库铵、维库溴铵等麻醉药与辅助药;配备精密流量计和挥发器及监测报警装置的现代麻醉机和呼吸机;具有呼吸、循环、体温、肌松等多方面监测功能的生理监测仪应用于临床。以后国内亦有类似产品相继生产供应,进一步为提高我国麻醉水平,促进麻醉学科的现代化,迈出了新的步伐。

在临床麻醉工作发展的同时,从50年代起我国麻醉工作者开始参与手术、急症室,以及临床各科室心搏呼吸骤停患者的复苏急救工作,率先实施胸外心脏按压和头部降温等心、肺、脑复苏等措施,积累了丰富的经验,成功地抢救了许多心搏骤停、脑缺氧超过临界时限的病例。从50年代末国内有的医院建立麻醉恢复室,80年代ICU在国内大医院普遍开展,集中训练有素的专业医护人员,采用先进的监测仪器和技术,对重大手术及危重患者的救治充分发挥了作用。70年代我国疼痛治疗工作有了新进展,在临床以神经阻滞为主,许多医院开设了疼痛诊疗门诊和病室,对某些疼痛的机制开展研究。

麻醉科室的创建和健全,不断开展应用新的麻醉药物和方法,逐步扩大工作范围,使我国麻醉学科得到快速的发展。

二、麻醉专业的成就

麻醉科室的普遍建立和临床业务工作进展,具体在医疗、教学、科研和专业干部培养等诸方面做出成绩。随之而来的是蓬勃的麻醉学术交流。首先1964年在南京召开了第一次全国麻醉学术会议。这次会议与全军麻醉专业组(组长李德馨、王景阳)会议共同进行。会议集中反映了我国麻醉专业在麻醉和复苏等方面的成就。1979年在哈尔滨召开第二次全国麻醉学术会议,成立了中华医学会麻醉学会,尚德延当选为首届主任委员,并筹备出版麻醉学杂志。随后每隔3～4年召开1次全国麻醉学术会议,迄今已在江西、广州、北京、上海、沈阳、海口等地举行过8次全国会议。各省自治区及直辖市相继成立了麻醉学会,组织专业人员积极开展学术交流。此外,每年还举办全国性麻醉专题或临床讨论会及学组,如小儿、老年、心胸外科、神经外科、口腔科、妇产科、危重疑难病例麻醉处理等临床麻醉学术会议,疼痛治疗、重症监测治疗、疼痛治疗和教育与管理学组。从1997年起全国麻醉学会下设4个学组,即临床麻醉、重症监测治疗、疼痛治疗和教育与管理学组。从1999年起每年举办全国麻醉学年会1次,年会期间并举办知识讲座。这些会议对促进学术交流,提高专业水平发挥了重大的作用。

1981年创刊出版《中华麻醉学杂志》和《国外医学·麻醉学与复苏分册》后,相继有《临床麻醉学杂志》《实用麻醉学杂志》《疼痛学杂志》(现更名为《疼痛》)《麻醉与重症监测治疗》等杂志出版发行。一些权威性的专著相继出版,如吴珏主编《临床麻醉学》(1954)、《实用麻醉学》(1976),谢荣主编《麻醉学》(1959)、《中国医学百科全书·麻醉学》(1986),金士翱等译《局部麻醉学》(1959),刘俊杰、赵俊主编及全国34位学者参加编写的《现代麻醉学》(1987)等。这些专著都结合了我国临床麻醉各个领域的经验和资料,并汲取国外的现代麻醉的理论与技术,对培养和提高麻醉工作者的业务水平,反映我国麻醉专业的成就具有重要的意义。此外各地还出版了不少麻醉专著,如盛卓人主编《实用临床麻醉学》等,对麻醉专业的发展发挥了作用。

1986年在我国召开了北京国际麻醉学讨论会。1987年在北京召开了第一届中日临床麻醉讨论会,并协议每两年轮流在两国召开会议。1988年在华盛顿召开的第9届世界麻醉会议接纳我国为会员国。近年来我国学者广泛地参加国际或各国、各地区的各种麻醉学术会议。通过会议的学术交流,不仅介绍了我国麻醉学的发展和成就,同时汲取了国外的先进经验以促进我国麻醉事业的发展。

三、麻醉队伍繁荣建设

50年代以来,我国加速麻醉专业人员的培养,对提高和促进我国麻醉学科的发展起了重大作用。目前,我国从事麻醉专业的人数尚缺乏精确的统计,估计全国有数万人。各级医院的麻醉科室,通过住院医师培养、研究生教育、在职人员的进修和继续教育等形式培养相关人员,不但专业人员数量不断增加,人员素质也不断提高。我国大专院校科研机构和教学医院的麻醉科都有教授、研究员或主任医师等高级人员负责科室工作,其中不少人是学科带头人。1978年以来,我国建立了许多培养麻醉学研究生的网点,许多人担任博士生或硕士生导师。1986年国家教委根据我国现实情况做出在医学院校开设麻醉专业的决定。

徐州医学院创办了我国第一个麻醉学系。随后,全国高等麻醉学教育分会成立,编辑出版了全国高等医药院校麻醉学专业教材,为我国培养高级麻醉专业人才,补充新生力量起了重大作用。

随着国民经济的发展,对医疗保健事业的需求日益广泛。临床上许多新的复杂的大型手术不断开展,要求有更多的麻醉专业人员,以满足临床的需要;另一方面,随着医学科学的进步,有关麻醉的新理论、新技术的不断涌现,危重疑难患者的急救复苏、疼痛治疗工作的开展,不断提高专业人员的素质是目前的迫切要求。临床麻醉医师不但要有现代医学及其他学科的基础知识,而且随着各科临床研究工作迅速进展,适应日益频繁的国内外交流和教学工作,更需要不断地更新知识,以满足麻醉学现代化发展的需求。

第五节　麻醉学科的发展趋势与展望

作为生命科学重要组成部分的医学,将涉及到自然科学、技术科学和社会科学等学科。麻醉学是临床医学的重要组成部分,亦将顺应医学发展的潮流不断前进,同时也将面临许多新的问题,需要迎接更加严峻的挑战。

一、科学技术发展的新趋势

21世纪,生命科学在自然科学的发展中占据重要的地位。它将物理世界和生命世界统一起来,将生命的最基本最复杂的微观与宏观两极统一起来。一方面,生命科学领域运用生物技术进行分子生物学和量子生物学的广泛深入研究;另一方面生态学向具有更复杂功能的生态系统乃至生物圈方向发展,即将分子、细胞、个体、群体、群落等生命的不同结构层,作为一个有机系统进行研究。预计未来20～30年,人类认识自身和生命的起源和演化的过程将有重大的突破,通过基因组学、生物信息学和整合生物学的发展,将使人类从分子水平认清遗传、发育与进化、生长与衰老、代谢与免疫等方面的重要机制。基因组学和蛋白质组学的研究,将获得人类基因的全部序列,绘制出人类蛋白质组图。人类遗传密码的破译,将进入全新的信息时代。人的生理素质将得到改善。同时,人体几百万种蛋白质功能的研究,将会促进设计出诊断和根绝许多疾病的方法。在神经学方面,将会在揭示人脑的奥妙,探索意识思维活动的本质,了解脑的组织构造原理,通过实验来研究分析导致意识思维活动的本质,了解脑的组织构造原理,通过实验来研究分析导致意识的新的概念和思想等一系列研究中取得重大进展。在未来,人类将会通过掌握认知和智力活动的机制攻克脑的疾病,同时利用人脑原理研制开发出智能计算机和像人一样思考和运动的机器人。纳米材料和纳米技术的应用,将制造出最小的机器——分子机器,应用于生物医学方面,被应用于探测细胞的运行机制。运用纳米探测器可以发现甚至修理一个分子出现的故障,并通过开关基因来防治疾病。

二、医学发展中出现的新问题

随着社会的进步和医药卫生事业的发展,人口结构、疾病构成、医学模式等方面将发生新的变化。例如,随着人均寿命的延长,本世纪我国 60 岁以上的人口将超过总人口的 10%,到 2050 年,我国人口每 4 人就有 1 人超过 60 岁,中国人的平均寿命预期达到 70~80 岁,并有望突破 100 岁。老年疾病中的癌症、脑血管和心血管疾病的发病率和病死率将会上升,糖尿病、高血压病、老年性痴呆患者亦将增加,对这些患者的手术麻醉监测治疗等都会提出新的要求。另一方面,婴幼儿的畸形手术的年龄愈来愈小。例如,北京阜外心血管医院近 5 年来小于 3 岁的婴幼儿行心脏手术已占先天性心脏病手术的 20% 以上。随着胎儿外科学的发展,将对胎儿(包括孕妇)的麻醉如何施行进行研究探讨。医学的工作范围,亦从生命的生到死,扩展到生前(胎儿期)和死后(心肺脑复苏)。医学模式将从生物医学模式转化为生物-心理-社会模式,亦将在临床麻醉及危重症加强医疗和疼痛治疗方面发生影响。例如,临床麻醉中某些新技术的开展应用,危重患者的临终复苏,晚期癌症患者的安乐死等,将涉及到医学伦理、心理学、社会学等方面的问题。单纯依靠医疗技术是无法圆满解决的,麻醉医师必须根据医学发展的新情况解决新问题。

三、新科技在麻醉中的应用

21 世纪是一个高科技、高信息、高速度发展的时代。麻醉学的现代化,需要不断地学习和掌握高科技知识,更快更多地了解新的信息。随着高科技在麻醉工作中的应用,麻醉机呼吸器和各种循环、呼吸、神经肌肉等功能监测仪器设备和操作技术方面,都不断采用新的医学工程技术。例如,具有微电脑控制的麻醉机和呼吸器;利用气相色谱仪、质谱仪、红外线气体分析仪等监测人体及呼吸回路的气体及药物浓度;利用阻抗血流图、光纤多普勒血流速度仪、超声心动图等监测心功能,利用定量脑电图、诱发电位、经颅多普勒超声技术等监测脑血流和脑功能等,大大提高了麻醉和危重患者的诊断治疗水平。对于临床上应用的高科技医疗设备,例如 CT、磁共振、正电子发射断层显像(PET)等先进技术设备的影像医学提供的从平面到立体、从定性到定量的诊断治疗技术,亦将为临床麻醉(如某些复杂神经阻滞的解剖定位)、危重症及疼痛患者的诊断治疗提供极其精确可靠的诊治手段。在麻醉基础理论方面,医学分子生物学、生物物理学、生物化学、神经生理学、麻醉药理学及免疫、遗传等各个学科提供了许多新概念、新学说和新理论。临床医学各个学科的发展,亦将给麻醉学提供许多新观点、新问题和新要求。这许多新的科技知识,需要我们很好地学习研究和应用。当今我们处在知识高度爆炸的信息时代,大量文献资料快速地发展传播,这就要求我们必须学会应用电子计算机技术。随着信息技术的发展,计算机向超高速、小型化、智能化、并行处理方向发展。未来的网络技术将向超高速和多功能方向发展,使信息的传输、处理和交换更加快捷、方便和经济。通过电脑网络可以快速查询掌握最新的麻醉学术动态和科技成果。在日常医疗、科研、教学工作中,电子计算机帮助我们收集、整理、分析、计算各种资料数据和麻醉记录等,已经成为我们日常工作中的得力工具。我们一定要不断地学习新科技,掌握新信息,进一步发挥麻醉专业的作用。

第二章

麻醉前评估与准备

第一节 一般情况的麻醉前评估与准备

一、麻醉前访视与检查

(一)复习病史

了解患者的个人史和既往史,包括既往手术史、麻醉史和治疗用药史,青光眼、睡眠呼吸暂停、出血倾向、过敏史、家族成员麻醉史等。

(二)全身状况

观察患者有无发育不全、营养不良、贫血、脱水、水肿、发绀、发热、消瘦或过度肥胖。术前常规测量体重。

(三)精神状态

观察患者是否紧张,估计其合作程度。询问患者对手术和麻醉有何顾虑及具体要求,酌情进行解释和安慰。遇有明显精神症状者应请精神科医师确诊并治疗。

(四)器官功能

全面了解患者的心、肺、肝、肾、脑等器官的功能状况,注意体温、血压、脉搏、呼吸,以及血、尿化验、凝血功能、肌酐电解质、血糖等检查结果。对拟施复杂大手术的患者、常规检查中有明显异常者或合并有各种其他疾病的患者,需进一步做有关的实验室检查和特殊功能测定,包括胸部 X 线检查、肺功能测定、心电图、心功能测定、凝血功能检查、动脉血气分析、肝功能检查、肾功能检查、内分泌功能检查等,必要时请有关专科医师会诊。

(五)体格检查

1.呼吸系统

观察呼吸频率、深度、形式(胸式或腹式呼吸)及通气量大小,有无呼吸道不通畅或胸廓异常活动和畸形。行肺部听诊,参阅 X 线检查结果。对急性呼吸道感染(鼻堵塞、咽充血、咳嗽、咳痰或发热等)者,如果为 1 岁以内小儿或存在慢性肺部疾病(肺纤维化,哮喘,慢阻肺等),除非急诊手术,建议手术至少推迟到 4 周以后,术前需重新进行评估。对有慢性气管、支气管炎、肺部疾病患者或长期吸烟者要注意痰量、性状、浓稠度,是否易于咳出,并应采取预防术后肺部并发症或病变播散的措施。对所有患者必须常规检查呼吸道有关解剖及其病理改变,包括检查鼻腔是否畅通、张口度、Mallampatti 分级、颈部活动度、牙齿情况等。

2.心血管系统

心脏听诊,检查血压、脉搏、皮肤黏膜颜色和温度等外周循环,如果计划术中放置动脉导管,要检查周围浅动脉如桡动脉情况。有心律失常者需确诊其性质并予治疗。

(1)非心脏手术的心脏事件风险评估。

高风险手术(心脏事件>5%):主动脉和主要大血管手术、外周血管手术。

中风险手术(心脏事件 1%～5%):腹腔内手术、胸腔内手术、颈动脉内膜剥脱术、头颈部手术、前列腺手术、骨科手术。

低风险手术(心脏事件<1%):日间手术、乳腺手术、内镜手术、浅表手术、白内障手术。

(2)心脏事件危险因素(两个及以上危险因素为高风险):①脑血管疾病;②充血性心力衰竭;③血肌酐>170 mmol/L;④糖尿病需胰岛素治疗;⑤缺血性心脏病;⑥腹股沟以上的血管手术、腹腔内手术、胸腔内手术。

3.脊柱

对拟行椎管内麻醉者,常规检查脊柱情况和脊髓功能,明确脊柱有无病变、畸形,穿刺点邻近组织有无感染,有无出血性疾病、出血倾向,有无使用抗凝药治疗,有无经常头痛史,有无脊髓病变。如果存在或怀疑有上述情况,为避免加重脊髓病变或椎管内血肿形成等并发症,应禁用椎管内麻醉。

(六)手术情况

了解手术目的、部位、切口、切除范围、手术体位、手术难易程度、预计出血程度、手术需时长短及是否需要专门的麻醉技术(如低温、控制性低血压、术中电生理监测等）。

二、病情评估分级

ASA 颁布的患者全身体格健康状况分级标准见表 2-1。第 1、2 级患者的麻醉耐受力一般良好；第 3 级患者对接受麻醉存在一定的危险；第 4、5 级患者的麻醉危险性极大。

表 2-1　ASA 病情评估分级

分级	评估标准
第 1 级	正常健康
第 2 级	有轻度系统性疾病，无功能受限
第 3 级	有中度至严重的系统性疾病，日常活动受限，但未丧失工作能力
第 4 级	有严重系统性疾病，已丧失工作能力，且经常面临生命危险
第 5 级	不论手术与否，生命难以维持 24 小时的濒死患者
第 6 级	脑死亡患者，其器官供移植用

注：如为急诊，在每级数字后标注"急"或"E"字。

三、麻醉前一般准备

(一)精神状态准备

手术患者多数有恐惧紧张和焦急心理，可致中枢神经及交感神经系统过度兴奋。因此，术前应尽可能就麻醉和手术的相关问题向患者做具体解释。对过度紧张而不能自控的患者，术前视情况可服用适量安定类药物等。

(二)胃肠道准备

(1)择期手术中不论采取何种麻醉方式均需常规排空胃，以防止术中或术后反流、呕吐，避免误吸、肺部感染或窒息等意外。

(2)正常人的胃排空时间为 4~6 小时，情绪激动、恐惧、焦虑或疼痛不适等可使胃排空速度显著减慢。

(3)术前禁食原则。①水及清亮液体：2 小时。②母乳：4 小时。③含油食物或肉食：8 小时。④配方乳或其他乳饮料，不含油谷物等：6 小时。此原则仅适用于健康人群行择期手术，不适用于妊娠妇女，且视进食量大小需适当延长禁食时间。

(三)膀胱准备

患者送入手术室前嘱其排空膀胱，以防止术中排尿和术后尿潴留，排空膀胱对盆腔或疝手术则有利于手术野显露和预防膀胱损伤。危重患者或大手术需于麻醉诱导后安置导尿管以利排尿并观察尿量。

（四）口腔准备

对所有患者要留意口腔及牙齿情况，进手术室前应将活动义齿摘下以防麻醉时脱落，甚或被误吸入气管或嵌顿于食管，有松动牙齿者应术前向患者交代有牙齿脱落可能。

（五）治疗药物的检查

对于术前接受药物治疗的患者，麻醉前应考虑药物与麻醉药物之间的相互作用，以及药物对麻醉和手术的作用。

（1）皮质激素和抗癫痫药一般都需要继续用至术晨。

（2）有些抗癫痫药可诱导肝酶，从而增加患者对麻醉药的需要量。

（3）对术前一年内服用泼尼松超过 3 周的且超过 5 mg 的患者，围术期有可能发生肾上腺皮质功能不全，故术前可考虑给予应激剂量激素至术后数天（用法与用量尚未有定论）。

（4）患者长期服用某些中枢神经类药如巴比妥、阿片类、单胺氧化酶抑制剂、三环类抗抑郁药等可影响对麻醉药的耐受性。为避免戒断症状，中枢神经药物一般用至术前，但应对其不良反应有清醒的认识。

（5）血管紧张素转化酶抑制剂类药物可导致围术期低血压，故建议术前停药（关于是否停药尚有不同意见）。其他心血管药物继续使用至术前。

（6）糖尿病口服药物术日停用。

（7）各种营养品术前停用至少 1 周（可能会影响凝血功能或肝功能）。

（8）如果没有禁忌证，阿司匹林、非甾体抗炎药及其他抗凝药根据其不同作用时间术前停用不同时段。

（六）术前用药

（1）镇静催眠药：包括咪达唑仑等，有镇静、催眠、抗惊厥作用，对局麻药的毒性有一定的预防作用。

（2）麻醉性镇痛药：根据患者需要使用。

（3）抗胆碱药：松弛平滑肌，抑制腺体分泌，可用于清醒纤支镜插管前气道准备。

（4）H_2 受体拮抗剂、抗酸药及促进胃排空药：用于易发生反流误吸的患者，如产妇、食管裂孔疝患者、肥胖患者，可降低胃酸或升高胃酸 pH 值，减少误吸及减轻误吸严重程度。

四、麻醉前特殊准备——术前预康复策略

(一)术后康复与功能状态

尽管外科技术、麻醉和围术期护理的不断发展使手术变得更为安全,使更多老年患者及伴有多种并发症的患者有机会得到救治,但仍有一部分患者不能获得理想的术后康复。大约30%接受腹部大手术的患者发生术后并发症。而即使没有并发症的发生,大手术也可能导致机体功能下降40%。手术应激对于术后功能状态的影响可以持续数周,超出康复早期和出院时间。有报道指出,从手术后一直到出院后9周,患者都可能处于身体虚弱、疲劳、睡眠紊乱、不能集中精力的状态中。患者希望得到的快速康复不仅仅是快速出院,更期望尽快消除临床症状,恢复日常的生活和工作,提高生活质量。

因此,我们开始将对于"预后"(病死率、并发症、住院时间、住院花费等)的传统认识,转变为以患者为中心的评估。其评估的核心是患者术后是否能够回到基础的生活状态,或者恢复术前的体力活动能力——功能状态。同时,术前患者的功能状态也是术后康复的预测因素。许多临床试验已证明,术前基线运动能力降低的患者术后病死率、并发症风险增加,功能恢复时间延长。

(二)功能状态的评估

加快康复是每个患者和医师所希望的,但尽管如此,预后是一个至今未被定义并测量的内容。单纯的询问"何时返回工作""何时恢复正常生活",这些都受到与健康无关的社会、经济因素的影响。全面客观的功能状态的评估包括两个方面:体力能力(客观的实验室评估)和社会表现(患者主观在生活环境中的行动力)。体力能力的评估方法主要为心肺运动试验和6分钟步行试验。社会表现的评估主要通过一些量表,包括社会健康活动模式量表、住院期间焦虑和抑郁量表及SF-36生活质量调查问卷等。

(三)预康复的概念

许多的证据表明术前功能状态可预测预后状态,那么改善运动能力是否能改善预后呢?2002年有研究提出,与不运动的患者相比,手术应激前执行运动计划的患者术后康复将会更快速。从那时起,一些运用不同运动计划的研究相继开展。也开始提出了预康复的概念——术前通过提高患者的功能状态以优化其生理储备使其适应和承受手术应激的过程为"预康复"。

传统上认为改善康复过程的主要干预点应该在手术后。然而，术后可能并非加速康复最理想的干预时机。许多接受了手术的患者可能受到疼痛困扰，认为运动会妨碍创口愈合。此外，正在等待肿瘤辅助治疗的患者会比较抑郁和焦虑，他们可能并不愿意参与这个康复过程。想要对促成康复的各项因素进行干预，术前阶段应该是一个在情绪上更为有利的时期。此时，患者们通常已被安排好额外的检查，正焦虑地等待手术，同时也在寻求更多的解释和安慰。当无能为力和自信消失时，积极的投入手术准备不仅仅只产生身体上的有利影响，随着对手术和康复过程的期待，患者情绪上的低落状况也能够被改善。

（四）预康复的实施策略

2011 年以来，在一些预康复的随机对照研究中，研究者发现如果不将营养、焦虑和术前护理考虑进整个计划中，单纯立足于运动的干预并不能有效地增强功能状态。因此，除了运动促进其生理储备，其他的干预形式也不应被排除在外，例如药物优化、戒烟、减少酒精摄入、饮食咨询、营养补充、认知强化、心理支持及教育。运动、营养和心理是预康复 3 个重要的组成部分。

运动训练包含耐力和力量训练，可采用院内指导训练干预和家庭自主运动模式。耐力运动旨在提高身体的功能储备。步行或骑自行车是很适宜的运动。力量训练旨在加强肌肉骨骼系统，应该涉及在日常生活需要的所有肌肉群（手臂、肩膀、胸部、腹部、背部、臀部和腿部）。对于运动细节内容认识的提高，包括运动的优化时间、形式、强度、质量，将使运动的积极作用最大化。同时还需要考虑到依从性、有效性、花费等问题。营养支持是为了优化手术前的营养储备，为手术后的分解代谢补充足够的营养，同时对运动起协同作用，为锻炼达到最佳效果而提供基础支持。推荐每日适量补充乳清蛋白。心理支持的首要目的是消除焦虑。建议与专业的心理咨询师进行充分交流，后续的心理治疗包括家庭放松和呼吸训练。心理支持的另一目的是鼓励患者完成运动和营养预康复。

尽管预康复计划对于大部分手术类型都适用，仍需要根据个人基础选择改善其机体功能的特定干预方式。例如，接受肺部手术患者的预康复计划需要集中在有氧运动部分，髋部和膝部手术患者更需要核心肌肉的力量训练。此外，预康复的时机和手术干预的时机需要得到充分评估。在大部分研究中，预康复时间建议为 4～8 周，肺部或腹部肿瘤的患者时间往往更短，而脊柱和整形手术建议的时间更长。

(五)预康复的作用

第一个具有良好方法学质控的荟萃分析在 2011 年发表,包含了 12 项研究。该文章提示在接受心脏和腹部手术的患者中,术前运动疗法对于降低术后并发症发生率和加速出院是有效的。相反,在关节成形术的患者中术前运动疗法没有明显影响。之后又有人回顾了 15 例研究,指出全身预康复可以减轻术后疼痛、减少住院时间和增强机体功能,但是这些研究并不能说明预康复对健康相关生活质量的改善持续有效。另一篇包括 8 项研究的系统综述报道,运动可以产生生理上的改善但临床获益有限。近期的一项针对结直肠手术的随机对照试验中,预康复内容包括中等强度的运动锻炼、营养咨询、蛋白补充和减轻焦虑的策略,组成了多模式预康复计划。其结果显示,相比于对照组,更多的预康复组患者能够在术后 8 周恢复到术前的功能水平。

然而,目前尚无标准化的预康复模式(如运动的具体计划、持续时间和强度),高强度的运动缺乏依从性,营养支持和心理咨询也无一致的方案。即使大部分研究报道认同其在生理改善和功能康复方面的优势,这种改善依然不能转化成临床预后提高的结果。因此,未来还需要更多较大规模的随机对照试验,来探索预康复的标准形式,阐明预康复对于手术预后的意义。

第二节　心血管系统的麻醉前评估与准备

一、麻醉前病情及危险性评估

心血管疾病患者能否承受麻醉与手术,主要取决于心血管病变的严重程度和代偿功能,以及其他器官受累情况和需要手术治疗的疾病等。因此,需要对患者作全面了解与评估。

(一)高血压病程及程度

对于高血压患者,手术前应明确是原发性高血压还是继发性高血压,特别要警惕是否为未诊断出的嗜铬细胞瘤。高血压病期愈长,重要脏器愈易受累,麻醉危险性愈大;高血压病期虽短,但进展迅速者,早期就可发生心、脑、肾并发症,麻醉危险性大。舒张压持续 14.7 kPa(110 mmHg)以上的严重高血压,麻醉危险性较大,术中和术后有可能发生心、脑、肾并发症,应在控制后再行择期手术。

(二)脏器受累情况

1.心脏

注意有无心力衰竭表现(运动性气短、夜间咳嗽、不能平卧等),有无心绞痛发作和心肌梗死史,有无左心室肥厚、传导障碍、心肌缺血和心肌梗死的表现。

2.脑

注意有无一过性脑缺血发作和脑血管意外史。眼底改变常反映动脉粥样硬化,包括脑血管病变的程度。有脑血管病变者手术中和手术后有可能并发脑血管意外。

3.肾脏

了解肾功能有无损害和受损程度。

(三)药物治疗情况

了解所用心血管药的类别、持续时间和效果。对于用利尿药者,要注意水与电解质平衡情况,特别是血钾水平。对于心力衰竭服用洋地黄类药物者,要了解洋地黄类药的应用情况和体内蓄积量。了解心率控制情况,如果术前用β受体阻滞剂,除非有禁忌证,否则应用至术前。

(四)术前危险因素评估

1.心血管危险因素

(1)高危因素:①近期心肌梗死病史(心肌梗死后 30 天以内),严重或不稳定心绞痛;②充血性心力衰竭失代偿[纽约心脏病学会(NYHA)心功能Ⅳ级及以上,或新发心力衰竭];③严重心律失常(高度房室传导阻滞,病理性有症状的室性心律失常,室上性心动过速心室率未得到控制,症状性心动过缓,新发室性心动过速);④严重瓣膜病变,包括严重的主动脉瓣狭窄和症状性二尖瓣狭窄。

(2)对于这些高危患者,需要在择期非心脏手术前接受进一步检查和治疗。

2.体能状态

通过对患者日常活动能力的了解可估计患者的心功能分级。采用纽约心脏病学会(NYHA)四级分类法。

Ⅰ级:体力活动不受限,无症状,日常活动不引起疲乏、心悸和呼吸困难等。

Ⅱ级:日常活动轻度受限,且可出现疲劳、心悸、呼吸困难或心绞痛,但休息后感舒适。

Ⅲ级:体力活动显著受限,轻度活动即出现症状,但休息后尚感舒适。

Ⅳ级:休息时也出现心功能不全症状或心绞痛综合征,任何体力活动将会增加不适感。

若心功能为Ⅰ～Ⅱ级,患者可耐受一般麻醉与手术;Ⅲ级患者经术前准备与积极治疗使心功能获得改善,增加安全性;Ⅳ级患者属高危患者,麻醉和手术的危险性很大。

3.外科手术危险性

不同的外科手术类型会对患者产生不同的影响。根据不同类型的非心脏外科手术操作与围术期发生心脏原因并发症或死亡的机会而分为高、中、低危。

(1)高危手术:心脏意外危险发生率＞5％,如主动脉和主要大血管手术,外周血管手术;

(2)中危手术:心脏意外危险发生率 1％～5％,如①颈动脉内膜剥脱术;②头、颈部手术;③胸、腹腔内手术;④骨科手术;⑤前列腺手术;

(3)低危手术:心脏意外危险发生率＜1％,如①内镜手术;②体表手术;③白内障手术;④乳房手术;⑤日间手术。

二、常规与特殊检查

(一)心电图

1.常规心电图

心脏病患者术前常规心电图检查可显示无异常,但许多患者存在不同程度的异常,如节律改变、传导异常、心肌缺血等,不仅可作为术前准备与治疗的依据,而且有助于术中和术后处理,以及由于代谢、电解质紊乱和其他系统病变的鉴别诊断。

2.心电图运动试验

(1)心电图运动试验可用作判断冠状动脉病变,部分冠心病患者常规心电图虽可以正常,但通过心电图运动试验常可显示异常。

(2)在心电图运动试验中,若患者不能达到最大预计心率的 85％,即出现明显 ST 段压低,围术期心脏并发症发生率高达 24.3％;而患者运动可达预计心率,且无 ST 段改变者,心脏并发症发生机会仅 6.6％。

(3)若患者存在左心室肥厚、二尖瓣脱垂、预激综合征及服用洋地黄类药等常会出现假阳性。若患者无法达到预计心率,运动耐受差、血压下降、或服用β受体阻滞剂,都会影响判断,造成假阴性结果。

3.动态心电图、连续心电图监测

24 小时动态心电图检查可用于判断是否存在潜在的心肌缺血和心律失常。

(二)超声心动图

1.常规超声心动图

(1)了解室壁运动情况、心肌收缩和室壁厚度、有无室壁瘤和收缩时共济失调、瓣膜功能、跨瓣压差程度及左心室射血分数等。

(2)左心室射血分数<35%常提示心功能差,围术期心肌梗死发生率增高,充血性心力衰竭概率也增大。

(3)围术期采用经食管超声多普勒,可动态连续监测上述指标,比心电图更早发现心肌缺血、心功能不全,且可评估外科手术效果。

2.超声心动图应激试验

(1)在进行超声心动图检查时,采用药物使患者心脏产生应激、心率增快,观察心室壁是否出现异常或原有室壁活动异常有否加重,从而判断心肌缺血及其严重程度。检查结果显示心室壁异常活动范围越大,围术期发生心脏相关的并发症的几率越大。

(2)此项检查适用于不能进行运动耐量试验、休息时 ECG 正常的患者,其结果对预示围术期并发症发生有帮助。

(三)心肌核素显像

可获得心肌血流灌注和左室功能参数,提高冠心病诊断的敏感性和特异性。心肌核素显像在冠心病诊治和危险性评估方面的价值高于心电图运动实验。

(四)冠状动脉造影

(1)冠状动脉造影是判断冠状动脉病变的黄金标准,可观察到冠状动脉精确的解剖结构及冠状动脉粥样硬化的部位与程度,可判断患者是否需作冠状动脉搭桥手术。

(2)同样可进行左心室造影,了解左心室收缩功能、射血分数和左心室舒张末充盈压。

三、麻醉前准备与用药

(一)调整心血管用药

1.洋地黄类药

目前常用地高辛。洋地黄类药由于治疗窗较小,逾量会引起心律失常,如室性期前收缩、不同程度的房室传导阻滞、房性心动过速甚至室颤。低钾可加重洋地黄引起的心律失常,因此要注意血钾水平。

2.利尿药

(1)较长时间应用非保钾利尿药会引起低钾,通常用药 2 周以上,即使血钾在正常范围,体内总钾量也常会下降 30%～50%,应重视术前补钾。保钾利尿剂纠正低钾血症,优于补充钾盐。

(2)显著利尿会使血容量减少,组织灌注不足,造成麻醉期间低血压,因此应适当补充血容量。

3.β受体阻滞药

对于缺血性心脏病患者,术中心肌缺血大多与心动过速有关,术前应用β受体阻滞剂有预防心肌缺血作用。如无禁忌证,术前服用β受体阻滞剂的患者应持续服用至术日。

4.抗高血压药

(1)除紧急手术外,择期手术一般应在高血压得到控制后进行,尽可能控制舒张压≤13.3 kPa(100 mmHg)。

(2)对于急诊手术的高血压患者,如血压严重升高,可在做手术准备的同时给予适当的注射用抗高血压药(如硝普钠、拉贝洛尔等)以控制高血压。

(3)应熟悉抗高血压药的作用机制和对麻醉可能产生的影响,在麻醉选择和管理上要谨慎,避免加重循环抑制。

(4)高血压患者术前治疗药物一般不必停用,可用至术日晨。由于血管紧张素转化酶抑制剂类药物可导致围术期低血压,有学者建议术前停药(关于是否停药尚有不同意见)。

(5)可乐定是中枢性抗高血压药。手术前突然停用可乐定,可使血浆儿茶酚胺浓度增加 1 倍,停用后 24 小时可出现可乐定停药综合征,表现为躁动、头痛、腹痛、恶心、呕吐、血压严重升高,甚至高血压危象。如果患者同时服用普萘洛尔等β受体阻滞药,则情况更为严重。对于手术前用可乐定治疗的患者,应继续用药至手术前,不可突然停用。

(二)麻醉前用药

(1)麻醉前用药以解除患者对手术的焦虑紧张情绪。由于苯二氮䓬类药对呼吸循环影响较小,可术前用咪达唑仑等。视患者情况酌情给予少量阿片类药物可产生良好的镇静镇痛作用。

(2)抗胆碱药选择性应用,冠心病、高血压及存在房颤的患者原则上尽量不使用。

(3)可按需加用小剂量β受体阻滞剂,如美托洛尔 12.5～25.0 mg,术前口服,以降低心率,缓和气管插管时的应激反应。

(4)各型休克和低血容量患者不能耐受阿片类呼吸抑制和直立性低血压等不良反应。休克常并存周围循环衰竭,若经皮下或肌内注射用药,药物吸收缓慢。

(三)麻醉前准备和监测

1.监测

(1)心脏病患者进行非心脏手术,应该依据心脏病变状况、手术类型、创伤大小及时间、急诊或择期手术、监测装备、技术水平、有无ICU及价格和效果分析而采取不同的监测项目。

(2)一般心脏病患者,如果心功能良好,进行中、低危择期手术时,常规监测可采用无创血压。较重患者或接受大手术患者,术中预计血流动力学波动较大,出入液量较大时,进行有创动脉连续监测动脉压,可随时按需进行血气、凝血功能和电解质等的测定。

(3)中心静脉置管可给予血管活性药并测中心静脉压。目前很多学者认为中心静脉压不能很好地代表心脏前负荷,但是通过对中心静脉压的连续动态观察可以大致了解液体平衡。严重心功能不全或心脏病变严重,可进行肺动脉压、肺毛细血管楔压和心排血量的监测。

(4)经食管超声心动(TEE)是很有用的监测技术,可较 ECG 更早地发现心肌缺血。

(5)经胸超声心动(TTE)手术室中的应用也越来越受到重视,监测超声心动图甚至可明显改变50%以上危重症患者的治疗,现已经用于协助诊断和治疗低血压、低氧血症、基础生命支持及高级生命支持。

2.麻醉方法

根据病情和手术要求,选择对循环影响最小的麻醉方法。对于范围较小的手术,可选用局部麻醉或神经丛阻滞。需注意蛛网膜下腔阻滞用于高血压患者容易引起血压剧烈波动。下肢、会阴部等手术可以考虑用低位脊麻或骶管麻醉。连续硬膜外阻滞对循环的影响虽然较缓和,但在阻滞范围广泛时也可导致血压严重下降,甚至严重心率下降,因此上腹部手术慎用。对于手术范围广、创伤大的复杂手术,仍以选用全身麻醉为安全。

3.麻醉药物的选择

(1)原则上应选用对循环影响最小的药物。

(2)吸入性麻醉药对心肌有一定的抑制作用。大部分吸入麻醉药对冠状动脉血流的影响表现为扩血管,降低心肌耗氧量,以及降低外周动脉血压。

(3)氯胺酮可使血压显著升高、心率增快,从而增加心肌耗氧量,高血压患者一般不宜应用。

第三节　呼吸系统的麻醉前评估与准备

一、麻醉前评估

(一)病史与临床症状

呼吸疾病的主要症状为咳嗽、咳痰、咯血、喘鸣和呼吸困难等。了解咳嗽起始时间、严重程度、痰量和颜色、痰的黏稠度和规律性及与体位的关系等。咳嗽、咳痰表明气道黏膜受刺激,气道分泌物增加,气道纤毛传递分泌物功能障碍。了解呼吸困难起始时间、程度、季节性和激发因素及是否需氧。呼吸困难又可分为吸气性、呼气性与混合性。吸气性呼吸困难伴喘鸣提示上气道狭窄,如喉头水肿、喉与气道炎症;肿瘤或异物、慢性支气管炎、支气管哮喘和肺水肿患者的细支气管阻力增加或痉挛,其呼吸困难呈呼气性。哮喘表现为反复发作性呼吸困难,且伴有哮鸣音。了解有无胸痛和咯血史等。了解有助于上述症状缓解的方法。询问患者吸烟史和吸烟量。了解是否有睡眠呼吸暂停综合征。

(二)体格检查

观察呼吸困难的临床表现,包括辅助呼吸肌是否参与,呼吸的节律和深度,嘴唇和指甲有无发绀,患者肥胖程度,听诊有无哮鸣音,气管插管条件等。选择麻醉方法应能保证呼吸道通畅和通气量满意。对气管内插管的难易程度应充分评估。

(三)常规实验室检查

慢性呼吸疾病患者血红蛋白>160 g/L,血细胞比容>60%往往提示有慢性缺氧。血白细胞及中性粒细胞增加可能提示肺部感染。胸部正侧位 X 线检查可提示有无气管偏移或狭窄、气道阻塞等。CT 可更好地检查气道和肺病变情况。肺实质改变者可能存在通气与灌注比例失调,如无效腔通气或肺内分流。明显肺功能障碍者可有心电图改变,如电轴右偏、肺型 P 波、右心室肥厚及右束支传导阻滞,并提示肺动脉高压及肺心病。应当估计到心肌缺血和心脏扩大患者对麻醉药的耐受性较差。

(四)动脉血气分析

动脉血气分析可能是评价肺功能的最容易获得和最有效的定量指标。通过血气分析可了解患者通气状况、酸碱平衡、氧合状况及血红蛋白浓度,还可以了解患者的肺疾患严重程度、病程的急慢性和肺功能的基础水平。一般认为大手术患者术前 $PaCO_2 > 6.0$ kPa(45 mmHg),$PaO_2 < 6.7$ kPa(50 mmHg)为高危因素,尤其是接受胸部与上腹部手术者。如果此项检查并不会改变术前或术中对患者的治疗和处理,则术前不做该检查。同理该原则也适用于很多其他术前检查。

(五)评价肺功能的简易试验

1.屏气试验

正常人的屏气试验可持续 30 秒以上;20 秒以上者,麻醉一般无特殊困难;如低于 10 秒,则提示患者心肺贮备能力差。

2.测胸腔周径法

测量深吸气与深呼气时,胸腔周径的差别超过 4 cm 者,提示无严重的肺部疾患和肺功能不全。

3.吹火柴试验

患者安静后,嘱深吸气,然后张口快速呼气,能将置于 15 cm 远的火柴火吹熄者,提示肺贮备功能好,否则提示贮备下降。

(六)肺功能测定

(1)肺功能测定有助于诊断肺疾病类型,确定病变的范围和严重程度,判断治疗效果,监测疾病进展情况,区别限制性或阻塞性肺功能障碍。

(2)阻塞性肺功能障碍时第 1 秒时间肺活量(FEV_1)、FEV_1/肺活量(FVC)和最大呼气中期流速($MMFR$)下降,而肺总容量(TLC)增加。限制性肺功能障碍患者 FVC 和 FEV_1 降低,FEV_1/FVC 近乎正常,TLC 降低。

(3)一般认为大手术患者术前 FVC 小于预计值的 50%,$FEV_1 < 2$ L 或 $FEV_1/FVC < 50\%$,最大分钟通气量(MMV)< 50 L/min 或小于预计值的 50%,残气量(RV)/$TLC > 50\%$ 危险性较高(表 2-2)。

表 2-2　高危患者的肺功能状态

功能	项目	高危水平
通气	呼吸频率	>25 次/分
	FEV_1	<2.0/L
	MMV	<55%
	V_Q/V_T	0.4～0.6
气体交换	PaO_2	<8.0 kPa(60 mmHg)
	$PaCO_2$	>6.0 kPa(60 mmHg)
	(A-a)DO_2	>26.6 kPa(60 mmHg)
	分流	>10%
循环	ECG	心肌缺血
	Hb	>170 g/L
心肺储备	登楼试验	一次<3 层
	负荷后血气 CO_2	潴留或 PO_2 下降

(4)对于进行肺部手术的患者须仔细评估术后患者肺功能的代偿能力。肺功能测定结合动脉血气分析可较好地评价预测这类患者的术后肺功能(表 2-3)。分段肺功能测定能更准确地预测患者是否可耐受肺切除术,最常用的标准是预计术后 $FEV1>800$ mL。如果患者能上二到三楼台阶而无明显气短,一般能较好地耐受手术。

表 2-3　各种肺切除术的肺功能检测最低标准

检测指标	单位	正常	一侧全肺切除	肺叶切除	活检或肺段切除
MMV	L/min	>100	>70	40～70	>40
MMV	%	100	>55	>40	>35
FEV_1	L	>2	>2	>1	>0.6
FEV_1	%	>100	>55	40～50	>40
FEV25%～75%	L	2	>1.6	0.6～1.6	>0.6

二、麻醉前准备

(一)常规准备

(1)劝告患者尽可能戒烟,以减少呼吸道刺激和气道分泌物,降低血中碳氧血红蛋白的浓度,提高血红蛋白的携氧能力,降低肺部并发症。为减少气道分泌物和降低肺部并发症,需在术前 6～8 周戒烟。但是理论上术前 24 小时戒烟即可提高血红蛋白携氧能力。

(2)通过体位引流、胸背部拍击、定期雾化吸入、胸部物理治疗、鼓励咳嗽等措施促进气道分泌物的排出。同时可应用祛痰药。

(3)其他常规准备包括指导患者呼吸锻炼,练习深而慢的腹式呼吸;纠正营养不良;吸入低浓度氧以改善肺动脉高压;应用利尿药、洋地黄等治疗肺心病。如果胸腔积液已经影响肺功能,可进行胸腔抽液。

(二)控制呼吸道感染

对呼吸道细菌感染的患者应选用敏感的抗生素以控制炎症。近期呼吸道感染,包括病毒性感染的患者易诱发支气管痉挛,如果为1岁以内小儿或存在慢性肺部疾病(肺纤维化、哮喘、慢阻肺等),除非急症,建议手术至少推迟到4周以后,术前需重新进行评估。

(三)解除支气管痉挛

(1)解除支气管痉挛首选 β_2 受体激动剂,如沙丁胺醇。吸入局部给药,有用量少、起效快、不良反应小等优点。

(2)抗胆碱能药物是中度有效的药物,如异丙托溴铵吸入剂。

(3)有过敏体质的患者可用色甘酸钠预防哮喘的发作,术前不停药,但是此药对急性发作无效。

(4)治疗支气管痉挛的二线药物是茶碱类,如氨茶碱。如果患者已用过茶碱类药物,且无毒副作用,则于围术期继续应用并监测血药浓度,一般的有效血药浓度为 $10\sim20$ mg/mL。

(5)应用 β_2 受体激动剂、抗胆碱能药物和茶碱类药物时,特别是联合用药时,应密切观察这些药物对心血管系统的影响。

(四)糖皮质激素

糖皮质激素可以减轻气道黏膜炎性反应,稳定细胞膜,抑制或减少支气管收缩介质的释放,亦用于围术期预防治疗气道痉挛。吸入激素可减少激素全身治疗的不良反应。围术期急性严重支气管痉挛激素以静脉给药为主,常常需要数小时起效。症状严重的哮喘患者如术前长期吸入或口服激素治疗,围术期激素不可停药。

(五)麻醉前用药

(1)对需进行局部麻醉或神经阻滞麻醉的短小手术患者,可免用术前药物。肺功能较好的患者,麻醉前用药可选用麻醉性镇痛药与苯二氮䓬类药物。但是这两类药物对严重呼吸功能不全的患者可能导致过度镇静和呼吸抑制,应用时必须谨慎,以小剂量为原则。呼吸代偿功能不全、肺活量显著降低等患者应禁用镇静催眠药和麻醉性镇痛药。对呼吸道受压已出现强迫性体位的患者,应禁用中枢抑制性药物。

(2)为减少呼吸道分泌物,可应用抗胆碱能药物,但是要防止剂量过大引起心动过速,呼吸道分泌物黏稠不易吸出和咳出而导致术后肺部感染及肺不张等并发症,一般无特殊情况不必使用术前抗胆碱能药物。呼吸道炎症、痰量多、大量咯血患者,禁用抗胆碱药,否则易致痰液黏稠、不易排出。

(3)哮喘患者一般不给予 H_2 受体拮抗剂,如雷尼替丁、法莫替丁等,因为 H_2 受体激活有支气管扩张作用,其拮抗后可使支气管痉挛加剧。

第四节　肝脏系统的麻醉前评估与准备

一、肝功能评估

(一)血生化检查

1.胆红素测定

总胆红素正常值<17.1 mmol/L(1 mg/dL)。胆红素分成结合胆红素(直接胆红素)和非结合胆红素(间接胆红素)。结合胆红素正常值应在 3.4 mmol/L(0.2 mg/dL)以下。结合胆红素升高常提示肝功能受损。

2.血清酶学检查

(1)转氨酶:主要有天门冬酰胺转移酶(AST,即谷草转氨酶 GOT)和丙氨酸氨基转移酶(ALT,即谷丙转氨酶 GPT),通常其活性反映肝细胞坏死的严重程度。但有例外,如严重的急性酒精性肝炎,其转氨酶活性很少超过 200 IU/L;而轻度无并发症的急性病毒性肝炎和胆道结石的突然阻塞,转氨酶的活性却常高达 1000 IU/L 或更高。相反急进性肝坏死开始时升高的转氨酶活性随病情加剧而下降,肝衰竭患者的转氨酶可在正常范围,提示肝脏的损伤过重。将检查结果与临床表现密切结合起来,才能正确衡量肝功能状态。

(2)碱性磷酸酶(ALP):正常时血清 ALP 主要为肝和骨的同工酶,在骨病、妊娠、生长期及一些未累及肝或骨的恶性肿瘤也会升高。在发生各种肝病时

ALP 均可一过性升高。肝实质病变,如肝炎、肝硬化时,ALP 轻、中度增高(正常的 1~2 倍);肝外胆道梗阻或肝内胆汁淤积及一些药物引起的胆汁淤积或原发性胆汁性肝硬化时,ALP 明显升高(正常的 3~10 倍)。

3.血清蛋白

患肝脏疾病特别是慢性肝损害,由于肝细胞合成能力大大降低,血清蛋白明显降低。白蛋白水平可用于衡量肝脏合成能力,但由于白蛋白在体内半衰期大约 20 天,因此不能反映合成能力的急性变化。血清蛋白值低于 25 g/L,表示严重肝功能障碍或营养不良。

4.凝血酶原时间

(1)肝脏是除因子Ⅷ和 vWF 外所有凝血因子的合成部位,脾功能亢进又使血小板继发性降低,所以肝病患者常有凝血功能异常,主要表现为:①肝脏凝血因子合成减少;②正常凝血物质的循环半衰期缩短;③异常产物增多;④血小板计数减少;⑤血小板功能损害。

(2)凝血酶原时间在梗阻性黄疸和肝细胞疾病均可延长。Ⅶ因子的半衰期较短,为 4~6 小时,因此反映Ⅶ因子活性的 PT 能较及时地衡量肝脏合成功能的变化,是最好的反映肝脏合成功能的指标。

(二)腹水

(1)形成原因:①白蛋白合成减少,血浆胶体渗透压降低;②门静脉高压,使毛细血管液体静力压升高;③醛固酮灭活减低,水钠潴留。

(2)腹水是严重肝实质病变的共同表现。肝脏患者的腹水标志着器官功能衰竭的程度。

(三)肾功能改变

肝脏疾病导致的肾衰竭称肝肾综合征,特点是无尿伴 Na⁺ 排泌减少。肝肾综合征预后不佳,病死率高。维持足够的尿量可减少此并发症的发生。利尿应谨慎缓慢,应避免过度的利尿。可用胶体溶液补充血管内容量。肝病患者术后也可以发生急性肾小管坏死,应与肝肾综合征鉴别,特点是 Na⁺ 持续排泌。

(四)心血管功能改变

贫血使血液黏稠度下降,同时动静脉分流,外周血管阻力降低,这些因素使肝硬化患者循环系统常呈现高排低阻状态,动静脉氧含量差降低,静脉氧含量增加,患者对儿茶酚胺的反应性降低。

（五）肺功能改变

（1）肝硬化患者的肺血管产生肺血管分流,造成低氧血症;此外大量腹水等原因造成限制性肺通气障碍,使 $\overset{\cdot}{V}/\overset{\cdot}{Q}$ 比失常,进一步加重低氧;腹水可减少肺容量,特别是功能残气量,造成肺不张。肝硬化患者常有过度通气,造成呼吸性碱中毒。

（2）肝脏患者术前应评估其通气状态,术前治疗包括应用抗生素、扩张支气管药物,必要时抽腹水等。需注意如果一次性抽取腹水过多可导致循环衰竭。

（六）肝性脑病

肝性脑病诱发因素包括胃肠道出血,蛋白摄入增加,呕吐或利尿等引起的低钾碱中毒、感染、肝功能恶化等。术前应积极治疗,建议避免使用镇静药物。

（七）代谢紊乱

实质性肝病变者常有代谢性碱中毒,而碱中毒又进一步诱发低钾血症。低钾是肝功能衰竭、肾衰竭及肝性脑病的诱发因素之一。因此术前应注意患者的血钾水平,警惕严重低钾的突然发生。

（八）Child-Pugh 分类

麻醉前结合患者的临床表现,根据血清胆红素、血清蛋白、凝血酶原时间等的检查,可初步估计肝脏功能的损害程度,肝脏的储备功能（表 2-4）。

表 2-4　肝功能不全患者的 Child-Pugh 分类

临床和生化检查	疾病的严重性		
	A	B	C
肝病脑病（程度分级）	无	轻度	重度
血清胆红素（mg/L）	<20	20~30	>30
血清蛋白（g/L）	>35	30~35	<30
腹水	无	易控制	不易控制
营养状态	良好	中度	不良
凝血酶原时间延长（s）	1~3	4~6	>6
病死率	<5%	25%	>50%

二、麻醉前准备

（一）一般准备

（1）对肝功能不全的患者,术前充分休息,使肝血流量增加,有利于病变肝脏的恢复。

（2）维生素 K 是合成因子Ⅱ、Ⅶ、Ⅸ、Ⅹ必需的物质。当肠道缺乏胆盐时，不能吸收维生素 K。凝血功能异常的患者常予静脉维生素 K 治疗，需 24 小时才能起到最好疗效。术前无法纠正 PT 的患者可能需要输新鲜冰冻血浆。必要时也可输血小板等。

（3）术前腹水应给予适当治疗。腹水治疗应缓慢开始，不宜过急。治疗包括：限制水和钠的摄入；使用利尿药，首选螺内酯，呋塞米不是一线类药，有引起低钾、肝性脑病和肝功能衰竭的危险；胶体溶液补充血管内容量；防止水、电解质失衡，特别是及时纠正低钾血症。

（二）麻醉方法

对肝功能不全患者，麻醉选择不仅要注意药物对肝脏的毒性，肝脏对药物代谢的影响，还要考虑麻醉本身对肝脏的影响。应避免减少肝脏血流量的因素，如低血压，过度的交感兴奋，控制呼吸时气道压过高，低血氧导致交感兴奋等。如果血小板及凝血功能正常，可采用硬膜外阻滞或腰麻或区域神经阻滞等，同样应避免术中血压降低。

（三）麻醉药物的选择

（1）因为大多数静脉麻醉药的代谢或排出依赖于肝脏，因此常常采用吸入麻醉以减少静脉麻醉药用量。所有的挥发性吸入麻醉药都可以使肝血流量下降，其中异氟烷对肝脏血流影响最小，适用于肝脏患者的麻醉。

（2）对肝硬化患者，由于细胞外液量增加，高度离子化的药物，如肌肉松弛药的分布容积增加，可能需要更高的负荷剂量；而由于肝脏代谢减慢，所需维持剂量减少。

第五节　肾脏系统的麻醉前评估与准备

一、肾功能评估

（一）病史

了解患者是否有肾脏疾病的症状，如多尿、口渴、无尿、水肿等。了解患者的用药情况,特别是利尿药、钾制剂、碳酸酐酶抑制剂、改变渗透性的药物等。对于透析的患者应了解透析的日程、透析水量及患者对液体负荷的反应,是否仍产尿等。低血容量可引起少尿、脉压减少、直立性低血压及心动过速等。高血压在慢性肾病中较常见。

(二)实验室辅助检查

1.电解质

血 Na^+ 或 K^+ 的异常可加重心律失常并影响复苏的结果。对于肾衰竭患者建议于手术日检查血钾。对于血钾改变至何种程度需延期进行择期手术,目前并没有一致意见,有专家建议血钾在 $2.8\sim5.9$ mmol/L 之间不必延期,如果超出此范围则根据患者临床表现、心电图表现等,考虑先纠正血钾水平再行手术。同样的,对于低钠血症至何种程度需延期进行择期手术,目前也没有一致意见,有建议对于择期手术,血钠应>130 mmol/L。肾衰竭还可引起低钙血症、磷酸盐潴留及轻度的高镁血症。

2.血清尿素氮(BUN)

BUN 与蛋白代谢和肾小球滤过率有关。因为其同时受体液状态、饮食、体重变化及心排血量的影响,并不是可靠的 GFR 指标。如果 BUN>2.78 mmol/L 常表明有肾脏受损。

3.血清肌酐(Cr)

肌酐水平受机体肌肉代谢的影响。饮食中含大量肉食或西咪替丁治疗或酮症酸中毒等均可引起实验室测量的肌酐水平增加。肌酐清除率是临床测定肾功能的最好指标,低于 25 mL/min 表示有肾衰。随着肾功能逐渐降低,肌酐清除率逐渐过高估计 GFR。

4.BUN/Cr

BUN/Cr$>15：1$ 可出现在低血容量、低心排、肝硬化或肾病综合征等水肿性疾病、胃肠道出血、尿路梗阻性疾病。

5.血细胞计数

肾脏病变患者因促红细胞生成素缺乏,常存在贫血。血小板功能降低。肾移植患者因用免疫抑制药,红细胞、白细胞、血小板计数都会降低。

6.动脉血气和 pH 值

肾衰竭患者常有代偿性代谢性酸中毒。

(三)高危因素评估

围术期发生急性肾衰竭的高危因素包括高龄,术前已存在的肾功能不全,一些危险性高的手术如气腹操作、体外循环、主动脉夹闭、肾动脉附近的动脉夹层等。

二、麻醉前准备

(一)一般准备

1.高钾血症的防治

肾衰竭患者血钾过高是麻醉的主要危险之一。有些患者在围术期可发生急性血钾增高,如创伤、溶血、感染等。高钾血症患者未纠正前不应接受择期手术。对血钾>6 mmol/L的患者需进行及时降血钾治疗。

(1)离子交换树脂,1 g树脂可结合达39 mg的钾,一般剂量口服20 g。

(2)碳酸氢钠溶液促进细胞内K转移,可在15分钟内降低血钾,一般剂量2.65~5.30 g。

(3)30~50 g葡萄糖溶液及胰岛素10 U静脉输注,可使K^+进入细胞内而降低血钾,常需1个小时到达峰效应。

(4)10%葡萄糖酸钙溶液5~10 mL或氯化钙3~5 mL静脉注射,以对抗K^+对心脏的毒性作用,注意钙剂会增加地高辛毒副作用。

(5)β受体激动剂可促进钾的细胞内转移,在急性高钾血症如大量输血后可用肾上腺素以降低血钾并提供血流动力学支持。

(6)透析。

2.控制高血压

对于慢性肾功能不全高血压患者,降压不宜过快、过低,因血压骤降和血压过低均可减少肾血流量,加重肾功能损害。

3.心力衰竭的防治

对于肾衰患者,心力衰竭常常与水钠潴留、高血压、贫血、代谢产物积蓄等有关。如果心力衰竭严重,以透析治疗最有效。

4.血液系统

慢性肾功能不全的贫血患者多数能较好地耐受血红蛋白60~80 g/L,如有症状可输浓缩红细胞。EPO治疗可有效改善贫血。肾衰竭患者白细胞功能和血小板功能均受损,术前要注意防止感染。

5.代谢性酸中毒的治疗

尿毒症患者发生代谢性酸中毒时,轻者可通过纠正水、电解质平衡失调来改善,也可用碳酸氢钠口服。严重酸中毒者,应根据患者情况给予静脉碳酸氢钠或透析。

6.透析指征

(1)代谢性脑病。

(2)水中毒、充血性心力衰竭、肺水肿、脑水肿等液体超负荷。

(3)心包炎。

(4)严重酸中毒。

(5)高钾血症。

(6)凝血功能障碍。

(7)难以纠正的胃肠道症状。

(8)药物中毒。

(二)麻醉方法

如肾衰竭伴有明显出血倾向,硬膜外或腰麻穿刺后易出血发生血肿,应慎用。对于轻、中度肾功能不全的患者,无论采取何种麻醉方法,保证术中肾灌注都至关重要。

(三)麻醉药物的选择

(1)对肾功能障碍的患者,麻醉药物本身对肾功能影响有限。长时间使用恩氟烷和七氟烷,其代谢产物可能对肾功能有影响,用七氟烷时新鲜气流量 $\geqslant 2$ L/min。

(2)多数麻醉药物或多或少经肾脏排泄,因此应对剂量有不同程度的调整。巴比妥类药物、安定类药物和依托咪酯可由于低蛋白血症而使机体对药物敏感性增加。吗啡和哌替啶的代谢产物在肾衰患者可延长呼吸抑制。哌替啶的代谢产物积累可引起癫痫症状。(顺式)阿曲库铵不依赖于肾脏降解,适用于肾衰竭患者。

(3)高钾血症时应禁用琥珀胆碱。

第六节　神经系统的麻醉前评估与准备

一、神经系统评估

(一)昏迷

手术患者可能并存昏迷,术前对其诱因要尽可能加以鉴别和纠正,如颅内高压和药物影响等。

Glasgow 昏迷评分(表 2-5)用来判断昏迷深度。总分 15 分,评分越低说明昏迷越深,脑组织的损伤程度也越重。当积分 3～5 分表明病情严重,积分≤7 分预后不良,积分≥8 分时预后较好。

表 2-5　Glasgow 昏迷评分

检查项目	反应	评分
睁眼反应	无	1
	对疼痛有反应	2
	对声音有反应	3
	自动睁眼	4
语音反应	无	1
	不理解	2
	不确切	3
	混淆不清	4
	正常	5
运动反应	无	1
	对痛有伸展反应	2
	异常屈曲	3
	对痛有收缩反应	4
	能对疼痛定位	5
	服从指令	6

(二)颅内高压

当仰卧位颅内压持续超过 2.0 kPa(15 mmHg,200 mmH$_2$O)即可诊断为颅内高压;持续超过 4.0 kPa(30 mmHg)提示预后不佳;持续超过 6.7～12.0 kPa(50～90 mmHg)可造成不可逆转的脑水肿。

(三)瞳孔反应

经治疗后瞳孔仍持续散大和眼球固定患者,病死率甚高。

(四)多发性损伤或伴随疾病

颅脑损伤患者常伴其他部位损伤,包括颈椎骨折、脱位、四肢骨折、肋骨骨折或胸、腹腔内出血等。急性颅内高压患者还可伴有其他严重系统性疾病,如高血压、心力衰竭或呼吸功能障碍等。严重脑部创伤可引起强烈交感兴奋、系统性和肺动脉高压,造成神经源性肺水肿。

(五)脑卒中史

(1)由于卒中引起局部血流改变,血脑屏障改变,对 CO_2 的反应性改变等,对于完全性卒中后的患者,大多数麻醉医生会将择期手术延期至卒中后 6～26 周以后进行。

(2)对于一般患者,全麻术后的卒中发生率在 0.08%～0.40%,对于已知存在脑血管疾病的患者,其发生率在 0.4%～3.3%。开放的心脏瓣膜手术和胸主动脉手术显著增加术后卒中发生率至 4% 左右。对于有一过性脑缺血症状的患者,应在多普勒、影像学及临床充分评估后再考虑择期手术。

(3)颈动脉狭窄超过 60%,一般建议行颈动脉手术治疗。如果患者已有缺血症状,颈动脉狭窄超过 50%,即建议行颈动脉手术。一般认为无症状的颈动脉杂音不会显著增加术后卒中发生率,但是可增加并存冠心病的可能性。

(六)癫痫

术前患者常服用药物控制癫痫发作,要注意药物的不良反应,如肝酶诱导、肝脏损害、骨髓抑制等。麻醉中避免选用有可能诱发脑电图癫痫样改变的药物(如恩氟烷、氯胺酮、美索比妥、大剂量阿曲库铵、大剂量哌替啶等)。

(七)脊髓损伤

(1)慢性 T_5 或以上的脊髓损伤患者,由于下行的抑制性冲动被阻滞,在损伤节段以下的刺激可以引起强烈的交感神经反射,造成损伤节段以下血管收缩、高血压和损伤节段以上血管扩张、心动过缓。

(2)急性脊髓贯穿伤在 24 小时之内使用琥珀胆碱是安全的,24 小时之后不应该使用,以避免高钾血症。

(八)抑郁

抗抑郁药一般术前不停用。三环类抗抑郁药及单胺氧化酶抑制剂可增强非直接作用的血管收缩药的效应,因此术中应该避免使用氯胺酮、哌替啶、麻黄碱等药物,而使用直接作用的药物。

(九)多发性硬化

在多发性硬化复发期间不建议进行择期手术。如果有肢体瘫痪,忌用琥珀胆碱,避免术中体温升高。有报道称腰麻可引起症状加重,硬膜外和其他区域组织方法并无引起病情加重的报道,特别是在产科患者。

(十)吉兰-巴雷综合征

注意是否有呼吸道并发症。此类患者在术中自主神经系统波动较大。和其他下运动神经元疾病一样,此类患者禁用琥珀胆碱。

二、麻醉前准备

(一)麻醉前用药

对颅内高压患者,术前用药应注意避免引起呼吸抑制,尤其是老年或昏迷患者,一般不使用麻醉前药物。

(二)麻醉前准备

急性颅内高压患者术前准备的基本原则是避免任何引起和加重颅内高压的因素,避免呼吸抑制,采取积极措施降低颅内压。

1.利尿

常用利尿药有两类:渗透性利尿药和袢利尿药。前者常用药为甘露醇 $0.25\sim0.50$ g/kg。甘露醇可引起一过性血容量增加,导致肺水肿。对于颅内血管瘤,血管畸形或颅内出血的患者,在硬膜未打开之前不使用甘露醇。老年患者在用甘露醇快速渗透性利尿时可偶尔引起硬膜下血肿。后者常用药为呋塞米。两药合用有协同效应,可快速降低颅压,应注意监测血钾变化。

2.过度通气

对于原先 $PaCO_2$ 正常的患者,过度通气使 $PaCO_2$ 降至 $3.3\sim4.0$ kPa($25\sim30$ mmHg),可有效降低颅内压,减小脑缺血的危险性。$PaCO_2$ 不应降至过低 $[<2.7$ kPa(20 mmHg)$]$,否则反而会引起脑缺血。

(三)麻醉选择

局部麻醉适用于颅内浅表手术或颅骨钻孔减压术。全身麻醉有利于保护呼吸道,充分供氧和施行过度通气。

第七节　内分泌系统的麻醉前评估与准备

一、糖尿病

(一)麻醉前准备

1.病情估计

(1)最近3个月的糖化血红蛋白有助于判断患者血糖控制情况,<7%表明

控制较好。了解低血糖发生情况。

(2)了解是否应用胰岛素及其剂量,其他控制血糖药物情况。

(3)了解肾功能及感染与否。

(4)慢性高血糖可引起关节活动受限,糖尿患者应常规进行颈椎及下颌活动度评估。

(5)术前需充分估计心脏功能。糖尿病合并高血压的患者有 50% 的可能性存在糖尿病性自主神经病变,可表现为无痛性心肌梗死、直立性低血压、对改变心率的药物反应降低、静息心率过速、胃排空延迟等。

2.手术患者的准备

(1)糖尿病患者最好安排在早上进行手术以尽量减少禁食时间。

(2)服用口服降糖药的 2 型糖尿病患者,服药至术前 1 日,术晨停药。术后患者开始进食时可重新开始口服降糖药。对于肝肾功能暂时受损的患者,重新开始服用二甲双胍需谨慎,需等到肝肾功能恢复以后再开始服用。

(3)围术期的胰岛素治疗有多种方法,通常采用的方法是,手术日早晨将每日早晨用量的 1/2 量的胰岛素以中效胰岛素的形式皮下注射。使用胰岛素泵的患者其基础输注量不变。至少每小时测 1 次血糖,根据血糖值给予胰岛素或糖。

(4)术前和术后应测血糖。手术时间 >2 小时的,每 1~2 小时测 1 次血糖。对于危重患者,低血压患者,接受血管收缩药治疗的患者,其动脉血或静脉血测血糖较指血测血糖更可靠。

(5)对于一个 70 kg 的患者,1 mL 50% 葡萄糖能升高血糖约 0.1 mmol/L。一个单位常规胰岛素通常能降低血糖 1.4~1.7 mmol/L。对于较大手术,如心脏手术,肾移植,长时间的神经外科手术等,考虑使用连续胰岛素输注,其剂量有不同计算方法,如常采用的:单位/小时 = 血糖(mmol/L)/8.3。

(6)最佳的围术期血糖控制目标尚未有定论,一般主张控制在 7.8~11.1 mmol/L。糖尿病治疗指南有提议控制血糖在 6.1~10.0 mmol/L,但是考虑到发生低血糖的危险性,一般采用不是那么严格的血糖控制目标(11.1 mmol/L)。术中血糖控制最主要的是避免出现低血糖。即使是短时间的严重低血糖(<2.2 mmol/L)也可威胁生命。对于血糖 <3.9 mmol/L 的患者常常给予 50% 葡萄糖 25 g,并在 5~10 分钟后重新测量血糖。

(二)麻醉选择

尽量选用对患者的糖代谢影响小的麻醉方法,尽量少用交感兴奋药。手术及全麻可导致神经内分泌系统应激反应,导致血糖增加。一般认为区域阻滞麻醉、硬膜外麻醉引起的血糖改变较全麻轻。硬膜外麻醉可阻断部分交感神经,减弱手术所引起的肾上腺皮质与高血糖反应,相对抑制术中内源性儿茶酚胺的上升。

二、皮质醇增多症

(一)麻醉前准备

注意评估气道条件。由于患者肥胖颈短,可能会出现面罩通气或气管插管困难。麻醉前应注意纠正水、电解质与酸碱平衡紊乱,特别注意钾的补充。控制感染与血糖过高。补充激素可每 8 小时静脉滴入氢化可的松 100 mg。

(二)麻醉选择

连续硬膜外麻醉或全身麻醉均可用于肾上腺肿瘤切除。

三、原发性醛固酮增多症

(一)麻醉前准备

患者可表现为高血压、肌无力、代谢性碱中毒等。注意电解质情况,手术前可应用螺内酯和视化验结果直接补充钾盐,纠正低钾血症。高钠血症及高血压患者,应限制饮食中的钠盐。

(二)麻醉选择

应用全身麻醉时,由于低钾血症可延长非去极化肌肉松弛药的时效,故肌肉松弛药的剂量宜小。

四、嗜铬细胞瘤

(一)麻醉前准备

(1)注意静息血压、直立性血压改变、心率改变、室性心律失常、心电图缺血性改变等。

(2)治疗和控制高血压:术前应用 α 阻滞药,如哌唑嗪或酚苄明等控制血压。心动过速用 β 阻滞药时必须并用 α 阻滞药,否则单独应用 β 阻滞药可导致高血压。钙通道阻滞药及血管紧张素转化酶抑制药近年也用于术前高血压的治疗。

(3)纠正血容量:患者有严重的慢性低血容量,在应用 α 受体阻滞药扩张血管的同时应进行液体治疗,观察血细胞比容的降低。

(二)麻醉选择

以全身麻醉为安全,麻醉诱导前先行桡动脉监测动脉血压,中心静脉穿刺置管,持续测量动、静脉压,以便早期发现血流动力学变化,及时进行处理。

五、甲状腺功能亢进

(一)麻醉前准备

应先用药物控制甲状腺功能,使实验室检查和临床表现正常后再行择期手术。静息心率应下降至每分钟 85 次以下,同时患者的激动、神经质、震颤、心悸均会好转。

(二)麻醉前用药

避免用阿托品,宜用神经安定镇静药等以减少患者烦躁不安和兴奋。抗甲状腺药物和 β 受体阻滞剂持续用至术晨。

(三)麻醉选择

注意是否有气管受压变形或移位,患者是否能够平卧。如果有呼吸道受累,宜用表面麻醉清醒气管插管或保持自主呼吸,吸入麻醉后再行气管插管。麻醉前应备齐各种型号的气管插管以备气管狭窄时应用。拔管时也应注意是否存在气管软化萎陷。甲亢并不增加吸入麻醉药的最低肺泡有效浓度(MAC)。

六、原发性甲状旁腺功能亢进

(一)麻醉前准备

术前给予低钙饮食、多饮水等纠正脱水和电解质异常。评估肾功能。

(二)麻醉选择

对于有气管压迫症状的患者,应行气管插管全麻。应该避免低通气,因为酸中毒可以增加离子化钙,可引起心律失常。对于术前存在肌无力的患者,对肌松剂的反应可能有改变。搬运患者,摆放体位及气管插管时要小心操作,以免引起骨折。

第八节 急诊患者的麻醉前评估与准备

一、麻醉前评估

(一)病情评估

(1)根据麻醉前访视结果,对患者的全身情况作全面的评估。ASA 分级标准见表 2-1。

(2)急症患者因发病突然,病情变化迅速,有时仅凭 ASA 分级判断病情尚存在一定缺陷。对于创伤患者,采用创伤分级判断病情,可能更具有临床价值。按创伤分级评估,总分为 16 分,评分越低表明创伤越严重,麻醉危险性也越大。

(二)失血量评估和血容量补充

(1)创伤、烧伤和急腹症等患者可因失血、失液发生低血容量甚至休克。创伤失血与受伤部位、损伤程度有关。失血后机体循环和呼吸等系统发生的相应变化对评估失血量有一定参考价值。

(2)血细胞比容和血红蛋白浓度不能作为失血量评估的确切指标,因为在急性失血时血细胞比容和血红蛋白浓度下降并不明显,在肠梗阻、腹膜炎或烧伤等以失液为主的低血容量患者中反而会升高。

(3)血容量的补充以迅速恢复有效循环血量和保持血液携氧能力正常为原则。失血量小于全身血容量 15% 时,可用晶体液及胶体液补充。单纯以输液补充血容量时,须监测血细胞比容。失血量超过 20% 或仍有活动性出血者,综合患者基础疾病、代偿情况、病情是否平稳等,考虑补充部分血液。

(三)循环功能评估

(1)循环功能受损的患者可表现为低血压、心排血量下降、心率增快、少尿或无尿、末梢循环差等。急症患者多数同时存在血容量和微循环功能障碍。判断急症患者心功能的有效方法是监测动脉压、中心静脉压(CVP)或 PAWP、心排血量、尿量、心率和混合静脉血氧饱和度等。

(2)当患者血压低而 CVP 或 PAWP 升高时,提示可能有心功能不良。对于 CVP 或 PAWP 正常的患者,输液试验常有助于判断心功能,即于 5～10 分钟输入乳酸林格液或生理盐水 250 mL,若患者 CVP 少量上升 0.1～0.3 kPa(1～2 mmHg),血压升高,CVP 和 PAWP 变化不大或不变,则提示存在低血容量,患者可能需要更多的补充液体;若患者 CVP 上升>0.7 kPa(5 mmHg),血压、心排血量、尿量、心率和混合静脉血氧饱和度不变或进一步恶化,提示需要减缓液体输入速度,对患者重新进行容量和心功能评估;PAWP 升高提示左心功能不良,CVP 升高提示右心功能不良。需要注意的是,所有压力的测量应在呼气末获得,并与患者临床症状相结合综合考虑。

(四)气道管理

(1)维持气道通畅是抢救急症患者的首要问题。很多情况可造成急症患者呼吸困难,如呼吸道梗阻、气胸或血气胸、多发性肋骨骨折、严重腹胀、全身衰竭等。

(2)昏迷患者因下颌松弛或舌根后坠,常导致上呼吸道梗阻,可用托下颌、头后仰等手法暂时解除,亦可放置口咽或鼻咽通气道。对于以下患者应实施气管插管保护气道,如颈部外伤伴不断扩大的血肿、严重颅脑外伤、胸部外伤伴通气功能障碍、腹内压增高、频发呕吐或饱胃、休克、全身衰竭等,以有效解除呼吸道梗阻和预防呕吐误吸,并可进行辅助和控制呼吸,改善缺氧和 CO_2 潴留。

(3)如果直接喉镜插管有困难,可选用纤支镜插管或经鼻插管。注意应避免在有中面部或颅底骨折的患者行经鼻插管。如果颈部或面部创伤导致不能进行气管插管,或有插管禁忌证,或插管困难,或需长时间控制或辅助呼吸者,应考虑气管切开。

(4)对创伤患者要注意稳定颈椎。如果清醒的患者没有主诉颈部疼痛,可认为没有颈椎受损。如果创伤患者有以下任何一种情况,都要怀疑患者有颈椎受损,要防止颈部过伸和过度牵拉,在行气管插管时,需要固定颈椎:①颈部疼痛;②严重的颈部牵引痛;③任何神经系统症状或体征;④患者受到药物影响;⑤患者失去知觉。

(五)饱胃处理

(1)对于伴有饱胃的急诊患者,能在局部麻醉或神经阻滞下完成的手术则不选用全身麻醉,术中一般不主张加用镇静或镇痛药物,否则难免造成反流和误吸。

(2)若在局部麻醉或神经阻滞下完成手术有困难,则须选用快速顺序诱导气管插管或清醒插管。麻醉前可用以下方法处理饱胃患者:①胃管吸引;②术前 $1\sim2$ 小时给予制酸药如雷尼替丁等 H_2 受体阻断药,以降低胃液酸度,减少胃液分泌;给予甲氧氯普胺促进胃排空;术前半小时左右给予 0.3 mol/L 液体枸橼酸钠 30 mL,中和胃酸;③堵塞食管法,目前常采用环状软骨压迫法;④如果诱导中发生胃内容物反流,将患者置于头低侧卧位,以利于胃内容物排出口腔。

二、麻醉选择

急诊手术的麻醉选择主要取决于患者的病情及手术范围。病情较重者以选择气管插管全身麻醉为妥,可以保证气道通畅,充分供氧和 CO_2 排出,一旦发生意外可及时进行抢救。特殊患者的麻醉如产科急诊请参考相应章节。

第三章

麻醉实施

第一节　麻醉前准备

一、麻醉机

麻醉开始前,应对麻醉机进行严格完整的安全检查。

检查是否与气源相连接;流量表及联动装置是否启动自如;是否漏气;快速充氧阀是否使用灵活;钠石灰是否需要更换;挥发器内是否装有麻醉药;麻醉机是否能正常工作;呼吸参数是否需要调整等。

二、监护仪

检查并调试监护仪,包括指氧饱和度测定仪、心电图、血压计、麻醉气体监护仪、除颤器等。

三、一般器械

任何麻醉都要准备必要的插管用具,包括喉镜、气管导管、导芯、听诊器、口咽或鼻咽通气道、负压吸引器等。麻醉前应准备抢救药品和器械。椎管内麻醉准备一次性穿刺包。

四、患者麻醉前的一般准备

麻醉前需根据病情对患者做好各方面的准备工作,见"麻醉前评估与准备"一章。

第二节　全身麻醉

全身麻醉指麻醉药经呼吸道吸入或静脉、肌内注射进入人体,产生中枢神经系统抑制的过程。临床表现为神志消失、全身痛觉消失、遗忘、反射抑制和一定程度的肌肉松弛,并且是一个可控、可逆的过程。

一、全身麻醉的药物选择

(一)吸入全身麻醉药

(1)吸入麻醉药的理化性质决定其麻醉强度、给药方法、摄取速率、分布与排除、诱导和苏醒的快慢等(表3-1)。

表 3-1　常用吸入麻醉药的理化性质

	氟烷	异氟烷	七氟烷	地氟烷	氧化亚氮
MAC	0.75	1.15	1.71	6.0	105.0
血/气分配系数	2.5	1.4	0.65	0.45	0.47

(2)肺泡最低有效浓度(MAC)指在一个大气压下,50%患者在切皮刺激时无体动,此时肺泡内麻醉药物的浓度。MAC是衡量麻醉药效能强度的指标,也是监测患者麻醉深度的基础。合用不同吸入麻醉药时,其MAC值可大致相加。上表MAC数值来源于30~55岁的患者。随着年龄的增加,每10年MAC值下降4%~6%。

(3)血/气分配系数越低,麻醉起效越快。

(二)巴比妥类与非巴比妥类镇静药

1.巴比妥类药

抑制兴奋性神经递质,如乙酰胆碱;增强抑制性神经递质,如γ氨基丁酸(γ-aminobutyric acid,GABA)。高脂溶性的巴比妥其作用由于再分布而终止。清除半衰期较长。重复剂量巴比妥,其作用更多地依赖于清除,从而使作用时间延长。

2.非巴比妥类药

(1)苯环利定类,如氯胺酮。

(2)羟丁酸盐类,如γ-羟丁酸钠。

（3）咪唑类,如依托咪酯。

（4）丁酰苯类,如氟哌利多。

（5）苯二氮䓬类,如地西泮、咪达唑仑。

（6）丙泊酚。

（7）其他,如静脉滴注普鲁卡因等。

(三)麻醉性镇痛药

作用于中枢神经系统,能解除或减轻疼痛并改变对疼痛的情绪反应,也称为阿片类药。麻醉性镇痛药可作为术前用药,麻醉辅助用药、复合全麻的主药,可用于术后镇痛和其他疼痛治疗。

(四)骨骼肌松弛药

选择性作用于神经肌肉接头,使肌肉松弛。主要用于麻醉诱导时气管插管,全麻时减少肌张力以提供良好的手术条件,消除患者对呼吸机的抵抗而便于机械通气,偶用于控制,如破伤风及癫痫持续状态等疾病的肌痉挛,电休克治疗时防止肌肉强烈收缩产生的不良作用。

二、全身麻醉的诱导

(一)静脉全麻的诱导

（1）静脉诱导适合多数常规麻醉,特别适合需要快速诱导的患者。常联合应用多种麻醉药物,以使作用相加或协同,减少用量,减轻不良反应。

（2）在手术麻醉所产生的各种刺激中,气管插管要高于普通的外科手术,因而麻醉诱导所需的血药浓度可大于术中麻醉维持所需的血药浓度。

（3）利用 TCI 技术诱导时,单独应用丙泊酚使 50％患者意识消失的靶浓度为 3.4 mg/mL,5.7 mg/mL 时可完成诱导。联合应用阿片类药物时,上述浓度可降低,但低于 0.8 mg/mL 难以保证足够的麻醉深度。

（4）强调个体化原则,药物的选择和剂量应根据患者的具体情况调整,如体重、年龄、循环状况、术前用药等。如对于老年患者或循环时间较慢的患者(如休克、低血容量及心血管疾病等),药量应减少,注射应缓慢,同时密切监测心血管系统的变化。

（5）一些麻醉药的注射可能会引起局部疼痛,术前或诱导前给予阿片类药物或所注射的药里混合利多卡因可以减少疼痛的发生。

(二)吸入全麻的诱导

（1）单纯吸入麻醉诱导适用于不宜用静脉麻醉,需要保持自主呼吸,或不易保持静脉开放的小儿等。

（2）用面罩吸氧去氮后，开始予以低浓度的吸入麻醉药，合用或不合用氧化亚氮，让患者深呼吸，每3～4次后逐渐增加吸入药浓度。此慢诱导法可使诱导较平稳，但诱导时间的延长增加了兴奋期出现意外的可能。也可以开始即吸入高浓度麻醉药。维持呼吸道通畅，同时监测患者对刺激的反应。

（3）吸入麻醉药浓度增加，分钟通气量增加，心排血量降低，这些因素加快吸入诱导速度；反之降低吸入诱导速度。

（4）麻醉开始后静脉扩张，应尽早建立静脉通道，然后行气管插管。

(三)气管插管

见表 3-2。

表 3-2　经口插管的管号选择

年龄及性别	内径/mm	距门齿长度/mm
足月婴儿	3.5	12
小儿	4+年龄/4	12+年龄/2
成人		
女性	7.0～7.5	21～23
男性	7.5～9.0	22～24

三、困难气道评估及处理

(一)插管前检查与评估

1.鼻腔

有无阻塞或不通畅，有无鼻中隔偏曲、鼻息肉、鼻甲肥大，是否有鼻外伤史、鼻出血史、鼻病变史、鼻呼吸困难史及鼻咽部手术史。

2.牙齿

有无松动、固定牙冠或牙桥、义齿；有无异常牙齿，如上门齿外突或过长、上下齿列错位、缺牙、碎牙或断牙等。

3.张口度

正常最大张口时，上下门齿间距平均 4.5 cm（相当于 3 指宽）。如果张口困难小于 1 指宽者，无法置入喉镜，可采用纤支镜经口或鼻插管。

4.颈部活动度

颈部活动受限，如颈部后仰＜35°，下颌舌骨距离＜7 cm 等，直接喉镜插管可能会遇到困难,不能充分显露声门,可采用纤支镜经口或鼻插管。

5.咽喉部情况

咽腔炎性肿物、喉病变及先天性畸形等,可能会因为插管径路的显露有阻挡而无法经声门作直接喉镜气管插管,可采用清醒纤支镜经口或鼻插管。

6.舌与咽部的关系(Mallampati 分级)

患者取正坐位,头居正中位,尽量张口并伸舌,直接观察咽部结构及舌体遮住咽部的程度。

Ⅰ级:清楚看见软腭、腭弓和腭垂。

Ⅱ级:可见软腭和腭弓,而腭垂被舌根部分遮住。

Ⅲ级:仅能见到软腭,而腭弓和腭垂全被舌根遮住。

Ⅳ级:完全看不到软腭等结构。

一般Ⅰ、Ⅱ级的患者,其气管插管多无困难,Ⅲ、Ⅳ级患者插管容易遇到困难。

7.直接喉镜显露喉头的情况

Ⅰ级气道:可看到整个喉头结构,包括会厌、声带和声门前联合等。

Ⅱ级气道:声门被会厌部分阻挡,仅能看到声门后 1/2 或 1/3 部位的结构。

Ⅲ级气道:只能看到会厌,无法看见喉腔结构。

Ⅳ级气道:只能看到咽后壁,无法看到会厌。

Ⅰ级气道患者,插管一般无困难;Ⅱ级气道者,插管可遇到困难,但一般尚能成功;Ⅲ、Ⅳ级气道者,插管可能会遇到困难。

(二)插管困难患者的插管方法选择(表 3-3)

1.原则

应对气道有充分估计,包括是否饱胃,是否面罩通气会有困难,患者是否合作等,以决定是否清醒插管,是否保留自主呼吸,是否快速诱导等。对估计插管困难者,或估计面罩通气有困难者,应选用清醒插管或保留自主呼吸插管,切忌轻易施行静脉快速诱导插管。

2.普通喉镜清醒插管

需在完善的表面麻醉下进行,可酌用适量镇静药,前提是必须保留患者意识清醒,无呼吸抑制。

3.纤支镜插管

纤支镜插管适应于插管困难者,颈部后仰困难者,颅底骨折或颈椎不稳定型骨折者,椎动脉严重供血不足者,牙齿残缺不全、松动或脆裂者。尤其适用于口咽部干燥无血、非紧急情况的插管。如果口咽腔明显出血或分泌物多,因显露不清,插管的成功率下降。

4.逆行引导清醒插管

在表面麻醉下穿刺环甲膜,插入导引丝,逆行经声门引出至口腔,然后套入气管导管,沿导引丝将气管导管插过声门进入气管。适用于颌面创伤、颈椎固定、颞下颌关节强直、牙关紧闭等患者。

5.经鼻盲探气管插管

适用于张口困难的患者。

6.气管切开

其他插管方法失败的病例可采用本法。

表 3-3　处理困难气道所需设备

1.不同型号喉镜片
2.不同型号气管导管
3.插管导向设备,如半刚性的探条,中空可行喷射通气
4.纤支镜插管设备
5.逆行插管设备
6.至少有一套设备可供行紧急通气,如喷射通气装置、喉罩等
7.紧急建立外科气道的设备,如环甲膜切开设备
8.CO_2监测仪

四、双腔导管支气管插管术

(一)适应证

(1)肺部手术,如肺脓肿、肺出血、支气管扩张、肺大疱、肺结核等。

(2)支气管胸膜瘘手术。

(3)支气管肺泡灌洗。

(4)其他胸腔内手术,如食管癌根治术等。

(二)禁忌证

气道内沿双腔导管通路上存在病变(如气道狭窄、肿瘤、气管支气管断裂等),或气道外存在压迫(如纵隔肿瘤、主动脉弓动脉瘤)时,均为禁忌。

(三)插管操作

(1)导管分左侧型和右侧型双腔支气管导管。右肺上叶支气管的开口与气管分叉部十分接近(1.0～2.5 cm),插入右侧双腔导管后,套囊极易将右肺上叶支气管开口堵塞,从而引起右上肺叶不张。一般情况常选择左侧双腔导管。

(2)一般成年男性用 37～39F;成年女性用 35～37F。

(3)基本步骤(以左侧为例):①患者头部尽量后仰;②术者左手持喉镜显露声门,右手持导管插入口腔,使导管的分支管开口指向天花板,在明视下将导管插过声门;③导管前端进入声门后拔除探条,然后继续推进导管,推进过程中将导管作逆时针方向旋转 90°,使导管前端分叉部的水平面与支气管的解剖水平面一致;④保持水平继续推进导管,直至遇到阻力。

(四)确定导管位置

(1)置管过程顺利。

(2)充气总气管套囊,正压通气下,双侧听诊呼吸音正常,胸廓起伏一致,右肺上叶呼吸音正常。

(3)充气主支气管套囊(1～2 mL,不应超过 3 mL),夹闭总气管侧,仅施行支气管插管侧肺通气,同时将总气管侧导管口敞开于大气,通气侧的胸廓抬起明显,呼吸音正常;阻断侧听不到呼吸音和无胸廓抬起动作。

(4)重新充气总气管套囊,开放总气管通气,并夹闭主支气管侧,同样检查两侧通气情况。

(5)如果右侧肺尖部听不到呼吸音,表示导管插入太深,右肺上叶无通气,应重新调整导管位置。

(6)纤支镜检查。

(7)摆好手术体位后,需再次用听诊器或纤支镜检查导管位置。

(五)其他单肺通气方法

1.单腔气管插管合并使用支气管阻断气囊

该方法用于其他技术无法提供满意的单肺通气时。放置需要纤支镜的辅助,阻断侧排气较慢,且无法进行术中吸引或通气。在儿科患者使用较多,也可用于阻塞支气管出血等。

2.单腔支气管插管

在紧急情况下可使用常规单腔气管插管插入单侧支气管通气并行肺隔离。一般盲插时导管进入右侧,在纤支镜引导下也可行左侧插管。

五、麻醉维持

(一)静脉麻醉的维持

1.麻醉深度的调节

调节麻醉药的输注速率以调节麻醉深度。预先的主动调节以适应即将出现的强刺激比出现刺激后才被动调节更有效。

2.联合用药

静脉全麻药合用时每种药物的用量应小于单独使用时的剂量。

(二)吸入麻醉的维持

(1)麻醉深度的调节:在不改变分钟通气量时,主要通过调节挥发罐浓度和增加新鲜气流量改变麻醉深度。行外科手术时大约1.3倍MAC可使95%的患者保持不动。可因患者状况的不同以及合用的药物等因素而有所差异。为预防术中知晓,术中应保持>0.6倍MAC。

(2)高海拔地区需要较高的吸入浓度以达到相同的分压。

六、麻醉苏醒

(一)静脉麻醉的恢复

1.苏醒时间

静脉麻醉的苏醒时间与中央室(血浆)麻醉药的浓度密切相关。按等效剂量单次静脉注射给药,恢复快慢的顺序为:丙泊酚、依托咪酯、硫喷妥钠、咪达唑仑、氯胺酮。对于较长时间持续输注麻醉药物,药物的持续输注即时半衰期越小,患者苏醒越迅速。

2.不良反应

丙泊酚恢复期不良反应少。氯胺酮及依托咪酯麻醉后,苏醒期常出现躁动,咪达唑仑可以较好地减少这些不良反应,但使恢复延迟。患者在恢复期出现躁动,首先应该排除缺氧、CO_2蓄积、疼痛、肌肉松弛药残余等影响因素。

(二)吸入麻醉的恢复

1.吸入麻醉药的洗出

手术结束后,可用高流量氧快速冲洗患者及回路里的残余麻醉药。0.3~0.4倍MAC时,患者开始从麻醉中苏醒。新鲜氧流量增大、分钟通气量增加、心排血量降低等因素可加速苏醒过程。吸入麻醉药洗出越干净越有利于苏醒过程的平稳和患者的恢复。过多的残余可能导致烦躁、呕吐,甚至抑制清醒状况和呼吸。

2.减轻拔管反应

在洗出吸入性麻醉药时,静脉可给予一定的止痛药或利多卡因,以增加对气管导管的耐受,并减轻拔管时的应激反应。

七、全麻后气管拔管

(一)拔管指征

(1)吸尽口、鼻、咽喉和气管内分泌物。

(2)肌力完全恢复。

(3)麻醉性镇痛药的呼吸抑制作用不明显。

(4)咳嗽、吞咽反射活跃。

(5)自主呼吸,呼吸方式正常,最大吸气压力$<-25\ cmH_2O$,快速浅呼吸指数(呼吸频率/潮气量 L)<100,潮气量$>5\ mL/kg$,PaO_2或SpO_2正常。

(二)注意事项

(1)拔管前吸100%纯氧。

(2)拔管后即刻可能出现呛咳或喉痉挛。拔管前1~2分钟静脉注射利多卡因$0.5~1.5\ mg/kg$有助于减轻呛咳和喉痉挛;喉痉挛患者,可用面罩加压给氧,或可给予少量氯琥珀胆碱以解除痉挛。

(3)拔管时如果麻醉过浅而未完全清醒,偶可遇到因喉痉挛而将气管导管夹住的情况,不应用力勉强拔管,应在充分供氧的基础上等待喉松弛后再予拔管。

(4)对饱胃患者,应留置气管导管至完全清醒,以防止呕吐误吸意外。

(5)对颌、面、鼻腔手术涉及呼吸道者,应等患者完全清醒,保护性反射恢复,呼吸交换量满意后才予拔管,并在拔管前做好再次插管的准备。

(6)甲状腺手术可能损伤喉返神经,或有气管软化萎陷,拔管后可能需要重新插管。

(三)困难插管患者的拔管

(1)对待插管困难患者的拔管必须十分慎重。拔管的原则是:自主呼吸完全恢复,逐步渐进,随时能做到主动控制气道。

(2)在上述拔管原则的前提下,可经气管导管置入带通气孔的探条或纤支镜,然后将气管导管退至探条或镜干的近端,观察患者通气情况。同时可利用探条通气孔或纤支镜的吸引孔进行供氧或喷射通气,必要时可重新置入气管导管。

八、全麻并发症及防治

(一)反流、误吸

1.危险因素

(1)胃内容物增多:胃排空延迟、胃液分泌增多、过饱、未禁食。

（2）增加反流倾向：食管下端括约肌张力低下、食管裂孔疝、胃食管反流、食管狭窄/食管癌、贲门失弛缓、高龄患者、糖尿病自主神经病变。

（3）保护性反射功能不全：药物影响、全身麻醉、头部创伤、脑梗死/出血、神经肌肉疾病、肌肉营养不良。

2.临床表现

（1）酸性液体误吸可导致肺不张、肺水肿，表面活性物质丧失。颗粒性物质误吸还可导致小气道阻塞、肺泡坏死。

（2）肺内分流造成缺氧。其他表现还包括肺动脉高压、CO_2 蓄积、高碳酸血症、肺部哮鸣音、心跳呼吸加速、肺顺应性下降使通气困难。

3.反流和误吸处理

（1）一旦发生误吸，患者应置于头低侧位，使胃内容物流出口腔。

（2）迅速检查口腔，吸尽胃内容物。如有条件，特别是当吸入物为颗粒性物质时，病情许可后使用纤支镜对气管进行吸引。

（3）对于出现低氧血症的患者，吸氧，必要时插管，呼气末正压（PEEP）或持续气道正压通气（CPAP），以纠正低血氧。

（4）目前一般不推荐使用激素。

（5）不推荐进行肺及支气管冲洗。

（6）除非吸入物为粪便等，一般不推荐使用广谱抗生素预防感染。

4.预防

（1）禁食和胃的排空。对刚进食不久的患者，若病情许可，应推迟手术时间。对饱胃患者尽可能采用局部阻滞麻醉或椎管内阻滞。若是全身麻醉适应证，又不允许推迟手术时间，可采取如下措施：置入粗胃管，吸引排空胃内容物；应用加快胃排空、抗酸和抑制胃液量的药物。

（2）诱导：对饱胃患者，如可能为困难气道，行清醒气管内插管。否则可行快速顺序诱导，诱导时把环状软骨向后施压于颈椎体上，以闭合食管。

（二）支气管痉挛

1.病因

（1）气道高反应性。

（2）与麻醉手术有关的神经反射，如牵拉反射、疼痛反射、咳嗽反射、肺牵张反射等。

（3）局部刺激如气管插管，浅麻醉下行气管插管、吸痰等。

（4）应用具有兴奋迷走神经、促使组胺释放的药物。

2.处理

(1)明确诱因,消除刺激因素,停用相关药物。

(2)如因麻醉过浅所致,应加深麻醉。吸入性麻醉药有助于扩张支气管。

(3)氯胺酮可明显减低支气管痉挛的气道阻力,但是对于使用茶碱类药物的患者应慎用,因为两者合用可能引发癫痫。

(4)首选选择性 β_2 受体激动药,如沙丁胺醇。静脉注射皮质类固醇类药(如氢化可的松或地塞米松)起效较慢。

(5)如果没有禁忌证,可在患者恢复自主呼吸后,吸尽分泌物后在深麻醉状态下拔管。

3.预防

(1)术前尽可能禁烟。若近期有急性发作,应延缓择期手术,请呼吸专科医生会诊,必要时应用激素、支气管扩张药、抗生素等作为术前准备。

(2)避免应用可诱发支气管痉挛的药物如哌替啶、吗啡、阿曲库铵等。

(3)用局麻药进行完善的咽喉部和气管表面的麻醉,可防止因刺激气道而诱发支气管痉挛。利多卡因也可于术中静脉给予,同样可用于降低呼吸道反应性。

(三)急性心肌梗死

1.诊断

(1)全麻期间,如发生心律失常尤其是室性期外收缩,左心衰竭(如急性肺水肿),或不能以低血容量或麻醉来解释的持续性低血压时,应考虑急性心肌梗死之可能。

(2)心电图诊断心肌缺血。心肌梗死的依据是 ST 段(压低或抬高 1 mm 以上;术中的 EKG 监测 ST 段变化 90% 出现在 V5 导联)和 T 波的异常,Q 波的出现;非透壁性可无 Q 波。

(3)血清酶检查,如谷草转氨酶(GOT)、乳酸脱氢酶(LDH)、磷酸肌酸激酶(CK-MB);但酶水平的升高特异性不强,且其水平升高有延迟,对即时诊断帮助不大。心肌肌钙蛋白在心肌梗死 2~4 小时开始升高,12 小时呈峰值,可持续7 天,对诊断急性心肌梗死的敏感度高。

2.处理

(1)围术期心肌梗死的临床表现不典型,主要依据心电图提示和血流动力学改变。TEE 检查的敏感性高于心电图和血流动力学改变。

(2)及时请心血管专科医生会诊。

(3)充分供氧,必要时行机械辅助呼吸。给予硝酸甘油,阿司匹林及吗啡(如患者为清醒状态)。如果没有禁忌证,给予β受体阻滞剂。

(4)行血流动力学监测如动脉压、中心静脉压,必要时置入漂浮导管,以了解肺动脉压、肺毛细血管楔压和左室舒张末压等。

(5)必要时应用血管活性药物如肾上腺素、去甲肾上腺素,以保持冠状动脉血液灌注。

(6)血流动力学不稳定的患者,可应用主动脉内球囊反搏系统,降低收缩压,减少左室作功,使心肌氧耗量下降,同时增加舒张压,有利于冠状动脉血流和心肌供氧。

(7)暂停手术,或尽快结束手术操作。

3.预防

(1)力求心肌氧供求平衡。降低氧耗,如降低心率,减轻心脏作功,改善血流动力学;提高氧供,如纠正低氧、贫血,保持满意的冠状动脉灌注压和心舒间期。

(2)对患有心肌缺血的患者术前应给予必要药物治疗和镇静药物。

(3)对急性心肌梗死患者的择期手术应延迟到 6 个月以后再施行。

(四)恶性高热

1.诱因

诱发恶性高热的药物为挥发性吸入麻醉药和琥珀胆碱。

2.临床表现

(1)应用琥珀胆碱后不出现肌肉成束收缩后的肌肉松弛,反而出现肌强直,可从颌面部开始扩展到全身骨骼肌;或术中出现肌强直,不能由非去极化肌肉松弛药缓解;甚至在手术结束后,患者在术后恢复室才开始出现症状。

(2)呼吸深快,由于呼出大量 CO_2 使碱石灰迅速变热。呼气末 CO_2 显著升高。

(3)心动过速与心律失常。早期血压升高或波动明显。

(4)体温骤升(>40 ℃)。由于患者术中体温常常偏低,有时体温变化可能不明显。

(5)少尿,肌红蛋白尿,肾衰竭。

(6)动脉血气分析显示低氧血症,$PaCO_2$ 显著升高,pH 值下降,并迅速转成混合型酸中毒。

(7)高钾血症。

(8)肌酸激酶(CK)升高,发病后需监测至其达到峰值。

(9)凝血异常,可出现 DIC。

(10)渡过急性期后,可能经数小时后又复发。

3.处理

(1)立即停用可诱发恶性高热的麻醉药,终止手术,高流量纯氧过度通气,排出 CO_2。

(2)应用丹曲洛林(丹曲林),负荷剂量 2.5 mg/kg,重复剂量至症状缓解,如呼气末 CO_2 下降,心率下降及肌强直缓解等。必要时用药总量可超过 10 mg/kg。

(3)检查血气,可用碳酸氢钠纠正酸中毒。

(4)补液,利尿,使尿量保持在 1 mL/(kg·h)以上。如有肌红蛋白尿,使用碳酸氢钠 84 mmol/(kg·h)以碱化尿液。

(5)如有高钾血症,采取措施降血钾。

(6)积极降温,使核心体温降至 39 ℃以下。如核心体温低于 38 ℃则不必降温。

(五)术后躁动

1.病因

(1)术后躁动多见于儿童和年轻人,以及有脑疾患、精神病病史者。

(2)可能原因有疼痛、低氧血症、高碳酸血症、胃胀气、尿潴留膀胱膨胀、尿管刺激等。

(3)术前用东莨菪碱、吩噻嗪类等可增加术后兴奋和躁动的发生率。

(4)氯胺酮可引起噩梦和幻觉等精神反应,苯二氮䓬类可减轻此反应。

2.预防和处理

(1)术中维持合适的麻醉深度,术后充分镇痛,保持充分通气和血流动力学稳定,避免不良刺激。

(2)消除引起躁动的因素,包括减少或拔除有创性导管刺激,变动患者体位以改善呼吸功能并避免长时间固定体位的不适等。必要时应用镇静药。

(3)防止因躁动引起的患者自身伤害。

(六)术后恶心与呕吐

1.影响因素

(1)年轻妇女,早期妊娠,月经紊乱,体重过大,有晕动症,既往有术后恶心呕吐史的患者易发生。

(2)使用阿片类药、挥发性吸入麻醉剂、依托咪酯的患者易发生。

(3)全麻比区域性麻醉多见。

(4)牵拉卵巢和宫颈扩张术、扁桃体手术、腹腔镜手术、斜视纠正术、中耳手术等多见。

(5)疼痛,低血压等常引起呕吐。

(6)使用丙泊酚麻醉,禁止术前吸烟,可减少术后恶心呕吐发生率。

2.治疗

(1)5-羟色胺拮抗剂:对 5-HT$_3$ 受体有高选择性,能预防和治疗术后恶心呕吐(PONV)。代表药恩丹西酮等。不良反应较少。

(2)地塞米松 4～10 mg(儿童 0.1 mg/kg),与其他止吐药合用,有效期可长达 24 小时。

(3)胃动力性药:代表药甲氧氯普胺。与 5-羟色胺拮抗剂相比有较多的锥体外系症状。

(4)抗胆碱能药:代表药东莨菪碱贴剂。不良反应有瞳孔扩大,青光眼加重,视觉障碍,尿潴留等。

(5)吩噻嗪类:阻断中枢化学触发带多巴胺受体。代表药氯丙嗪、异丙嗪。与 5-羟色胺拮抗剂相比有较多的锥体外系症状如烦躁不安、眼球旋动等。

(6)丁酰苯类:拮抗中枢多巴胺受体。代表药氟哌利多。可延长 QT 间期,可导致心律失常。

(7)非药物治疗与预防,包括充分补液补充容量、针灸等。

九、麻醉恢复室

(一)入室常规

(1)手术后患者由麻醉医生护送入 PACU。危重患者应由麻醉医生和手术医生共同转运护送。搬运与护送过程中密切观察,防止躁动,防止各种导管脱出,保持呼吸道通畅,患者保暖等。

(2)麻醉医生向麻醉恢复室医生护士详细交班,并估计术后可能发生的并发症。

(3)立即测血压、脉搏、呼吸、脉氧饱和度等。妥善固定患者,以免摔伤或擅自拔除各种导管。

(二)离室指征

(1)神志清楚,定向力恢复,能完成指令性动作。

(2)呼吸道通畅,保护性反射恢复。

(3)无急性麻醉或手术并发症,如呼吸道水肿、恶心呕吐、活动性出血等。

(4)血压、心率、血氧饱和度等生命体征保持平稳15～30分钟。

(5)术后在恢复室用过静脉镇痛药的患者,用药后观察20～30分钟,确认没有呼吸抑制方可转出恢复室。

(6)接受区域麻醉的患者应该在离开麻醉恢复室之前有麻醉减退的表现。接受腰麻或硬膜外阻滞的患者,如果术后6小时阻滞未减退,应警惕是否有血肿形成,及时进行影像学检查。

第三节　椎管内麻醉

一、硬膜外阻滞

(一)准备工作

1.麻醉前访视

了解病情和手术要求,决定穿刺部位,检查患者呼吸循环系统代偿能力是否能耐受麻醉,脊柱是否有畸形,穿刺部位是否有感染,是否存在神经系统症状,颅内压是否有增高,是否有严重的瓣膜狭窄性心脏病或心室流出道梗阻,是否有严重的低血容量,既往有无局麻药过敏史,是否服用抗凝药物,必要时行凝血功能检查。

2.麻醉前用药

为减轻局麻药中毒反应及减轻患者焦虑,术前可视情况给予苯二氮䓬类药。

3.急救设备和药物

硬膜外阻滞一旦发生全脊麻,常导致呼吸循环骤停,因此必须准备气管插管器械、给氧装置及其他急救药品。

(二)穿刺点选择

穿刺点选择如表3-4。

(三)穿刺操作方法

硬膜外阻滞穿刺的体位有侧卧位及坐位。临床上侧卧位患者较舒适;对于肥胖患者,坐位更易于找到解剖中线。

表 3-4 穿刺点选择

手术部位	手术名称	穿刺间隙
颈部	甲状腺、甲状旁腺、颈淋巴系手术	$C_{4\sim5}$ 或 $C_{5\sim6}$
上肢	上肢各种手术	$C_7 \sim T_1$
胸壁	乳腺癌根治手术	$T_{4\sim5}$
上腹部	胃、胆、脾、胰、肝手术	$T_{8\sim9}$
中下腹	小肠、结肠手术	$T_{9\sim10}$
泌尿系统	肾、肾上腺、输尿管、膀胱、前列腺手术	$T_{10\sim11}$ 至 $L_{3\sim4}$
盆腔	子宫、剖宫产等	$T_{12} \sim L_1$ 至 $L_{3\sim4}$
会阴	肛门、会阴、尿道手术	$L_{3\sim4}$ 或骶管
下肢	下肢各种手术	$L_{2\sim3}$ 或 $L_{3\sim4}$

1.直入法

颈椎、胸椎上段及腰椎的棘突与椎体横截面呈水平方向,多可用直入法垂直进针。在棘突间隙靠近下棘突的上缘入针,入针位置在正中矢状线上。针尖穿透黄韧带有阻力骤失感,提示进入硬膜外间隙。

2.旁入法

胸椎中下段的棘突呈叠瓦状,棘突与椎体呈锐角,直入时穿刺方向要向头侧倾斜。穿刺困难时可用旁入法,棘上韧带钙化,间隙不清者,也可用旁入法。在棘突间隙靠近上棘突旁开 1 cm 处,穿刺针垂直进入,直抵椎板,退针 1 cm,针干略向头侧,指向正中线,沿椎板上绕,经棘突间孔突破黄韧带而进入硬膜外间隙。旁入法的阻力消失落空感较直入法更轻微,更不易辨认。

(四)硬膜外间隙的确定

1.阻力骤减

穿刺针抵达黄韧带时,阻力增大,有韧性感;一旦突破黄韧带,有阻力顿时消失的"落空感",同时注液无阻力,表示针尖已进入硬膜外间隙。

2.负压现象

拔出穿刺针芯,针蒂上接盛有液体的玻璃管,当针尖进入硬膜外间隙时,管内液体可被吸入。负压出现率以颈部及胸部硬膜外间隙最高,腰部次之,骶管不出现负压。影响负压大小的因素有体位、咳嗽、屏气、妊娠等。

3.插管试验

如果针尖在硬膜外间隙,置入导管一般无困难。

4.试验用药

不能确定针尖是否进入硬膜外间隙,但已排除进入蛛网膜下腔可能时,可试注局麻药3~5 mL,如出现麻醉平面,提示已进入硬膜外间隙。

(五)连续硬膜外阻滞的置管

插管前根据拟定的置管方向调整好针蒂小缺口的方向。导管插入长度以2~6 cm为宜,太短容易脱出,太长容易单侧阻滞。将导管退出重插时,必须将导管与穿刺针一并拔出,否则有针尖斜口割断导管的危险。插管过程如患者一侧肢体出现异感,说明导管偏于一侧刺激脊神经根,应将穿刺针与导管一并拔出,重新穿刺插管。导管内流出血液,提示导管刺破硬膜外间隙静脉丛,可用生理盐水冲洗。仍流血时,应考虑另换间隙穿刺。

(六)硬膜外阻滞的给药

(1)局麻药中加肾上腺素可减慢局麻药吸收,延长作用时间。一般浓度为1∶200 000。与丁哌卡因或罗哌卡因相比,在与利多卡因合用时,肾上腺素延长局麻药作用时间的效果更好。高血压患者应避免加药或用较小浓度。

(2)不同的局麻药及其浓度决定阻滞深度和作用持续时间。

(3)局麻药溶液内加入阿片类药物可增强阻滞效果。

(4)增加局麻药的pH值可增加非离子化局麻药的浓度。在注射前加入碳酸氢钠84 mmol/10 mL局麻药,可加快阻滞起效时间。此方法适用于利多卡因,通常不适用于丁哌卡因,因其在pH>6.8时产生沉淀。

(5)注药方法。

试验剂量3 mL,通常为1.5%利多卡因与1∶200 000的肾上腺素,尽量排除误入蛛网膜下腔或血管的可能。如果注药后5分钟内出现下肢感觉和运动消失,血压下降等症状,提示局麻药误入蛛网膜下腔,严重时可发生全脊麻,应立即抢救。单纯的注射前回吸不足以预防血管内注射。15 mg肾上腺素作为血管内注射的标记物,可产生假阳性和假阴性结果。如果心率上升20%以上,有可能是血管内注射。有建议称,心电图T波高度改变25%以上是更可靠的血管内注射表现。

观察5~10分钟,如无蛛网膜下腔阻滞征象,一般可每5分钟注入5 mL局麻药,直至阻滞范围满足手术要求。每次注射的剂量需要足够大,从而可以在血管内注射时产生症状,而且这个剂量又需要足够小,以防止癫痫或心血管并发症的出现。

术中患者由无痛转而出现痛感,肌肉由松弛转为紧张,应考虑追加局麻药, 一般维持量为首次总量的 1/3～1/2。

(七)硬膜外阻滞平面的调节

1.局麻药的容量和浓度

大容量局麻药使阻滞范围广,高浓度局麻药使阻滞更完全,而稀释局麻药浓度可获得分离阻滞,适用于术后镇痛。对于成年人,一般 1～2 mL 局麻药可阻滞一个节段。妊娠后硬膜外间隙静脉充盈,间隙相对变小,药物容易扩散,用药量须减少。

2.年龄

从 4 岁开始椎管随年龄增长而加大,18～20 岁脊椎生长停止,故局麻药用量最多,以后用药量随年龄增长而逐渐下降。

3.身高

患者的身高可影响局麻药向头侧的扩散,个矮患者通常所需的药量较个高患者少。

4.体位

体位对局麻药在硬膜外间隙扩散的影响没有腰麻明显。临床上较少用体位来控制阻滞平面,但常见体位低的部位麻醉范围较广。

5.导管的位置和方向

导管向头侧时,药物易向头侧扩散;向尾侧则相反。如果导管偏于一侧,可出现单侧麻醉。偶尔导管进入椎间孔,则只能阻滞几个脊神经根。

(八)硬膜外阻滞对生理功能的影响

1.心血管系统

(1)血管张力主要由 $T_5 \sim L_1$ 的交感神经系统决定,阻滞交感神经,引起血管扩张,降低心脏前后负荷。

(2)阻滞平面高至 $T_{1 \sim 4}$,心脏交感神经纤维阻滞,心率缓慢,有时可造成心搏骤停。

2.呼吸系统

(1)膈神经发自 $C_{3 \sim 5}$,即使是高胸段阻滞,潮气量一般也不受影响。

(2)有严重的慢性肺部疾病的患者,其呼吸可依赖于辅助呼吸肌(肋间肌、腹部肌肉),高节段的神经阻滞可以影响这些肌肉的呼吸功能。因此,对于呼吸功能受限的患者应慎用椎管内阻滞。

3.消化系统

$T_5 \sim L_1$ 交感神经被阻滞后,迷走神经兴奋性增强,胃肠蠕动亢进。术后硬膜外镇痛可促进胃肠道功能恢复。

4.泌尿系统

腰骶部硬膜外麻醉阻滞交感及副交感神经对膀胱功能的控制,抑制排尿反射,使膀胱排尿功能受抑制,导致尿潴留。硬膜外阿片类药物也可产生此作用。男性患者更为明显。患者常需使用导尿管。如果不置放导尿管,术后需密切观察排尿情况。

5.代谢及内分泌系统

硬膜外麻醉可以减少围术期的应激反应,减少围术期深静脉血栓的发生。硬膜外麻醉及镇痛从术前开始,延至术后,效果更佳。

(九)硬膜外阻滞患者的术中管理

1.血压心率下降

硬膜外麻醉后血管扩张,血压心率下降。对于健康的患者,麻醉前给予静脉输液 $10 \sim 20$ mL/kg,可部分代偿麻醉后回心血量的下降。静脉注射血管活性药物,同时可视情况置患者于头低位。有些患者,特别是年轻健康,基础心率低的患者,可发生心搏骤停,常常与迷走反应及前负荷降低有关,因此推荐麻醉前给予静脉扩容,并积极治疗心率过缓。

2.呼吸抑制

硬膜外麻醉患者可出现呼吸抑制,严重可致呼吸困难,甚至呼吸停止。此时在血流动力学恢复稳定之后,呼吸抑制通常可以得到缓解,表明通常是由于脑干低灌注,而不是膈神经阻滞引起呼吸抑制。术中必须观察患者呼吸,并做呼吸急救准备。

3.恶心呕吐

硬膜外阻滞不能有效克服牵拉内脏引起的牵拉痛或牵拉反射,患者常出现胸闷不适、烦躁、恶心、呕吐,可静脉注射辅助药物加以控制。血压下降之前,患者也可出现恶心呕吐,恢复血流动力学稳定之后,通常可以得到缓解。

(十)骶管阻滞

(1)骶管阻滞是硬膜外阻滞的一种,阻滞骶脊神经,适用于直肠、肛门、会阴手术,也可用于婴幼儿及学龄前儿童的腹部手术。

(2)操作:骶裂孔两旁蚕豆大的骨质隆起为骶角,两骶角连线的中点为穿刺点。患者取侧卧位或俯卧位。穿刺针刺到骶尾韧带时有弹韧感觉,稍进针有阻力消失感。此时将针干向尾侧方向倾斜并顺势推进,到达骶管腔。回吸无脑脊液,注射生理盐水无阻力,无皮肤隆起,证实针尖在骶管腔内,即可注入试验剂量。观察无蛛网膜下腔阻滞现象后,可分次注入其余药液。成人用量一般为15～20 mL,儿童用量一般为 0.5～1.0 mL/kg。

二、蛛网膜下腔阻滞

(一)体位

一般取侧位或坐位。采用重比重溶液时,手术侧在下;采用轻比重溶液时,手术侧在上。鞍区麻醉一般取坐位。

(二)穿刺部位

成人脊髓圆锥终于 L_1 下缘或 L_2 平面,儿童终于 L_3。成人常选 $L_{2～5}$ 之间为穿刺点。两侧髂嵴的最高点连线与脊柱相交处一般为 L_4 或 $L_{4～5}$ 间隙。

(三)穿刺方法

1.直入法

穿刺针在棘突间隙中点,与患者背部垂直,针尖稍向头侧刺入。当针穿过黄韧带时,有阻力突然消失"落空"感觉,继续推进时常有第 2 个"落空"感觉,提示已穿破硬膜与蛛网膜而进入蛛网膜下腔。

2.旁入法

可避免棘上及棘间韧带,适用于韧带钙化的老年患者、脊椎畸形及棘突间隙不清楚的肥胖患者。于棘突间隙中点旁开 1.5 cm 处,穿刺针与皮肤成 75°角对准棘突间孔刺入,经黄韧带及硬脊膜而达蛛网膜下腔。

(四)常用局麻药

(1)蛛网膜下腔阻滞常用局麻药包括普鲁卡因、丁卡因、丁哌卡因、利多卡因、罗哌卡因。

(2)阻滞的持续时间与局麻药种类、剂量有关。加入适量肾上腺素,可减慢药物吸收,延长作用时间,但不应超过 0.1～0.2 mg。肾上腺素加入丁哌卡因可中等程度地延长其作用时间,肾上腺素加入丁卡因可以延长其作用时间超过 50%。

(3)5%利多卡因可引起一过性神经症状,应稀释到 2.5%以下再行使用。

(五)阻滞平面的调节

(1)阻滞范围取决于局麻药用量、比重、注射位置、针头朝向、患者体位、年龄、脊柱曲度、腹腔内压和患者身高等。

(2)将局麻药配成"重比重""等比重"或"轻比重"溶液,配合体位调节,可有效地控制麻醉范围。重比重液向低处移动,轻比重液向高处移动。注药后应在5~10分钟调节患者体位,超过此时限,药物与脊神经充分结合,体位调节无效。

(3)脊椎的生理曲度在仰卧位时,L_3 最高,T_6 最低。如果经 $L_{2~3}$ 间隙穿刺,重比重药液向胸段移动,麻醉平面偏高;如果在 $L_{3~4}$ 或 $L_{4~5}$ 间隙穿刺,重比重药液向骶段移动,骶部及下肢麻醉较好,麻醉平面偏低。

(4)一般注药速度愈快,麻醉范围愈广;反之麻醉范围愈小。

(5)穿刺针斜口方向向头侧,麻醉平面易升高;反之不易过多上升。

三、椎管内麻醉常见并发症及处理

(一)硬膜外阻滞的意外及并发症

1.穿破硬膜

由于穿刺针较粗,穿破后头痛发生率较脊麻高。一旦硬膜被穿破,可改用其他麻醉方式。如手术区域在下腹部、下肢或肛门会阴区者,可审慎施行脊麻。

2.穿刺针或导管误入血管

(1)局麻药中毒症状:局麻药早期中毒症状为舌头麻木、头晕、耳鸣,有些患者表现为精神错乱。随着毒性的增加,患者可有肌颤、癫痫样抽搐、昏迷等。如果血药浓度继续升高,可出现心血管毒性反应,表现为血压降低、心率减慢、心律失常、心脏停搏。氯普鲁卡因毒性最低,因为其能够快速分解;利多卡因、左旋丁哌卡因、罗哌卡因等毒性居中;脂溶性、蛋白结合率高的丁哌卡因毒性最强。

(2)处理:停止注药并立即注意呼吸循环状况。

(3)预防措施:①有观点认为背正中入路所经过的静脉分布较旁路所经过的静脉分布少;②注入局麻药前应抽吸;③常规先注入试验剂量局麻药;④分次给药。

3.导管折断

(1)导管插入穿刺针之后,如果要拔出导管,必须与穿刺针一起拔出。

(2)对于折断于硬膜外间隙导管的处理,由于导管残端不易定位,而残留导管一般不会引起并发症,因此可密切观察,同时做必要解释;如果导管残端位于浅表组织,易造成感染,需外科取出。

4.全脊麻及异常广泛阻滞

(1)全脊麻:局麻药误注入蛛网膜下腔,注药后数分钟内出现全部脊神经支配的区域无痛觉、低血压,甚至意识丧失、呼吸停止、心搏骤停。处理原则是维持循环及呼吸功能。气管插管行人工通气,加速输液及静脉注射血管活性药物维持循环稳定。

(2)硬膜下间隙阻滞:临床表现与高位脊麻类似。延缓发生,多出现在注完首量局麻药后 15～30 分钟。由于硬膜下间隙延伸至颅内,注入的局麻药可以达到比硬膜外更高的水平。其效果通常延续 1 到数小时。治疗以支持为主。

5.硬膜外血肿

(1)在硬膜外麻醉其发生率大约为 1/150 000,在腰麻其发生率大约为 1/220 000。大多发生于有凝血功能异常的患者。

(2)开始时背痛、腿痛,进而出现麻木、肌无力及括约肌障碍,发展至完全截瘫。

(3)当怀疑有血肿形成时,应立即行影像学检查,神经外科会诊。在 8～12 小时接受外科减压者,神经恢复较好。

6.神经系统损伤

(1)神经根损伤:表现为受损神经根的分布区神经功能障碍。大部分可自动缓解,少数可留下永久神经功能障碍。

(2)脊髓损伤:导管插入脊髓或局麻药注入脊髓,可造成严重损伤,患者立即感到剧痛,偶有一过性意识障碍,即刻出现完全弛缓性截瘫,部分患者因局麻药溢至蛛网膜下腔而出现脊麻或全脊麻,暂时掩盖截瘫症状。严重损伤所致的截瘫预后不良。强调预防为主,L_1 及以上(儿童 L_3 及以上)穿刺应谨慎,遇异感或患者疼痛,应退针观察,切忌注入局麻药或插管。

7.硬膜外脓肿

(1)经 1～3 天或更长潜伏期后出现头痛、发热、白细胞增多等全身征象,背痛部位常与脓肿发生的部位一致,并有叩击痛;随后出现神经放射性疼痛,然后产生感觉运动功能或括约肌功能障碍,最后出现截瘫。

(2)预后与确诊时神经功能障碍的程度有关。怀疑硬膜外脓肿时应拔除导管,培养病原体,并开始用抗生素抗葡萄球菌治疗;行影像学检查,神经外科会诊。

(3)强调预防为主,注意无菌操作,硬膜外导管留置一般不超过 4 天。

(二)脊麻的意外及并发症

1.脊麻后背痛

(1)与针头穿过深部组织发生充血、局部组织刺激及反射性肌痉挛有关。约有 25％～30％的患者仅接受全麻也会出现术后背痛。有慢性腰背疼痛的患者更容易出现疼痛。背痛还与长时间体位不当、手术方式等因素有关。

(2)术后背痛通常是轻度的,自限性的。如需要治疗,通常使用非甾体抗炎药,局部冷敷或热敷,可有助于疼痛缓解。

(3)虽然背痛通常是良性的,但也可能是更为严重的并发症,如硬膜外血肿或脓肿的重要临床症状,故应注意。

2.脊麻后头痛

(1)多发于年轻孕期女性。多发病于穿刺后 0.5～3.0 天。头痛常为双侧,前额或眼后疼痛,枕部头痛,延至颈部。可伴有恶心呕吐、畏光、复视(脑脊液量减少,脑神经受牵拉,神经功能受到损害,以展神经受累最为常见)、耳鸣。受体位影响,抬头或坐起或站立时加重,平卧时症状减轻或消失。可持续数周。

(2)麻醉前应对患者做必要的解释。穿刺使用较细的笔尖式针头。

(3)头疼发生后,保守治疗包括平卧位、止痛、补液、给予咖啡因。如果保守治疗 12～24 小时不能有效缓解疼痛,或疼痛剧烈,硬膜外自体血注射是非常有效的治疗方法。在无菌状态下采 15～20 mL 自体血,注入穿刺节段的硬膜外间隙。大约 90％的患者经过单次注射后,疼痛有所好转。

3.高平面脊麻

平面高达上胸段或颈部时会产生严重低血压、心动过缓、呼吸功能受累。处理原则是维持循环及呼吸功能。面罩或气管插管行人工通气,加速输液及静脉注射血管活性药物维持循环稳定。

第四节 区域神经阻滞

一、概述

区域神经阻滞常用的定位方法有解剖关系定位、寻找异感、神经刺激器、多普勒、超声引导等。与全麻相比,区域神经阻滞减少术后认知障碍,减少术后恶心呕吐,尤其适用于血流动力学不稳定或病情较严重不能耐受全麻的患者。

区域神经阻滞缺点有局麻药中毒、神经损伤、血肿、感染,阻滞膈神经引起的呼吸衰竭等。区域神经阻滞要求患者相对合作,因此儿科患者及其他不合作的患者比较不容易实施。对于儿科患者,很多是在实行全麻后再行区域神经阻滞;对于成年不合作患者,由于考虑到神经内注射的危险性,通常在全麻下行区域神经阻滞。因此,区域神经阻滞的相对禁忌证包括患者不合作、出血倾向、感染、局麻药毒性、外周神经病变。

区域神经阻滞常常注入大量局麻药,需要警惕局麻药中毒。除了注射时回抽注射器以外,常先使用 3 mL 含有 1∶200 000(5 mg/mL)或 1∶400 000(2.5 mg/mL)肾上腺素的局麻药试验剂量。术中麻醉所需用的常用局麻药有 1％～2％利多卡因,0.5％丁哌卡因或罗哌卡因等;术后镇痛所需用的常用局麻药浓度更低。

二、区域神经阻滞新方法

(一)神经刺激器引导下的区域神经阻滞

(1)神经刺激器定位技术将既往神经阻滞所依赖的临床经验转化为客观指标,从而使神经阻滞过程和结果有了有效的联系,使阻滞效果更有效。

(2)设置神经刺激器电流强度,通过变化电流强度,可获知穿刺针定位情况。例如,起始电流强度下神经支配相应肌群出现运动时,减小电流,如仍有肌群活动,说明定位较好;反之,说明穿刺针离神经仍有一定距离。一般认为在电流减小到 0.5 mA 时如仍有相应肌群活动,即可给药。但精确定位可能要到 0.3 mA。

(3)可通过神经刺激针放置导管,从而间断或连续给药以维持长时间的麻醉或镇痛。

(4)适用于多种神经阻滞,如后路腰丛阻滞、后路坐骨神经阻滞、臂丛阻滞、股神经阻滞、腘神经阻滞等。

(二)超声引导下的区域神经阻滞

(1)利用超声技术进行神经定位,使神经阻滞操作在接近直视下进行,不仅可定位神经,还可分辨附近组织(如血管、胸膜等),减少穿刺针误入血管、体腔的风险、或者神经直接损伤等并发症,同时可观察到局麻药的扩散情况。

(2)超声引导技术适用于较为粗大的神经,例如臂丛神经、坐骨神经、股神经等,目前超声引导神经阻滞技术多用于较为表浅的外周神经。超声引导结合神经刺激器可进一步明确神经定位,在深部神经成像质量欠佳的情况下,两者联合可增加阻滞有效性。

(3)超声引导神经阻滞除用于手术麻醉外,同样可用于疼痛治疗,包括用于腰交感神经节、腹腔神经丛、星状神经节阻滞。

三、颈神经丛阻滞

(一)解剖

颈神经丛由 $C_{1\sim4}$ 脊神经组成。C_1 主要是运动神经,支配枕骨下三角区的肌肉,余 3 对神经为感觉神经,离开椎间孔后,分为浅丛及深丛。颈浅神经丛位于胸锁乳突肌后缘中点,放射状分支,分别为颈前神经、锁骨上神经、耳大神经、枕小神经,支配头颈以及胸肩的后部。深丛主要支配颈侧面及前面的区域。

(二)体表标志

(1)触摸乳突,乳突下 1.5 cm 为 C_2 横突所在。

(2)C_6 横突为颈椎各横突最突出者,与环状软骨处于同一水平。从乳突尖至 C_6 横突作一连线,在此连线上 C_2 横突下 2 cm 为 C_3 横突,下 3 cm 为 C_4 横突。C_4 横突在胸锁乳突肌及颈外静脉交叉点附近,按压可摸到横突,并可能出现异感。

(3)颈外静脉走向有变异者,面向对侧时乳突与胸锁短头外侧之连线二等分中点附近,为 C_4 横突。

(三)药物及操作

颈神经丛阻滞的药物,在安全剂量范围内可采用 1 种药物或 2 种药物的混合液。寻找 C_4 横突,注射局麻药 6～8 mL,退针时另在浅丛处注入 6～9 mL。如有必要,可在 C_2 及 C_3 横突面上各注射局麻药。

(四)并发症

1.药液误入硬膜外间隙或蛛网膜下腔

可引起高位硬膜外阻滞甚至全脊麻。穿刺针误入椎管的原因:一是进针过深,二是向内向后进针。预防在于用短针,进针切勿过深,注药 2～3 mL 后观察,无呼吸困难即无脊麻反应,再注入余药。

2.局麻药毒性反应

主要是穿刺针误入颈动脉或椎动脉而未及时发现,因此注药前应抽吸,注速切忌太快,药物不可过量。

3.膈神经阻滞

膈神经主要由 $C_{3\sim5}$ 组成。颈深丛阻滞常易累及膈神经,双侧受累时可出现胸闷及呼吸困难。安全起见,仅做一侧阻滞。

4.**喉返神经阻滞**

患者发声嘶哑或失声。半小时至1小时内可缓解。

5.**Horner 综合征**

注药后患者眼睑下垂、瞳孔缩小、眼球下陷、眼结膜充血、鼻塞、面红及不出汗,此为颈交感神经被阻滞所致。短期内可自行消失。

四、上肢神经阻滞

(一)臂神经丛阻滞

1.**解剖**

臂神经丛由 $C_{4\sim8}$ 及 $T_{1\sim2}$ 脊神经的前支组成,其中 C_4 和 T_2 的分支常较少或缺乏。

2.**腋路臂丛阻滞法**

(1)优点:不会引起气胸;不会阻滞膈神经、迷走神经或喉返神经;无误入硬膜外间隙或蛛网膜下腔的危险;用于前臂及以下手术较好;可留置导管进行间断连续阻滞。

(2)缺点:上肢不能外展或腋窝部位有感染、肿瘤或骨折无法移位的患者不能应用本法。臂内侧皮神经($C_8\sim T_1$)在锁骨下离开神经鞘、肋间臂神经(T_2)不在神经鞘中,两者均需单独阻滞(局部阻滞皮神经)以避免上臂止血带疼痛。

3.**肌间沟阻滞法**

(1)优点:可阻滞上肢及肩部。

(2)缺点:尺神经阻滞效果可能不理想;有损伤椎动脉的可能;有误入蛛网膜下腔或硬膜外间隙的危险;不可同时进行两侧阻滞;低位肌间沟法可误破胸膜产生气胸;由于喉返神经阻滞,可发生发声短暂嘶哑;对于有慢性呼吸系统疾病患者,阻滞一侧膈神经后可产生呼吸困难;星状神经节阻滞后可产生 Horner 综合征。

4.**锁骨上臂丛阻滞法**

(1)优点:由于臂丛在此处的神经干粗大集中,对于上肢的阻滞效果较完全。

(2)缺点:气胸发生率为 $1\%\sim6\%$;Horner 综合征和膈神经阻滞也时有发生;不可同时进行两侧阻滞。

5.**锁骨下臂丛阻滞法**

(1)优点:对于上肢的阻滞效果较完全;不致发生误注硬膜外间隙或蛛网膜

下腔的意外。

(2)缺点:气胸发生率较锁骨上阻滞法高;不能同时进行双侧阻滞。

(二)正中神经阻滞

其阻滞部位分别有肘部和腕部正中神经阻滞。

(三)桡神经阻滞

其阻滞部位分别有上臂、肘部和腕部桡神经阻滞。

(四)尺神经阻滞

其阻滞部位分别有肘部和腕部尺神经阻滞。

(五)静脉局部麻醉

(1)静脉局部麻醉又称 Bier 阻滞,可为<60 分钟的前臂、手,甚至腿部的短小手术提供麻醉。

(2)对于上肢手术,手臂上双重止血带,于手部放置静脉导管。肢体驱血后,近心端止血带充气,静脉导管注射 0.5% 利多卡因(前臂手术 25 mL,包括上臂的手术 50 mL,腿部手术 100 mL)。5~10 分钟后可达到充分麻醉。20~30 分钟后患者可主诉止血带疼痛,此时,远心端止血带充气,然后近心端止血带放气,患者可再耐受远心端止血带 15~20 分钟。

(3)对于时间非常短的手术,止血带必须保持充气 15~20 分钟,以避免局麻药快速进入循环。

五、下肢神经阻滞

支配下肢的神经主要来自腰神经丛和骶神经丛。腰丛由 T_{12} 前支的一部分及 $L_{1\sim4}$ 前支组成,分支有髂腹下神经、髂腹股沟神经、股外侧皮神经、股神经及闭孔神经。骶丛由 $L_{4\sim5}$ 的前支及 $S_{1\sim3}$ 前支组成,分支有臀上神经、臀下神经、阴部神经和坐骨神经。下肢的神经支配:大腿外侧为股外侧皮神经,前侧为股神经,内侧为闭孔神经和生殖股神经,后侧为骶神经的分支;小腿和足的神经支配绝大部分为坐骨神经,只有前内侧的小部分由股神经延续的隐神经支配。

(一)腰神经丛阻滞

1.解剖

腰丛的 3 根主要分支(股神经、闭孔神经及股外侧皮神经)都包裹在腰大肌后内方和腰方肌前方的筋膜间隙中,局麻药注入腰大肌间隙可阻滞腰丛神经,称后路腰丛阻滞法。包裹腰丛的筋膜,随股神经下行,延伸到腹股沟韧带以下,构成股鞘,在腹股沟处注药入股鞘以阻滞腰丛,称腹股沟血管旁腰丛阻滞。

2.后路腰丛阻滞法(腰大肌间隙法)

该法适用于膝盖,大腿前部和髋部手术。并发症有局麻药中毒,血肿形成,神经内注射等。

3.腹股沟血管旁腰丛阻滞法(三合一法)

该法适用于大腿前部及膝盖手术,常和其他的下肢神经阻滞合用。虽然其称为三合一法,但常常只能够阻滞股神经而对闭孔神经及股外侧皮神经阻滞不完全。

(二)坐骨神经阻滞

1.解剖

坐骨神经出骨盆后,位于臀大肌的深面,经股骨大转子和坐骨结节之间下降至大腿后面。坐骨神经支配髋关节后部及膝关节后部、膝关节远端(除了前内侧由隐神经支配)。坐骨神经单独阻滞和(或)其他阻滞合用可应用于髋关节,膝关节及膝以下的手术。

2.坐骨神经阻滞入路

坐骨神经阻滞入路包括侧卧位后入路坐骨神经阻滞,平卧位前入路坐骨神经阻滞等。可在神经走行路线上多个点进行阻滞。使用神经刺激器或超声协助定位。

(三)股神经阻滞

(1)解剖:股神经是腰丛中最大的分支。股神经阻滞可配合其他神经阻滞,用于多种不同手术,如配合股外侧皮神经阻滞,可使大腿前面的皮肤和肌肉获得良好的部位局麻。

(2)操作方法与三合一法类似。采用神经刺激器定位时,表现为股四头肌的运动或者膝盖跳动。

(四)股外侧皮神经阻滞

1.解剖

股外侧皮神经在髂前上棘内下方2 cm处阔筋膜下通过。股外侧皮神经是腰丛的分支,支配大腿外侧感觉。未行股外侧皮神经阻滞而应用止血带者,术中可因止血带压力引起胀痛。

2.操作方法

在髂前上棘内下方2 cm处找异感,或可作扇状浸润,浸润平面与腹股沟韧带平行。

(五)隐神经阻滞

隐神经是股神经的分支,支配小腿内侧。其阻滞可从胫骨内侧髁起向内侧做皮下浸润至腿后部。

(六)腘神经阻滞

坐骨神经在腘窝上方分为胫神经和腓总神经,支配膝关节以下的感觉(除了前内侧由隐神经支配)。阻滞方法分后入路和侧入路。

(七)踝关节处阻滞

踝关节处阻滞用于足部手术。注意注射大容量局麻药可导致小神经的压力性损伤,特别是在闭合的韧带空间内的神经。

六、躯干神经阻滞

(一)肋间神经阻滞

1.解剖

肋间神经走行于肋骨下缘,与肋间动脉、静脉伴行,位于动静脉的下方,内外肋间肌之间。

2.操作

(1)在接近肋骨下缘处入针,穿刺针沿肋骨骨面向肋骨下缘移动,使针尖滑过肋骨下缘,再入 0.5 cm 即穿过肋间肌,此时有脱空感,令患者屏气,回吸无血或气后注射局麻药 3～5 mL。

(2)在所有神经阻滞中,相同的局麻药用量,肋间神经阻滞可产生最高的局麻药血浓度,需警惕局麻药毒性反应、气胸等并发症。

(二)椎旁神经阻滞

1.解剖

在胸或腰脊神经从椎间孔出处进行阻滞。胸椎棘突从上至下逐渐变长,且逐渐增加倾斜度,通常棘突与下一横突处于同一平面。腰部棘突较长较宽,横突较短较薄。

2.操作

(1)定出棘突,在棘突旁 2.5 cm 处入针。穿刺针垂直刺入,待针尖触到横突时,将针退出,斜向下越过横突,比原有深度再深入 1.0 cm(胸椎)或 0.5 cm(腰椎),回抽无血、气或液体后给药 4～5 mL。超声引导对定位很有帮助。

(2)发生气胸的可能较大。若针尖过于靠内,有可能进入硬膜外腔或蛛网膜下腔。

(三)腹股沟神经阻滞

1.解剖

髂腹股沟神经和髂腹下神经发自 L_1,部分神经纤维发自 T_{12}。髂腹股沟神经支配会阴。髂腹下神经支配臀部和髋部的外侧及下腹部。生殖股神经发自 $L_{1\sim2}$,分成股支和生殖支,分别支配腹股沟韧带下方感觉和会阴。

2.操作

(1)髂前上棘内侧 2 cm 入针,达到筋膜下后,8~10 mL 局麻药扇形浸润,阻滞髂腹股沟神经和髂腹下神经。

(2)腹股沟韧带下方皮下注射局麻药 3~5 mL 阻滞生殖股神经股支。

(3)耻骨结节外侧注射局麻药 2~3 mL 阻滞生殖股神经生殖支。

(四)腹直肌鞘阻滞

1.解剖

$T_{6\sim12}$ 及 L_1 脊神经前支在腹侧壁走行于腹内斜肌与腹横肌之间,在腹前壁走行于腹直肌下方,至腹前正中线移行至腹直肌上方。这些神经支配腹直肌及腹壁正中线两侧的皮肤感觉。腹直肌鞘阻滞是指将局麻药注射到腹直肌与腹直肌下方的腹直肌后鞘之间(腹直肌下方、腹直肌后鞘上方),从而达到阻滞 $T_{6\sim12}$ 及 L_1 脊神经前支的目的。该阻滞可用于腹部正中切口手术的镇痛,如脐疝手术、正中切口妇科手术、正中切口泌尿外科手术等。

2.操作

通常需进行双侧腹直肌鞘阻滞。经典阻滞平面为脐水平,由内向外进针,穿刺针穿过腹直肌,针尖达到腹直肌深层、腹直肌后鞘浅层时,回抽无血、气或液体后给局麻药;通常每侧给予 10 mL 局麻药。超声引导下操作有助于避免穿刺过程刺破腹膜。

第四章

麻醉相关监测技术

第一节　呼吸监测技术

一、麻醉和手术对肺功能的影响

高位硬膜外麻醉或腰麻可抑制辅助呼吸肌,降低通气量。全脊麻可出现呼吸停止。平卧位降低功能残气量,全身麻醉进一步降低 $15\%\sim20\%$ 的功能残气量,且正压通气使 $\dot{V}/\dot{Q}$ 不匹配。全身麻醉也会减弱患者对高 CO_2 和低氧的通气反应,高浓度吸入性麻醉药还会抑制低氧肺血管收缩。

二、麻醉期间维持通气的管理

(一)辅助呼吸

保留自主呼吸,在吸气时顺势正压辅助呼吸。

(二)控制呼吸

(1)消除患者自主呼吸,常使用肌肉松弛药。

(2)通常采用间歇正压通气(IPPV),常用的有压力控制呼吸和容量控制呼吸。

(3)如长时间进行控制呼吸,每隔一段时间给 1 次较大通气量,相当于清醒状态正常平静呼吸时的叹气动作,有助于防止部分肺不张。

(4)呼吸末正压(PEEP),使呼气末气道保持正压,从而减少肺不张,增加功能残气量,减少肺内分流,减轻肺水肿。过度的 PEEP 也可过分扩张肺泡,增加无效腔通气,降低肺顺应性,产生肺压力性创伤,增加中心静脉压力,减少静脉回流,减少心排血量。通常调整 PEEP 每次增加 $3\sim5$ cmH$_2$O,期望值为吸入氧浓度≤50％时,保持动脉血氧饱和度＞88％;一般也可以根据混合静脉血氧饱和度调整,使混合静脉血氧饱和度＞50％。

(5)气道压不宜超过 30~40 cmH_2O,否则应查找气道梗阻的原因,是支气管痉挛还是机械梗阻,应及时解除。

三、常用呼吸监测

(一)呼吸功能的临床观察

1.呼吸运动的观察
胸廓随呼吸而起伏运动。

2.听诊呼吸音
诱导及气管插管后听呼吸音确认插管位置是否恰当,有哮鸣提示气道痉挛,有痰鸣提示分泌物过多,粉红色泡沫痰提示有心力衰竭肺水肿。

3.口唇、指甲颜色变化
无贫血的患者出现发绀提示缺氧。

(二)呼吸功能的监测

1.一般呼吸功能测定
麻醉机的呼吸功能测定装置可监测潮气量、气道压、呼吸频率、吸呼比等。

2.脉搏氧饱和度(SpO_2)测定
(1)当血氧饱和度很低时,脉搏氧饱和度读数不准确。其他导致脉搏氧饱和度读数误差的因素包括环境光过亮,低垂肢体的静脉搏动,心排血量低下,严重贫血,低体温,外周血管阻力增加等。

(2)当血液中的还原血红蛋白超过 5 g 时,临床上可以观察到发绀,通常对应于血氧饱和度＜80％。

(3)因为碳氧血红蛋白和氧化血红蛋白在 660 nm 的吸收光谱一致,一般采用的仅比较两种波长吸收的脉搏氧饱和度监测不能区别碳氧血红蛋白和氧化血红蛋白。

(4)高铁血红蛋白的脉搏氧饱和度测定为 85％,因此高铁血红蛋白血症的患者,其脉搏氧饱和度读数结果接近 85％。

(5)不同于脉搏氧饱和度测定,无创性脑氧饱和度的测定是测量动静脉血及毛细血管血氧饱和度,其读数代表测量局部所有微血管血红蛋白的氧饱和度,其正常值大约为 70％。

3.呼气末CO_2分压($EtCO_2$)监测

(1)反映CO_2产量和通气量是否充分;发现病理状态(如恶性高热、肺栓塞)。气管插管如误入食管,$EtCO_2$迅速降至0,所以是鉴别误入食管最确切的方法。

(2)$EtCO_2$常比动脉血CO_2分压低$0.3\sim0.7$ kPa($2\sim5$ mmHg),此差别反映了肺泡无效腔通气。肺灌注的显著降低,如肺栓塞、心排血量下降、血压下降等,均可增加肺泡无效腔通气,减少$EtCO_2$。

4.麻醉气体分析监测

连续测定O_2、CO_2浓度及吸入麻醉药气体浓度,便于调控麻醉深度及通气管理。

5.血气分析

动脉血行血气分析可测定血氧、CO_2分压、血氧饱和度、酸碱代谢变化、离子及乳酸量等,有助于呼吸及循环调控。常用于复杂或危重患者的手术。

四、常见问题及处理

(一)舌后坠

(1)应立即托起下颌解除梗阻。

(2)深麻醉下也可置入口咽通气管或喉罩解除梗阻。

(3)浅麻醉下置入通气管需谨慎,以免诱发严重喉痉挛。相比较口咽通气管,一般患者能更好地耐受鼻咽通气管,但是放置鼻咽通气管容易引起鼻出血,特别是对于有凝血功能障碍、血小板低下、使用抗凝药等的患者,应慎用。

(二)误吸和窒息

(1)择期患者术前常规禁食。

(2)诱导前应取下活动义齿,以防麻醉后脱落误吸窒息。

(3)分泌物多的患者可给予少量格隆溴铵或盐酸戊乙奎醚。术前还可给予甲氧氯普胺、H_2受体拮抗剂、枸橼酸钠等。

(4)诱导时如发生反流应即刻将患者置头低位并偏向一侧,使分泌物或反流物流出,同时声门处于最高位以减少误吸。

(5)有误吸高危因素的患者可先下胃管抽吸,并充分准备吸引器。

(6)误吸高危因素的患者可采用快速顺序诱导,即诱导前面罩给氧$3\sim5$分钟充分去氮后,压迫环状软骨,诱导后不行正压通气,直接快速气管插管,并充气套囊,待确认插管位置后才可松开环状软骨;或可选择清醒插管。

(7)拔管前应吸引胃管,尽量排空胃内容物。

(三)喉痉挛

(1)喉痉挛是功能性上气道梗阻。在麻醉过浅、咽喉部应激性增高状态下,直接刺激咽喉或间接刺激远隔部位可引起。

(2)轻度喉痉挛时加压面罩供氧多能解除;中重度喉痉挛如果用面罩加压供氧不能缓解,应立即静脉注射小剂量丙泊酚及加压给氧。

(四)支气管痉挛

(1)核查气管插管位置,勿触及隆突,排除支气管插管。

(2)通常加深吸入麻醉药,如异氟烷等能减轻痉挛。

(3)可静脉注入氯胺酮,通过内源性儿茶酚胺释放扩张支气管。

(4)拟交感药物是最有效和最常用的,通过 b_2 受体激动产生支气管扩张,如沙丁胺醇吸入剂。

(5)抗胆碱能药物也可使支气管扩张,其吸入剂无显著的系统性抗胆碱能效应,如异丙托溴铵。

(6)静脉输入氢化可的松 $1.5 \sim 2.0 \ mg/kg$ 可用于急性严重哮喘,但通常需要数小时起效。

(7)对严重难治性支气管痉挛应考虑静脉注入小剂量肾上腺素。

(8)避免使用可引起组胺释放的药物,如阿曲库铵、吗啡、哌替啶等。

(9)如无禁忌证,手术结束后在气道反射恢复前深拔管可减少支气管痉挛,或静脉给予利多卡因也可有效减少气道高反应。

(五)急性呼吸窘迫综合征(ARDS)

1.症状

ARDS 为严重低氧血症,动脉氧分压/吸入氧分数 $\leqslant 26.7 \ kPa(200 \ mmHg)$,双肺有弥漫性肺间质实变及非心源性肺水肿的 X 线表现,肺顺应性降低。

2.处理

(1)呼气末正压($5 \sim 10 \ cmH_2O$)。

(2)潮气量 $4 \sim 8 \ mL/kg$。

(3)设定压力控制 $\leqslant 30 \ mmH_2O$。

(4)调控呼吸频率使 $PaCO_2$ 和 pH 接近正常或轻度呼吸性酸中毒。

(5)通过增加 PEEP 等措施尽量使 $FiO_2 \leqslant 0.5$。

(6)积极治疗原发疾病。

(六)通气不足

(1)局部麻醉、区域阻滞和椎管内麻醉,如并用镇静药或麻醉性镇痛药可影响通气量;颈部区域阻滞可阻滞膈神经 $C_{3\sim5}$;高位椎管内麻醉可使大部分肋间神经甚至膈神经受阻滞,导致呼吸肌麻痹。必要时需用面罩行辅助呼吸,甚至插管通气。对于严重呼吸功能障碍的患者,选用颈部区域阻滞或高位硬膜外麻醉,但这两者不如气管内插管全麻容易维持呼吸功能。

(2)手术体位对通气量的影响不容忽视。如俯卧位胸腹受压,头低位胸腔受压,腹腔镜手术腹内压增加等均可显著增加气道压,降低通气量。应适当调整固定位置,如俯卧位利用支架使胸腹架空,控制腹腔镜腹内充气压力等,尽量减少胸腹扩张活动的限制,同时适当减少潮气量,增加通气频率。

(七)急性肺水肿

1.病因

(1)病因包括毛细血管静水压增加,如血流动力学剧烈改变或心源性肺水肿,肺泡毛细血管膜的通透性增加,复张性肺水肿,淋巴管堵塞,神经源性肺水肿等。

(2)二尖瓣狭窄患者术前精神过度紧张,心动过速,易诱发血流动力型或心源性肺水肿。心内手术纠正畸形后不能适应,可能出现心源性肺水肿,如严重肺动脉瓣狭窄切开后,肺血流突然增加,诱发肺水肿。

(3)全身炎性反应(SIRS)可引起肺泡毛细血管膜的通透性增加,导致急性肺水肿。

(4)重症嗜铬细胞瘤患者切除肿瘤前,常因麻醉或手术剥离肿瘤,使大量儿茶酚胺释放入血,收缩周围血管,大量血液移入肺血管导致肺动脉高压诱发肺水肿。

(5)慢性气胸患者排气或慢性胸腔积液患者放胸腔积液过急,萎陷肺迅速膨张,出现复张性肺水肿。

(6)肺切除术、食管癌切除术广泛清除淋巴结及小儿手术对输液较为敏感,过量可出现肺水肿。

(7)严重颅脑创伤者可导致神经源性肺水肿。

2.诊断

(1)清醒患者常先有呼吸困难,呼吸增快,潮气量减少,发绀及听诊有喘鸣或小水泡音。

(2)机械通气时可有气道压增加,呼吸道吸引有粉红色泡沫痰。

(3)自主呼吸者初期低氧低CO_2,后期严重低氧及CO_2潴留。

3.处理

(1)针对病因治疗。

(2)正压通气,纠正低氧血症,并可降低静脉血回流,使左室前负荷下降。

(3)利尿。

(4)降低前后负荷,如静脉滴注硝酸甘油、吗啡等。

(5)静脉滴注正性肌力药,如多巴酚丁胺。

五、特殊患者的呼吸特点及管理

(一)小儿麻醉的呼吸特点及管理

(1)婴幼儿头大、舌体肥大、咽喉狭窄、声门裂高(C_4水平,成人C_6水平)。

(2)会厌长呈V形,气管插管时用弯喉镜暴露声门可能会有困难,可采用直喉镜挑起会厌。

(3)<5岁的婴幼儿气管最狭窄部在声门下环状软骨处,所以小儿气管插管时,如导管通过声门后遇有阻力,即应更换小一号导管。

(4)婴幼儿气管相对狭窄,气管插管后易造成水肿,导致拔管后气道梗阻。

(5)婴幼儿肺顺应性低,呼吸做功较大,呼吸肌易疲劳。

(6)小儿功能残气量小,氧耗量较高,故对缺氧的耐力极差,但吸入麻醉时诱导及苏醒均较快。

(7)由于易产生呼吸暂停,早产儿择期门诊手术应延至孕周数>50周,否则应在术后留院过夜以监测呼吸。

(二)肥胖患者麻醉的呼吸特点及管理

(1)慎用麻醉前镇静、镇痛药,避免抑制通气。

(2)气管插管的困难率高,应充分准备困难气道用具。

(3)诱导期误吸率高,可于术前给予H_2受体阻滞剂及甲氧氯普胺。

(4)氧耗量高,FRC低,停止呼吸后SpO_2下降快,应尽快插入气管导管。

(5)阻塞性睡眠呼吸暂停发生率高,可在诱导及恢复期造成气道梗阻。

(三)颅脑手术麻醉的呼吸特点及管理

(1)颅脑损伤或颅脑占位性疾病常并发颅内高压、损伤脑干,可出现昏迷、误吸及呼吸过缓现象。一旦出现脑疝可很快导致心跳、呼吸停止。

(2)尽早进行气管插管,保护气道。

(3)麻醉前用药应谨慎,避免应用阿片类镇痛药,以免降低呼吸频率,增加 $PaCO_2$,扩张脑血管,促进颅内高压。

(4)麻醉用药应避免选用升高颅内压者。静脉麻醉药(除氯胺酮外)均能降低颅内压;氧化亚氮可增加颅内压;其他吸入麻醉药可增加脑血流量,但如合并适量过度通气,并不显著增加颅内压。

(5)肢体瘫痪患者要避免用琥珀胆碱,以免发生血钾升高、心搏骤停意外。

(6)为了降低颅内压,麻醉中多采用适量过度通气,降低 $PaCO_2$,使 $EtCO_2$ 保持在 $3.3 \sim 4.0$ kPa($25 \sim 30$ mmHg)可以缩脑血管,降低颅内压,但是不应该大幅降低 $EtCO_2$,以避免减少脑灌注。

(7)坐位手术可能发生气栓意外。术前放置中心静脉导管用于必要时抽吸空气。心前区可放置多普勒用于术中监测气栓,最敏感的监测是 TEE。术中避免使用 N_2O。如怀疑气栓,用生理盐水覆盖创面,压迫颈静脉,加快静脉输液,中心静脉导管抽吸空气,如果可能,置患者于头低左侧卧位。

(四)胸外科麻醉的呼吸特点及管理

1.单肺通气的呼吸管理

(1)由于右上肺叶开口离隆突约 $1.0 \sim 2.5$ cm,而左肺上叶开口离隆突约 5 cm,因此置入左侧双腔导管更易于正确放置导管及单肺通气。

(2)单肺通气改变 $\dot{V}/\dot{Q}$,导致低氧血症。应停用 N_2O,增加 FiO_2。

(3)缺血性肺血管收缩(HPV)有助于改善 $\dot{V}/\dot{Q}$。抑制 HPV 的因素包括:非常高或非常低的肺动脉压,低 $PaCO_2$,高或者非常低的混合静脉 PO_2,血管扩张剂包括硝酸甘油、硝普钠,β受体激动剂,钙离子拮抗剂,肺感染,吸入性麻醉药。

(4)减少通气侧肺血流也可导致低氧血症,其因素包括:通气侧肺气道压高,通气侧 FiO_2 低,内源性 PEEP。

(5)不应过度通气,采用低潮气量增加呼吸频率。气道压过高时应检查导管位置或分泌物是否过多,并及时清除分泌物。

(6)处理低氧血症可提高 FiO_2 或加用 PEEP($5 \sim 10$ cmH$_2$O),必要时对非通气侧肺施行 CPAP($5 \sim 10$ cmH$_2$O)。如上述处理无效时,应通知术者,将术侧肺充氧,暂时恢复双侧通气,必要时请术者压迫或尽快夹闭术侧肺动脉(肺切除术时)以改善 $\dot{V}/\dot{Q}$。

(7)当单肺通气回复到双肺通气时,行手法通气使萎陷肺泡重新膨胀。

2.气管重建的呼吸管理

(1)如果气道受压有塌陷可能,应吸入诱导或清醒插管,勿用肌肉松弛药,保持自主通气,直至导管通过狭窄受压处。

(2)如果气管导管不能通过狭窄处,可考虑用喷射通气维持通气。

(3)中断气管后在远端放置灭菌的气管导管进行控制呼吸,待切除气管狭窄处或肿瘤后与近端气管缝合,同时拔出远端气管导管,再将原近端气管导管延伸插入远端气管,套囊充气后恢复通气。

(4)术终应使颈屈曲,头部垫高,减轻气管缝合线张力。搬运、苏醒及拔管过程均要保持前屈位。

(五)喉、气道肿瘤激光手术的呼吸特点及管理

(1)尽量应用全静脉麻醉。

(2)气管插管选用细导管。应用特制导管防止激光燃烧穿孔。

(3)FiO_2尽量降低,勿用 N_2O。

(4)套囊充气时应用注射用水。

(5)呼吸道导管燃烧时应断开呼吸机,取出气管导管,用面罩辅助呼吸,然后重新插管。

第二节　循环监测技术

一、麻醉和手术对循环的影响

(一)麻醉药物对循环的影响

1.静脉麻醉药

(1)丙泊酚:心率减慢,血压降低。

(2)氯胺酮:交感神经兴奋、血压升高、心率加快,但可抑制心功能。

(3)咪达唑仑:血压、心率较平稳。

(4)依托咪酯:对血流动力学影响不大,血压、心率较平稳。

(5)右美托咪定:心率减慢,血压降低。

2.吸入麻醉药

(1)氧化亚氮:对血流动力学的影响不明显,很少引起心律失常,但是对于心功能低下的患者会进一步抑制心功能。

（2）异氟烷：随浓度增加，可扩张外周血管，使血压下降，可用于控制性降压。心排血量基本不变。

（3）七氟烷：呈剂量依赖性抑制心肌收缩力，扩张外周血管，对心率影响小，仅使每搏量和心排血量轻度减少。

（4）地氟醚：对循环功能影响较小，呈剂量依赖性抑制心血管功能和心肌收缩力。快速增加其浓度时可引起一过性心率增快，血压增加，儿茶酚胺升高。

3.局部麻醉药

局麻药对心肌抑制作用与剂量有关。局麻药抑制传导，由于传导缓慢引起折返型心律失常，心电图表现为 P-R 间期延长，QRS 波增宽，严重窦性心动过缓，高度房室传导阻滞和室性心动过速、室颤。

(二)麻醉操作对循环的影响

1.气管插管

（1）插管应激反应：当麻醉诱导后进行气管内插管时，喉镜暴露声门和插管过程中常易并发血压急剧升高，心率加快或心动过缓等循环反应，一般均为短暂性。充分镇痛或加深麻醉或使用短效药物（如艾司洛尔、瑞芬太尼等）可减少这种不良反应。

（2）拔管及气管内吸引等操作也可诱发高血压和心率快。

2.椎管内麻醉

由于交感神经节前纤维被阻滞，血管扩张，血压下降。高位椎管内麻醉阻滞平面超过 T_4，则支配心脏的交感神经受影响，阻滞后出现持续低血压，对伴心、肺疾病及血容量不足等患者的影响较大。因此，选择椎管内阻滞时，尤其对于麻醉平面高者，应考虑患者的循环系统能否代偿。

3.机械通气

胸内压增高，静脉回心血量减少，致使心排血量（CO）下降。当正压通气合并呼气末正压（PEEP）时，尤其是对于血容量不足的患者，静脉回心血量进一步减少，CO 下降更明显。

(三)手术及其他因素对循环的影响

1.体位和手术干扰

（1）坐位和头高足低位时，血液多聚集在下肢和内脏血管，导致静脉回心血量减少，相对血容量不足。

（2）不恰当的俯卧位、仰卧位时妊娠子宫或腹内肿瘤压迫下腔静脉等，阻碍静脉回流而致血压下降。

（3）手术影响循环系统的正常调节功能也可发生心率血压变化，如颅后窝手术刺激血管运动中枢，颈部手术时触压颈动脉窦，剥离骨膜，牵拉内脏，直接刺激迷走神经，按压眼球等，均可致反射性心率血压改变，甚至可发生心搏骤停。

（4）胸腔或心脏手术中，直接压迫心脏和大血管，可使血压急剧改变。

2.创伤失血和低血容量

手术失血降低血容量，可出现心率增快和血压降低，也是发生低血容量性休克的常见重要原因。

3.变态反应

抗生素、非去极化肌肉松弛药、琥珀胆碱、普鲁卡因、吗啡等多种药物均可致组胺释放。重者全身血管扩张，毛细血管通透性增加，大量液体渗入组织间隙，血压下降，气道水肿，甚至发生变应性休克。

4.输血反应

输血反应包括溶血、发热、超敏反应、感染等。

5.颅内压升高和颅内手术

（1）颅内压升高可出现高血压，心率减慢，呼吸不规则。

（2）牵拉额叶或刺激第 V（三叉神经）、IX（舌咽神经）、X（迷走神经）等脑神经时，可引起血压改变。

6.儿茶酚胺大量分泌

嗜铬细胞瘤手术中刺激肿瘤，甚至翻动患者，叩击腰部，即可使儿茶酚胺大量释放，血压剧烈升高。

7.CO_2蓄积

$PaCO_2$升高时，通过化学感受器兴奋延髓心血管中枢，使心率加快、心肌收缩增强、血压升高，但周围血管扩张。

二、麻醉期间循环的管理

（一）麻醉诱导期的管理

（1）在未行麻醉插管和手术操作前，麻醉药对循环系统多为抑制作用。

（2）由于术前禁食、肠道准备或原发疾病（如肠梗阻、长期高血压等），患者往往循环血容量欠缺，对外因引起的循环波动更为敏感。因此术前应视情况扩容。血容量充足的患者往往血压较平稳，容积脉搏图形宽大，不随呼吸而波动。

(3)对一般患者基础需液量的计算及补充方法。第1个10 kg:4 mL/(kg·h),第2个10 kg:2 mL/(kg·h),第3个10 kg及以上:1 mL/(kg·h)。总量的50%在第1小时输入,剩余50%在接下来的两小时输入。

(4)在麻醉诱导期间输无其他溶质(如抗生素等)的液体,以防变态反应引起的循环变化被诱导时的变化所掩盖,或加重循环变化的程度。

(二)麻醉维持期的管理

(1)注意手术失血失液情况,及时调整容量。容量负荷过多可增加心脏负担,甚至诱发心力衰竭、急性肺水肿;容量欠缺可导致回心血量和心排血量减少,重要器官灌注不足。

(2)维持适当的麻醉深度,保证充分镇痛对维持循环稳定很重要。

(三)麻醉苏醒期的管理

(1)如无禁忌证,深麻醉下拔管可使苏醒过程平稳,减少拔管、吸引等刺激引起的循环波动。拔管后如有舌后坠,可用口咽通气道、喉罩处理,做好再插管准备。

(2)注重术后镇痛,患者因疼痛可能引起烦躁和循环不稳定。

(3)术后过度镇静可引起呼吸抑制,CO_2潴留,引起血流动力学改变。

(4)术后注意引流及伤口情况,如引流或出血量大,应及时处理。

三、常用循环监测技术

(一)桡动脉穿刺

1.适应证

(1)复杂手术、需要连续观察血压变化的手术,如颅内动脉瘤、严重的颈动脉疾病或冠心病、控制性降压、心脏手术等。

(2)血流动力学不稳定的患者,如感染性休克、急性坏死性胰腺炎、严重创伤患者等。

(3)需频繁进行动脉血气分析的患者。

2.注意事项

(1)穿刺前应行 Allen 试验,以评估桡动脉和尺动脉在手部血流的相对分布情况。

(2)当两侧无创血压测定结果不同时,应在压力较高的一侧进行穿刺。

(3)严格排出连接管道内的气体。

3.并发症

(1)血肿、血栓形成、远端缺血、动脉瘤形成。

(2)感染,较少见。

(二)中心静脉穿刺

1.适应证

(1)测定中心静脉压,以了解循环容量。但是受多个因素,如心功能、肺动脉压力、瓣膜功能等影响,其用于监测循环容量的有效性受到质疑。

(2)经中心静脉给药。

(3)为外周静脉穿刺困难的患者提供静脉通路。

(4)为长期肠道外营养提供途径。

(5)为空气栓塞的患者排出气体。

(6)可放置漂浮导管。

2.注意事项

(1)颈内静脉、锁骨下静脉、股静脉、颈外静脉均可以提供中心静脉通路。由于左颈内静脉穿刺易损伤胸导管及右手操作的优势,常选用右颈内静脉。锁骨下静脉穿刺感染发生率可能较颈内静脉穿刺低,但是如果误穿动脉,不易压迫止血。

(2)导管尖端的正常位置应位于上腔静脉与右房交界处,置管后应通过X线片确认导管位置。

(3)严格无菌操作。

3.并发症

(1)心律失常。

(2)穿刺时刺破动脉,出现血肿、动脉瘤形成。

(3)血胸、气胸、心脏压塞、瓣膜损伤、感染、气栓等。

四、常见问题及处理

(一)围术期心律失常

(1)纠正心律失常的诱发因素。注意麻醉深度、CO_2蓄积、手术刺激、电解质紊乱、低体温、术后疼痛、机械性刺激、缺氧、酸碱失常、血容量改变、血流动力学不稳定等因素。

(2)性质严重的心律失常必须立即处理,如室颤、多源性室性期前收缩、室性期前收缩出现在T波上升支或波峰(R-on-T)、室性心动过速、室性期前收缩多于每分钟6个、Ⅲ度房室传导阻滞及室率缓慢的Ⅱ度房室传导阻滞等。

(3)心律失常的性质虽非严重,但伴明显血流动力学改变者,也必须立即处理。若血流动力学尚稳定,则可加强监测,查明原因或诱因后再处理。

(4)药物治疗的同时要注意不良反应。

(二)急性心力衰竭

1.处理原则

(1)纠正病因和诱因。

(2)减轻心脏前负荷和后负荷。

(3)增强心肌收缩力。

(4)维持心肌供氧和耗氧的平衡。

2.急性左心衰竭的治疗

(1)病因治疗。

(2)半卧位。

(3)氧疗。

(4)增强心肌收缩力。使用正性肌力药物要注意,药物在增加心肌收缩力的同时使心肌耗氧量相应增加,因此在急性心肌缺血并发急性心力衰竭的患者要慎重;对于体外循环后一过性心力衰竭,常短期内联合应用正性肌力药物及主动脉球囊反搏以降低心脏工作负荷。

(5)利尿。其主要指征是肺充血,或肺充血伴有外周低灌注的心力衰竭,或有体循环充血的病例,对仅有外周低灌注而无肺充血的心力衰竭病例效果并不理想。用于急性左心衰竭及急性肺水肿的治疗,首选袢利尿剂。

(6)血管扩张药。注意:①前负荷不足者[PAWP<1.6 kPa(12 mmHg)],血管扩张药可使病情恶化;②当利尿药或正性肌力药已使左心室充盈压下降时,血管扩张药可使血压下降并反射性心动过速;③心肌收缩机制正常而舒张期顺应性降低以致发生肺充血者,血管扩张药无益,反而可降低血压;④应用血管扩张药必须进行密切的血流动力学监测。

(7)吗啡。作用:①降低前后负荷,降低心率;②降低心肌耗氧量;③中枢镇静、镇痛作用。注意吗啡用量过大或与血管扩张药同时使用时可能导致心排血量减少和动脉压下降。

3.急性右心衰竭的治疗

(1)病因治疗,如急性右心室心肌梗死、心脏压塞、肺栓塞等。

(2)控制右心衰竭,基本原则是:①维持正常的心脏负荷;②增强心肌收缩力;③维持心肌供氧耗氧平衡。

第三节　麻醉深度监测技术

一、麻醉深度的临床判断

(一)外科刺激的反应

在无麻醉的情况下,机体表现为体动、皱眉、痛苦面容、肌紧张、过度通气、屏气、血压升高、心率增快、出汗、流泪和瞳孔散大。如意识存在,其反应加重;如意识抑制,反应可部分减弱。

(二)麻醉的效应

机体对单纯麻醉的反应包括入眠、随意动作停止、肌肉松弛、通气不足、血压降低、心率反应不定、出汗抑制、泪液抑制和瞳孔缩小。

(三)麻醉深度不足

(1)对切皮等伤害性刺激产生体动反应。

(2)自主神经反应,如血压升高、心率增快、出汗等。

(3)术中知晓。

二、双频谱脑电图(BIS)

BIS 数值范围为 0～100,数值越大越清醒。一般认为,65～85 为镇静范围,40～65 为全麻范围。BIS 监测对术中知晓的预防作用尚有待进一步证明。

三、Narcotrend

Narcotrend 麻醉/脑电意识深度监测系统是由德国 Hannover 医科大学研发的新型脑电意识深度监测系统。Narcotrend 通过使用普通的一次性液态心电电极采集头部任意位置的原始脑电,运用先进的滤波设置,消除伪迹干扰,并将脑电进行时域、频域分析,通过多元分类算法得到 NT 阶段(A～F_1 6 个阶段、15 个亚级)及 NT 指数(100～0),即 A(100～95)、$B_{0～2}$(94～80)、$C_{0～2}$(79～65)、$D_{0～2}$(64～37)、$E_{0～2}$(36～13)、$F_{0～1}$(12～0),并同时显示 α、β、θ、δ 波的功率谱变化情况和趋势。阶段 A 表示清醒状态;B 是浅镇静状态;C 是常规镇静状态;D 是常规麻醉状态;E 是深度麻醉状态;F 阶段(0 级、1 级)是过度麻醉(爆发抑制),脑电活动逐渐消失。推荐的最适麻醉深度为 $D_2 \sim E_1$ 阶段,数值为 46～20。

第四节 神经系统监测技术

一、脑血流量

(一)脑灌注压(CPP)

脑灌注压(CPP)＝平均动脉压(MAP)－颅内压(ICP)或 CVP。通常为10.7～13.3 kPa(80～100 mmHg)。显著增加 ICP 会降低 CPP 从而降低脑血流量(CBF)。由于脑的自主调节能力,正常人在 MAP 8.0～21.3 kPa(60～160 mmHg)之间 CBF 可保持稳定,超过此范围后血流依赖于血压,血压过大可导致脑出血或水肿。对于慢性高血压的患者其自主调节范围产生改变。

(二)影响脑血流量的因素

影响脑血流量的因素包括 $PaCO_2$、严重的低 PaO_2[＜6.7 kPa(50 mmHg)]、麻醉药物、体温(每降1 ℃、脑氧代谢率降低 5%～7%)、血液黏稠度、自主神经调节、癫痫发作等。

二、电生理监测

(一)脑电图

用于监测麻醉深度,颈内动脉内膜切除术及控制性降压等的 CBF,对防止脑缺血及维持合理脑灌注压等都有指导意义。EEG 低频高幅一般表示深麻醉或CBF 减少,反之高频低幅一般表示麻醉过浅或手术刺激。

(二)诱发电位(EP)

1.EP 的分类

EP 是 CNS 产生的生物电活动,分为躯体感觉诱发电位(SSEP,用于脊柱或主动脉手术等,监测脊髓背索及感觉皮质功能)、运动诱发电位(用于主动脉手术等,监测脊髓运动前索及运动皮质功能)、脑干听觉诱发电位(用于颅后窝手术,特别是脑桥小脑角及脑干部位手术的监测)、视觉诱发电位(可用于视神经及上部脑干附近的手术,如垂体手术的监测)。可受许多因素影响,如麻醉药、温度、血压、低氧、贫血及已存在的神经损伤等。

2.多种麻醉药对 EP 都有影响

(1)在麻醉药中,挥发性吸入麻醉药对 EP 影响最大,可导致剂量依赖性的潜伏期增加,波幅降低。监测 EP 时应限制 MAC≤0.5。氧化亚氮降低波幅,对潜伏期无显著影响。

(2)静脉麻醉药中,巴比妥类药对 EP 影响小,依托咪酯增加 SSEP 潜伏期并增加波幅,氯胺酮可增加波幅,大多数阿片药剂量依赖性增加 SSEP 潜伏期。

第五节　神经肌肉兴奋传递功能监测技术

一、神经肌肉兴奋传递功能监测方法

直接测定肌力,如抬头、握力、睁眼、伸舌;间接测定呼吸运动,如潮气量、肺活量、分钟通气量和吸气产生最大负压;神经刺激器。

二、常用神经刺激的种类

(一)4 个成串刺激(TOF)

(1)由 4 个频率为 2 Hz、波宽为 0.2 ms 的矩形波组成的成串刺激,4 个成串刺激引起 4 个肌颤搐,分别为 T_1、T_2、T_3 和 T_4。

(2)用 TOF 刺激可观察肌颤搐的收缩强度,各次肌颤搐之间是否依次出现衰减,观察衰减可以确定肌肉松弛药阻滞特性及评定肌松作用。

(3)神经肌肉兴奋传递功能正常时,4 个肌颤搐的幅度应相等。

(4)去极化阻滞不引起衰减,$T_4/T_1=1$。但在持续或大剂量应用去极化肌肉松弛药时,其阻滞性质可演变成 II 相阻滞,T_4/T_1 逐渐变小。

(5)当不完全的非去极化阻滞时,肌颤搐出现衰减,$T_4/T_1<1$。随非去极化肌肉松弛药的阻滞程度增强,T_4/T_1 比值逐渐变小,直至 T_4 消失,比值变为零,接着 T_3、T_2 和 T_1 随阻滞程度增加而依次消失。T_4 消失时约相当于神经肌肉阻滞 75%;T_3、T_2 消失,分别相当于神经肌肉阻滞 80%、90%。手术一般要求 75%～95% 的神经肌肉阻滞。

(6)非去极化肌肉松弛药作用消退时,肌颤搐 T_1～T_4 先后顺序恢复,当 4 个肌颤搐均出现时,约相当于神经肌肉阻滞的 25%恢复。

(二)强直刺激(TS)

(1)持续刺激的频率增高到 50～100 Hz 时,肌颤搐会融合成为强直收缩。

(2)部分非去极化阻滞时,强直收缩的肌力不能维持,出现衰减。而强直刺激后短时间内给予单刺激,肌颤搐增强出现易化。

(3)强直刺激引起的衰减与其后的易化可用于鉴别肌肉松弛药阻滞性质和判断阻滞程度。持续强直收缩 5 秒钟表明充分的(未必是完全的)肌松恢复。

(4)去极化阻滞不出现衰减,但在持续或大剂量应用去极化肌肉松弛药时,其阻滞性质可演变成Ⅱ相阻滞,强直刺激可引起衰减。

(三)双短强直刺激(DBS)

(1)由两串间距 750 ms 的 50 Hz 刺激组成,每串强直刺激只有 3 或 2 个波宽为 0.2 ms 的矩形波。

(2)在神经肌肉兴奋传递正常时,DBS 引起的两个肌收缩反应相同,而在部分非去极化阻滞时,第 2 个肌收缩反应较第 1 个弱。

(3)DBS 对临床评估衰减较 TOF 更敏感。

三、不同性质阻滞的特点

(一)非去极化阻滞

(1)在阻滞起效前没有肌纤维成束收缩。

(2)对强直刺激肌张力不能维持,出现衰减。

(3)强直衰减后出现易化。

(4)TOF 出现衰减。

(5)为胆碱酯酶抑制药所拮抗和逆转。

(二)去极化阻滞

(1)在阻滞起效前有肌纤维成束收缩。

(2)对强直刺激和 TOF 的肌张力无衰减。

(3)无强直衰减后的易化。

(4)不能为胆碱酯酶抑制药所逆转,相反此类药可增强其阻滞。

(三)Ⅱ相阻滞

持续或大剂量反复使用去极化肌肉松弛药时其阻滞性质可能演变为Ⅱ相阻滞。

(1)强直刺激和 TOF 均出现衰减。

(2)强直衰减后出现易化。

(3)对胆碱酯酶抑制药的拮抗作用反应不一。

四、注意事项

(一)负极位置

神经刺激时,须把负极放在所需刺激神经上面或邻近神经处。最常用的刺激部位是在前臂近腕部刺激尺神经观察拇内收反应,以及面神经刺激观察眼轮匝肌反应。

(二)敏感性

不同肌群对神经肌肉阻滞药物的敏感性不同。膈肌、腹直肌、喉收肌、眼轮匝肌的恢复比拇收肌快。因此判断肌力恢复应结合临床指标,包括持续抬头能维持 5 秒钟,握手有力,可产生至少 $-25\ \text{cmH}_2\text{O}$ 的吸气负压等。

(三)肌力恢复能力

应用拮抗药逆转肌肉松弛药作用时,其肌力恢复能力取决于用拮抗药前神经肌肉兴奋传递功能的自然恢复程度。在 TOF 刺激无反应时,不要使用拮抗药,此时拮抗不仅难以成功,相反可能延长恢复时间。

第六节 体温监测技术

体温作为最重要的生命体征之一,应该在围术期进行连续监测。但长期以来,麻醉医生对体温的关注并没有像关注呼吸、脉搏、血压等体征那样重视,体温监测也没有纳入常规监测。北京协和医院在近期全国的流行病学调查中发现围术期低体温的发生率可高达 50% 左右。在欧美发达国家围术期低体温的发生率也较高。这种共性的问题足以让我们充分重视体温的监测与保护,包括近若干年时有发生的恶性高热问题等。低体温所带来的危害也随着近期新的研究更加明确,包括一些机制的研究,如低体温引起出血增加、凝血功能障碍、血小板功能不全等。另外在术后认知方面的危害也被逐步发现。虽然实施体温保护是普遍共识,但能采用有效的主动保温措施的仍屈指可数,仅用棉单等被动保温仍为目前主流方法。多项研究结果已经证实围术期需要采用包括预保温在内的全程主动保温措施,如充气式保温毯、输液输血加温等有效保温措施。

一、核心温度

(一)核心温度

机体维持核心温度在 36.0~37.5 ℃,如有较大的偏差将引起代谢功能紊乱。全麻时在第 1 小时内一般核心温度下降 1~2 ℃。当全身麻醉超过 15 分钟,一般应做体温监测。除非临床需要,手术时患者核心温度不应低于 36 ℃。保温的有效方法包括空气温毯、吸入气加温加湿、输液加温、提高手术室温度等。

(二)恶性高热

恶性高热是全身麻醉中最严重并发症之一,表现为心动过速、呼气末 CO_2 增高等。体温异常升高并非是最先出现的症状,但核心温度监测有助于早期发现。

二、体温监测

核心温度可通过肺动脉导管、食管、鼓膜、鼻咽部、口、腋下、直肠、膀胱等测得。肺动脉内的血液温度是测量核心体温的金标准。鼓膜温度与脑温度的相关性较好。食管下 1/3 处心脏后方也为理想的核心体温测量部位,术中与重症监护中这个部位测得的温度一般等同于肺动脉内的血液温度。直肠温度的变化一般迟于核心温度的变化。尽管膀胱没有位于身体的核心位置,在大多数情况下它的温度能可靠地反映核心体温。膀胱温度的准确度受膀胱内尿量与核心体温变化速度的影响,因此,当体外循环尿量较少时,膀胱温度测量常滞后于肺动脉内的血液温度。

三、术后寒战

术后寒战可增加氧的消耗,减少动脉氧饱和度,增加心肌缺血。治疗有保温及药物治疗。哌替啶是有效的寒战抑制药,常用量为 25 mg 静脉注射。曲马多 50~100 mg 静脉注射也可抑制寒战,但快速滴注时恶心、呕吐发生率较高。

第五章

专科麻醉

第一节 神经外科手术的麻醉

一、神经外科麻醉相关的生理与病生理

(一)脑血流(CBF)的主要影响因素

1.平均动脉压(MAP)

CBF具有自动调节功能,MAP在$8.0\sim21.3$ kPa($60\sim160$ mmHg)范围时,CBF可保持恒定。超越上述范围,CBF呈线性增高或减少。慢性高血压患者在血压降至正常范围内就易发生脑缺血。脑组织损伤、缺氧、缺血、高CO_2血症、水肿、占位效应和吸入麻醉药可使自动调节作用减弱或消失,使流向病变区的血流依赖于MAP。

2.$PaCO_2$

$PaCO_2$在$2.7\sim10.7$ kPa($20\sim80$ mmHg)范围内,CBF随$PaCO_2$增加而线性增加。$PaCO_2$每增减0.1 kPa(1 mmHg),CBF每分钟增减$1\sim2$ mL/100 g。

3.PaO_2

严重低氧[$PaO_2<6.7$ kPa(50 mmHg)]是有力的脑血管舒张剂。

(二)脑代谢率($CMRO_2$)

与CBF相对应,影响$CMRO_2$(从而通过这种机制影响CBF)的因素有麻醉药、体温(体温每降低1 ℃,$CMRO_2$降低$5\%\sim7\%$;反之则$CMRO_2$增加)、癫痫发作等。

(三)颅内高压

1.颅内压(ICP)正常值

ICP 正常值为 0.7~2.0 kPa(5~15 mmHg)。

2.颅内高压的主要征象

(1)颅内高压的主要征象有头痛、呕吐、视神经乳头水肿、萎缩、视力减退甚至失明,意识改变。瞳孔的变化开始仅为患侧的瞳孔放大,后可由单侧变为双侧瞳孔放大。

(2)突发颅内压升高持续 1~15 分钟可出现脑缺血反应(是急性颅内压增高的典型表现,脉搏减慢、呼吸缓慢、血压升高,"即二慢一高"三联症)。

(3)颅内压增高持续较久可引起脑自动调节功能消失,ICP 与 CBF 被动受动脉血压影响。

3.颅内高压的治疗

(1)药物性治疗:甘露醇常用量 0.25~0.50 g/kg。一般不用于开颅前的颅内动脉瘤、动静脉畸形、颅内出血。老年患者快速输注甘露醇偶可引起硬膜下血肿。袢利尿药(呋塞米)不如甘露醇有效,起效时间可达 30 分钟,但其除了利尿效果外,还可直接减少 CSF 形成。甘露醇和袢利尿剂合用可有协同效应。

(2)血管源性脑水肿,特别是肿瘤引起的脑水肿,对肾上腺皮质激素(地塞米松)常反应较好。

(3)中度过度通气[$PaCO_2$ 4.0~4.4 kPa(30~33 mmHg)],常可有效减少 CBF,降低 ICP,但是对于有局部缺血的患者可能加重脑缺血。

(4)手术行脑减压。

(5)限水,纠正代谢性因素等。

二、麻醉药物的应用和评价

(一)神经外科手术中麻醉药物的选择要点

(1)降低颅内压和脑代谢。

(2)不影响脑血流及其对 CO_2 的反应。

(3)不影响血-脑屏障功能。

(4)临床剂量对呼吸抑制轻,停药后苏醒迅速,无兴奋及术后精神症状。

(二)静脉麻醉药物

1.咪达唑仑

降低 CBF、颅内压和脑代谢,有抗癫痫作用。

2.丙泊酚

(1)使 CBF、$CMRO_2$ 明显降低。CBF 降低程度可超过 $CMRO_2$。

(2)有抗癫痫作用(罕见情况下可致癫痫)。

(3)可降低动脉血压,抑制心功能,因此对颅内高压患者要注意避免影响颅内灌注压($CPP=MAP-ICP$)。

3.依托咪酯

(1)可降低 CBF、$CMRO_2$。减少 CSF 的产生并增加其吸收。

(2)小剂量可诱发癫痫患者的癫痫灶活动。诱导时与肌抽搐发生率较高有关,虽然此种肌抽搐与患者的 EEG 癫痫活动无关,但是应避免用于有癫痫史的患者。

(3)可能抑制肾上腺皮质功能,故不宜连续静脉输注。

4.巴比妥类

(1)可剂量依赖性降低 CBF、$CMRO_2$,$CMRO_2$ 降低程度稍大于 CBF 降低程度。至 EEG 等电位时,CBF 及 $CMRO_2$ 可降低至清醒值的 50%;继续加大剂量并不会进一步降低代谢率。

(2)巴比妥类导致的脑血管收缩对正常脑组织的影响大于对缺血脑组织的影响,因此血流倾向于从正常脑组织分流到缺血脑组织。研究表明,预防性使用巴比妥类药物对于防止局部脑缺血时的脑损伤有效,但是对于防止全局性脑缺血时的脑损伤无效。

(3)增加 CSF 吸收。

(4)抗癫痫。小剂量美索比妥可诱发癫痫患者的癫痫灶活动,大剂量和其他巴比妥类一样有抗癫痫作用。

5.氯胺酮

扩张脑血管,使脑血流增加 50%~60%,总 $CMRO_2$ 不变。减少 CSF 吸收。可增加 ICP。可诱发癫痫活动。

(三)吸入麻醉药

1.强效吸入麻醉药

(1)剂量依赖性降低 $CMRO_2$。异氟烷作用最显著,可降低至 50%。地氟醚、七氟烷和异氟烷相似。EEG 到达等电位后,增加浓度不再进一步降低 $CMRO_2$。

(2)剂量依赖性扩张脑血管,抑制脑血流自主调节。脑血管对 CO_2 的反应性保留,因此过度通气可减少由于脑血管扩张造成的 CBF 增加,减弱对 ICP 的影响。

(3)异氟烷是唯一的可增加 CSF 吸收的强效吸入麻醉药。

2.N$_2$O

可引起轻度脑血管舒张。与静脉麻醉药联合使用时,对 CBF、CMRO$_2$、ICP 影响轻微。与强效吸入麻醉药合用时,可进一步增加 CBF。当颅内有气体存在时,避免应用。

(四)麻醉性镇痛药

(1)在不引起呼吸抑制从而导致 PaCO$_2$ 增高时,阿片类药物对 CBF、CMR、ICP 影响轻微。

(2)显著降低血压时可影响 CPP,其中舒芬太尼和阿芬太尼较芬太尼更易引起血压下降。

(3)小剂量阿芬太尼(<50 mg/kg)可诱发癫痫灶活动。

(4)由于吗啡脂溶性差,进入中枢神经系统慢,镇静效果延长,在神经外科手术时一般不是最佳选择。

(5)哌替啶的代谢产物去甲哌替啶可导致癫痫发作,特别是对于肾衰患者,因此在围术期一般不使用哌替啶。

(五)肌肉松弛药

(1)肌肉松弛药不透过血-脑屏障,对脑血管无直接作用。

(2)大剂量泮库溴铵可升高血压,增加心率,升高 ICP。

(3)阿曲库铵可释放组胺。组胺释放导致的脑血管扩张可升高 ICP,而组胺释放导致的低血压降低 CPP。

(4)琥珀胆碱可轻微增加 ICP,这一作用可由预先给予小剂量非去极化肌肉松弛药而部分减轻。

(六)血管活性药

(1)脑血管自主调节功能及血-脑屏障正常时,在 MAP<8.0 kPa(60 mmHg)或>20.0 kPa(150 mmHg)时,血管加压性药物会增加 CBF。

(2)脑血管自主调节受损的情况下,血管加压性药物通过增加 CPP 而增加 CBF,CMR 的变化通常和 CBF 一致。

(3)过度升高血压可破坏血-脑屏障。

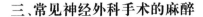

三、常见神经外科手术的麻醉

(一)颅内占位性病变手术的麻醉

(1)术前评估是否存在颅内高压,行全面神经系统查体。

(2)当存在颅内高压时应避免使用术前镇静镇痛药物,以避免造成呼吸抑制增加 ICP。ICP 正常者可给予少量苯二氮䓬类药物。术前抗癫痫药和皮质激素应继续应用至术日。

(3)大部分开颅手术建议行直接动脉置管测压,并将压力传导器置于外耳处归零。

(4)对于 ICP 增高的患者,诱导应注意避免增加 ICP 或减少 CBF,避免血压波动。适当过度通气以降低 ICP;使用阿片类药物、艾司洛尔等以减少血流动力学波动。避免在硬膜打开前使用血管扩张性药物。一过性低血压用血管收缩药物而非静脉输液纠正。

(5)有显著失用性肌萎缩的患者相对禁忌使用琥珀胆碱。

(6)避免过分弯曲或扭转颈部造成颈静脉回流障碍。

(7)术中 $PaCO_2$ 保持 $4.0 \sim 4.7$ kPa($30 \sim 35$ mmHg),避免高气道压和 PEEP。

(8)静脉输液使用生理盐水或胶体液,对严重脑水肿或 ICP 增加的患者,补液量应低于公式计算量。

(9)术毕苏醒拔管力求平稳,以避免颅内出血或加重脑水肿,并在术后及时行神经系统检查。

(二)经口鼻蝶窦垂体瘤切除手术的麻醉

(1)患者可能有库欣综合征、肢端肥大症,多伴有困难气道、水电解质紊乱等。

(2)肿瘤通常较小,一般不影响 ICP。

(3)牵拉鞍膈时患者可出现低血压、心动过缓。

(三)颅后窝病变手术的麻醉

(1)肿瘤可能引起梗阻性脑积水,术前可能需要在局麻下行脑室引流减压。

(2)手术可能损伤脑干呼吸循环中枢,呼吸中枢的损伤一般均伴随循环改变,因此术中血压、心率、心律的突然变化提示可能有呼吸中枢损伤,应及时与手术医生沟通。第四脑室底部手术探查过程中,有时可能需要患者保留自主呼吸,以便及早判断手术操作对呼吸中枢的影响。脑干损伤的术后表现为呼吸模式异常或拔管后不能维持开放气道。

(3)当手术体位采取坐位时,需避免过度屈颈,以防止气道水肿,甚至脊髓压迫导致瘫痪。

(4)坐位开颅手术易产生气脑,术后持续气脑表现为苏醒延迟,神经功能异常。

(5)坐位易产生空气栓塞($20\%\sim40\%$)。

临床表现包括 $EtCO_2$ 下降,氧饱和度下降,突发低血压,血气分析可能仅有轻微的 $PaCO_2$ 升高。快速大量空气进入可导致循环骤停。反向空气栓塞可导致卒中或冠状动脉阻塞,一般发生于有卵圆孔未闭(PFO)的患者,特别是当右房压力大于左房压力时;静脉中的空气通过肺进入动脉系统也时有发生。

经食管超声及心前区多普勒(探头放置于胸骨右缘 $3\sim6$ 肋间右房前区)监测气栓最灵敏。呼气末气体监测和肺动脉压力监测不如前两者敏感,但也可有效地在严重临床症状发生前监测气栓。

气栓治疗包括:①立即通知手术医生消除空气来源(如关闭硬膜开口、涂抹骨蜡、冲洗手术野);②停用氧化亚氮;③在坐位开颅手术前放置中心静脉,气栓时从中心静脉导管抽出空气;④输液增加中心静脉压;⑤血管加压药治疗低血压;⑥压迫双侧颈静脉以减少空气进入并有助于手术医生发现入气点;⑦如有可能,置头低位,行必要抢救措施。

(四)脑血管疾病手术的麻醉

1.颅内动脉瘤手术的麻醉

(1)术前访视以评估是否存在颅内高压。通常需对已发生动脉瘤破裂但清醒、ICP 不高的患者持续镇静以防止再破裂;ICP 增高的患者应尽量避免术前药物以防止抑制呼吸。

(2)蛛网膜下腔出血(SAH)患者常可出现 ECG 异常,并不表明心脏疾病。

(3)在动脉瘤破裂出血 $4\sim14$ 天后,约 30% 患者可出现脑血管痉挛。尼莫地平可用于预防血管痉挛,但是一旦痉挛已经发生,尼莫地平一般无治疗效果。对于已经发生的脑血管痉挛,应扩容,提高血压,并行血液稀释。

(4)需要有创动脉监测,避免气管插管及手术刺激期间的血压波动。

(5)避免增高动脉瘤的跨壁压。不论是 MAP 的增高(浅麻醉、通气障碍等),还是 ICP 的过度降低(过度通气、甘露醇等)都将增加动脉瘤的跨壁压,增加动脉瘤破裂的危险。硬膜打开前快速降低颅内压可增加出血危险;硬膜打开后可输注甘露醇以助于手术暴露和减少组织创伤。

(6)过度通气不能纠正脑缺血引起的血管扩张。

(7)维持适当低值的 MAP,以防止动脉瘤破裂,但要维持适当的脑及其他重要器官的灌注。术中可采用控制性低血压;慢性高血压、肾脏病变、心脏病变、缺血性脑血管病变等限制术中控制性低血压的应用及低血压程度。

2.动静脉畸形手术的麻醉

(1)术中常有大量失血,需有有创动脉监测。

(2)过度通气及甘露醇可用于辅助手术野暴露。

第二节　头颈部手术的麻醉

一、头颈部肿瘤手术的麻醉特点

(一)对呼吸的影响

(1)头颈部肿瘤可压迫气道而致呼吸道部分阻塞、放疗可使气道解剖进一步被破坏。有些患者术前不能平卧,是呼吸道压迫的表现。术前应明确气道情况、病史、CT 检查。

(2)麻醉诱导后,尤其是使用肌肉松弛药后,颈部肌肉的支持依托作用消失,有加重呼吸道梗阻的可能。对于可能的困难气道,应避免静脉诱导,可考虑清醒纤维支气管镜引导下插管,或吸入诱导保持自主呼吸插管;应备有紧急气管切开的设备及人员。导管应插至越过梗阻部位。

(3)插管可用加强型气管导管。术中密切监测通气情况,注意有无气管导管受压征象。

(4)术中探查发现气管已软化者,可于手术中做气管悬吊术并延迟拔管时间,或做预防性气管切开。拔管时应警惕有气管塌陷的可能。

(5)术后手术部位血肿可压迫气管引起气道阻塞,阻塞严重时须立即再次气管插管。紧急情况下应立即打开手术切口,引流积血。

(二)对循环的影响

(1)头高位时,颈部静脉损伤后有空气吸入造成气栓的可能。

(2)肿瘤涉及颈动脉或颈静脉时可降低脑灌注。

(3)手术操作,如刺激颈总动脉分叉处的颈动脉窦,可导致严重的反射性心血管反应。可在手术局部区域实施局麻药浸润,以减轻此反射。

(三)对颈部神经的影响

(1)术中可能要求神经监测,此时不能使用肌肉松弛药。

(2)颈交感神经节阻滞或损伤后可导致霍纳综合征。

(3)一侧喉返神经阻滞或损伤可导致同侧声带麻痹,声音嘶哑和减弱;双侧喉返神经阻滞或损伤可导致上呼吸道阻塞,应予以正压通气,同时做好再次气管插管的准备。

二、颌面部手术的麻醉特点

(1)包括创伤、发育畸形、颅面肿瘤、睡眠呼吸暂停的手术纠正等。

(2)术前详细了解口腔、颌面的病变范围,以及气道梗阻情况,如是否能平卧、张口度、颈活动度、解剖畸形等。评估面罩通气及插管情况,根据病情行常规诱导插管,纤维支气管镜协助下清醒插管,局麻气管切开等不同方法。

(3)对于 LeFort Ⅰ、Ⅱ、Ⅲ 型骨折,由于可能同时存在颅基底骨折和 CSF 鼻漏,一般不采用经鼻插管。

(4)对于出血较多的手术可实施控制性降压。

(5)待患者完全清醒并恢复气道反射后方可拔除气管插管。

(6)如术后组织肿胀可能发生气道梗阻者,要严密监测,必要时应保留气管导管至肿胀消除。

第三节　腹部手术的麻醉

一、腹部手术的麻醉特点

(一)麻醉前准备

(1)评估液体状态,体液丢失包括术前肠道准备、出血、呕吐、胃引流、腹泻、体液分隔、发热等。

(2)低钾代谢性碱中毒常见于大量胃液丢失的患者;大量腹泻或败血症可引

起代谢性酸中毒。

（3）所有行腹部急诊手术的患者均按饱胃处理,术前用药可包括组胺受体拮抗药和口服非颗粒状抗酸药。甲氧氯普胺不适用于肠梗阻患者。

（二）麻醉处理

（1）术前置胃管可为胃内容物反流通过下段食管括约肌提供途径。在诱导前应抽吸胃管;诱导过程中,胃管应开放引流。

（2）N_2O 的应用可引起肠胀气,增加手术困难。肠腔内压的增加可能引起梗阻的肠道灌注受损。在肠梗阻手术中不使用 N_2O。

（3）腹水突然排出会导致腹内压力突然下降,肠系膜血管充盈,引起急性低血压。

（4）阿片类药物可能加重胆道痉挛。

（5）如果术前放置硬膜外导管,术中硬膜外阻滞可阻滞交感神经而导致肠血流增加,副交感神经活动相对亢进引起肠收缩,使肠吻合困难。

（6）注意体温保护。

二、腹部常见手术的麻醉

（一）疝修补术的麻醉

（1）最强的刺激和严重的迷走神经反应发生在牵拉精索或腹膜时。

（2）如果选全麻,麻醉苏醒期应尽量平稳以减少苏醒期咳嗽,否则可增加疝修补的张力。

（二）胆囊切除术的麻醉

（1）胆囊、胆道部位迷走神经分布密集,且有膈神经分支参与,在游离胆囊床、胆囊颈和探查胆总管时,可发生胆-心反射和迷走-迷走反射。患者不仅出现牵拉痛,而且可出现心率下降,反射性冠状动脉痉挛,心肌缺血导致的心律失常,血压下降。

（2）术后可有右肩部牵涉痛。

（三）肥胖患者手术的麻醉

（1）超重定义为 $BMI \geqslant 24$ kg/m^2,肥胖 $BMI \geqslant 30$ kg/m^2,病态肥胖 $BMI \geqslant 40$ kg/m^2。肥胖患者常合并高血压、2 型糖尿病、冠心病、胆石症等,应予以关注。

（2）肥胖患者氧耗量,CO_2产生量,肺泡通气量增加,胸腔顺应性下降,膈肌上抬,导致限制性通气障碍,FRC 下降。肥胖低通气综合征表现为高 CO_2、发绀、Hb 增加、右心衰竭、嗜睡。患者循环血量、心排血量增加,高血压,左心肥厚,肺血流量增加,低氧导致肺动脉收缩,肺动脉高压常见,可导致肺心病。患者常常还有阻塞性睡眠呼吸障碍。术前不应使用抑制呼吸的药物。

(3)肥胖患者常有食管裂孔疝、胃食管反流、胃排空下降、胃酸 pH 值降低等,误吸的危险性大,加上困难气道发生率高,术前应进行认真的气道评估,采取减少误吸的措施。

(4)对于脂溶性药物,如苯二氮䓬类、阿片类药物,负荷剂量相应增加,维持剂量需降低;相反,对于水溶性药物,如肌肉松弛药,剂量可根据理想体重调节。

(5)术前低氧,胸部、上腹部手术等增加术后低氧的发生率。其他常见并发症包括伤口感染、深静脉血栓形成和肺栓塞。

第四节　产科手术的麻醉

一、产科手术的麻醉

(一)产科手术的麻醉特点

1.产妇生理特点

(1)气道:妊娠期间呼吸道黏膜毛细血管充血扩张,气道容易发生水肿、出血,使得孕产妇困难插管的风险增高,气管插管时宜选用内径较小(6.0～7.0 mm)的导管。经鼻气管插管或放置胃管时可能引起黏膜出血。

(2)呼吸系统:妊娠期间潮气量增加,分钟通气量增加,$PaCO_2$ 减少至 3.7～4.3 kPa(28～32 mmHg)。功能残气量减少至孕前的 80%(产后 48 小时恢复正常),耗氧量显著增加,使孕产妇更易发生低氧血症。

(3)循环系统:妊娠期间血容量和心排血量增加,加重了循环系统的负荷,对有心脏疾病的孕产妇易诱发心力衰竭。血浆容量的增加量大于血细胞的增加量,产生稀释性贫血,但 Hb 一般能保持在 11 g/dL 以上。通常阴式分娩出血量400～500 mL,剖宫产出血量 800～1 000 mL。产后 1～2 周后血容量恢复正常。心排血量在分娩时和分娩后即刻达到最大,产后 2 周恢复正常。

(4)仰卧位低血压综合征:孕 28 周或更早即可出现。仰卧时巨大的子宫压迫下腔静脉和腹主动脉,足月孕时可使下腔静脉接近完全闭塞,静脉回流减少,心排血量下降,子宫胎盘血流减少。28 周及以上的妊娠妇女不应仰卧,应向左侧倾斜 30°。

(5)消化系统:妊娠妇女胃排空延迟,胃内压增高,胃酸分泌增多,食管下段括约肌压力降低,反流性食管炎发生率增加,反流、误吸的危险性增高。如拟施全麻,应按饱胃处理。

(6)血液系统:妊娠期血液为高凝状态,产后 2 周恢复到非妊娠水平。血小板数量可减少 10%。晚期妊娠白细胞可增加(可达 21 000/mL)。

(7)妊娠期间腰椎前凸加剧可能引起棘突间隙狭窄,造成穿刺困难。增大的骨盆使妊娠妇女侧卧位时呈臀高头低的倾斜。妊娠妇女硬膜外静脉丛怒张,硬膜外腔容积缩小,脑脊液容量减少,椎管内麻醉时所需局麻药量减少。怒张的静脉丛还可增加操作时损伤出血、局麻药吸收入血的风险。足月孕产妇硬膜外腔负压的比例降低。

(8)充分氧化后的胎盘血 PaO_2 只有 5.3 kPa(40 mmHg),在自主呼吸充分的情况下,妊娠妇女吸氧并不能显著提高胎盘血 PaO_2。

2.产科麻醉药理学特点

(1)妊娠患者产生同样程度的硬膜外阻滞所需局麻药用量和浓度均较非妊娠患者少,产后 24～36 小时恢复正常。

(2)除肌肉松弛药之外,几乎所有的全麻、镇静、镇痛药物都能迅速通过胎盘。

(3)妊娠期间吸入麻醉药的 MAC 值逐渐下降,临产时可降至原来的 40%,术后第 3 天恢复正常。吸入性麻醉药可剂量依赖性松弛子宫。氧化亚氮对子宫张力和血流影响轻微。

(4)除苯二氮䓬类外,其他静脉全麻药对胎儿影响轻微。氯胺酮剂量 >2 mg/kg 时可增加子宫张力。与其他阿片药相比,吗啡对胎儿的呼吸抑制作用更强,但是椎管内给予阿片药对胎儿影响轻微。

(5)妊娠妇女和产后妇女对非去极化肌松剂维库溴铵和罗库溴铵的敏感性增强。虽然孕期血浆胆碱酯酶活性降低,但因为容量分布增大导致初始血药浓度较低,因此单次氯化琥珀胆碱并不会发生肌松时间延长。大部分妊娠妇女对于琥珀胆碱不产生肌颤,一般不必给予非去极化肌肉松弛药预防肌颤。

(6)下腔静脉及腹主动脉受压、椎管内麻醉、围生期出血等皆可导致低血压。产科麻醉中理想的血管加压药应在升高母体血压的同时不减少子宫胎盘血流。

麻黄碱和去氧肾上腺素均可在升压同时增加子宫和胎盘血流,可用于治疗母体低血压。与麻黄碱相比,去氧肾上腺素造成的胎儿酸中毒更少。

(7)快速输注缩宫素可造成一过性低血压。镁用于预防早产和子痫,其不良反应包括低血压、心脏传导阻滞、镇静、肌无力。使用硫酸镁治疗妊娠期高血压疾病子痫的患者全麻手术时应注意镁可延长多种非去极化肌肉松弛药的作用时间并增加其效能。麦角新碱可造成严重高血压,一般只用于单次剂量肌内注射。

3.术前准备

所有进入产程的患者应建立静脉通路。择期剖宫产手术麻醉前严格禁食6~8小时,没有并发症的产妇禁饮(水和清饮料)2小时,肥胖、糖尿病、困难气道等误吸风险增加者禁饮时间需延长。自然分娩时可适量进食无渣液体,禁止摄入固体食物,对可能改行剖宫产的产妇应尽早开始禁食禁饮。

术前麻醉医生应了解产妇产检史、孕产史和麻醉史,评估循环呼吸系统和气道,对拟行椎管内麻醉镇痛者进行必要的腰背部检查。麻醉医生、产科医生、新生儿科医生应有充分沟通,共同讨论产科母婴风险和麻醉风险,这在急诊产科手术时尤其重要。

(二)阴式分娩的麻醉

(1)第一产程的疼痛主要是内脏痛,来源于子宫收缩和宫颈扩张,疼痛节段位于 $T_{10}\sim L_1$;第二产程开始产生会阴痛,疼痛节段为 $T_{10}\sim S_4$。

(2)可全身用药,但由于几乎所有镇静镇痛药物都可通过胎盘,因此并无理想的药物。哌替啶可在预计至少4小时内不会分娩的情况下小量静脉注射或肌内注射,总量不超过100 mg。小剂量氯胺酮镇痛效果好,但其对意识有影响,剂量较大时(>1 mg/kg)可导致胎儿抑制、子宫张力增加,因此其应用限制在即刻分娩之前。不应使用非甾体抗炎药(NSAIDs),因其可抑制子宫收缩,促进胎儿动脉导管闭合。

(3)会阴神经阻滞和局部浸润阻滞可用于第二产程镇痛。

(4)椎管内分娩镇痛:镇痛效果好,不会增加剖宫产几率。可减少疼痛引起的内源性儿茶酚胺,增加子宫胎盘灌注。

禁忌证包括穿刺区感染、凝血功能障碍、血小板减少、显著低血容量、局麻药过敏;相对禁忌证包括神经系统疾病、背部疾病、部分心脏疾病。

常用低浓度局麻药(如 0.080%~0.125%罗哌卡因)联合阿片药(如芬太尼 2 mg/mL 或舒芬太尼 0.4~0.5 μg/mL)。减少阿片药浓度时需相应增加局麻药浓度。

可用患者硬膜外自控镇痛（PCEA），提供灵活有效的镇痛方式，减少局麻药用量。起始设定通常为负荷剂量 8～12 mL，持续输注 0～6 mL/h，患者自控剂量 6 mL，锁定时间 5～20 分钟，每小时剂量限制 20 mL。

操作前开放静脉通路，适当补液。硬膜外注药前给予试验剂量，等待 3～5 分钟，观察有无局麻药中毒及全脊麻征象。硬膜外注药后头 30 分钟密切监测生命体征，测量镇痛平面和疼痛评分，观察产妇宫缩和胎心变化，直至患者平稳。

镇痛平面控制在 T_{10}。

低血压发生时使用子宫左侧移位、快速输液、静推去氧肾上腺素或麻黄碱等措施纠正。

使用联合蛛网膜下腔和硬膜外镇痛时，先给予蛛网膜下腔注射，迅速控制疼痛，然后放置硬膜外导管，提供较长时间的镇痛。常用蛛网膜下腔注射药物为 2.5 mg 丁哌卡因或 3～4 mg 罗哌卡因加 4～5 mg 芬太尼或 2～3 mg 舒芬太尼。给予硬膜外药物时注意监测，因为药物可能通过硬膜穿刺孔进入脑脊液从而增强其作用。

单用阿片药不产生运动及交感阻滞（哌替啶除外）。对于不能耐受交感阻滞的患者，可单用阿片药。缺点包括镇痛不足，会阴不松弛，以及其他阿片药的不良反应。

如出现胎儿窒息等需改行紧急剖宫产的情况，可经硬膜外导管给予高浓度局麻药，碱化的 2% 利多卡因（碳酸氢钠 48 mmol/10 mL 溶液）可加快起效时间。

静脉给予 50～100 mg 硝酸甘油有助于松弛子宫。

（三）剖宫产手术的麻醉

1. 区域麻醉

（1）与全身麻醉（GA）相比，椎管内麻醉可以有效增加产妇及胎儿的安全性，降低窒息和胃内容物反流误吸的风险，以及避免全身应用镇静镇痛药物对胎儿的影响。对于大多数剖宫产手术而言，椎管内麻醉是首选方式。

（2）麻醉平面应达到 T4。

（3）麻醉前或至少麻醉时快速输注林格液 1.0～1.5 L。麻醉后及时处理低血压。

（4）蛛网膜下腔与硬膜外腔联合麻醉（CSEA），既有蛛网膜下腔麻醉起效迅、阻滞完善的特点，又保留硬膜外置管，能随意延长麻醉时间，方便术后镇痛，是目前剖宫产麻醉最常用的方法。使用笔尖式脊麻针，穿刺多选择 $L_{3\sim4}$ 或 $L_{2\sim3}$ 间隙，最常使用的脊麻药物为重比重 0.5% 丁哌卡因，一般 7.5～10.0 mg 即可满足剖宫产需求,超过 15 mg 低血压的发生率则明显升高。罗哌卡因(耐乐平)也可用于剖宫产脊麻,低血压发生率较丁哌卡因低,同时效能也仅约为同等剂量丁哌卡因的 60%。

(5)单纯硬膜外麻醉血压变化较脊麻缓慢,平面较易控制。穿刺点多选择 $L_{1\sim2}$ 或 $L_{2\sim3}$ 间隙。常用的药物有 2% 利多卡因和 0.5% 罗哌卡因,用药剂量可比非妊娠妇女减少约 1/3,总量 15~25 mL。局麻药中添加一定剂量的芬太尼(50~100 mg)/舒芬太尼(10~20 mg)或肾上腺素(5 mg/mL)能提供更完善的麻醉效果,延长麻醉时间。

(6)术后硬膜外给予无防腐剂的吗啡 2 mg 可提供有效的术后镇痛达 12~24 小时,优于静脉阿片类药物镇痛。

2.全麻

(1)行任何阻滞时都应做好全麻的准备。

(2)产妇全麻时误吸和困难气道风险增加,胎儿娩出后 Apgar 评分较低,因此全麻一般不做首选。但在母胎情况危急、产妇凝血功能障碍、腰背部皮肤感染等情况下,仍然需要选择全身麻醉。

(3)紧急剖宫产时应与产科医生做好交流,明确是否尚有时间实施椎管内阻滞或通过已放置的硬膜外导管给药使平面上升,否则应选择全麻,缩短麻醉开始至手术切皮的时间。

(4)全麻术前常规给予非颗粒状抗酸药、H_2 受体拮抗剂、甲氧氯普胺,预防反流误吸。诱导前充分去氮给氧。手术消毒铺巾的准备措施完成后才开始麻醉诱导以尽量减少胎儿暴露于全麻药下的时间。

(5)所有产妇均按饱胃处理,快速顺序诱导,常用异丙酚、琥珀胆碱或罗库溴铵,按压环状软骨直至确认气管导管位置、气囊充气为止。如患者低血容量或低血压,诱导可采用氯胺酮 1 mg/kg。

(6)插管后吸入麻醉药维持 1 MAC 左右。胎盘娩出后,降低吸入药浓度至 <0.75 MAC 以防止子宫松弛,可采用氧化亚氮、阿片药、异丙酚、咪达唑仑等维持麻醉,防止术中知晓。

(7)过度通气[$PaCO_2 < 3.3$ kPa(25 mmHg)]减少子宫血供,须避免发生。

(8)在全麻诱导后 10 分钟内娩出胎儿,对胎儿的抑制作用轻微。无论采用何种麻醉方式,子宫切开后 3 分钟内不能娩出胎儿的,胎儿娩出后 Apgar 分数可能较低,并伴有酸中毒。

(四)妊娠高血压综合征(PIH)的麻醉

(1)先兆子痫是一种高血压、蛋白尿和全身水肿的综合征,发生于孕20周后,分娩48小时后缓解;如发生抽搐,则称为子痫。

(2)溶血肝功能异常血小板减少综合征(HELLP综合征)指与妊娠期高血压疾病相关的溶血、肝酶增高、血小板降低的综合征。

(3)治疗包括卧床,抗高血压药(拉贝洛尔、肼屈嗪、甲基多巴、镁剂);严重高血压可能需要使用硝普钠或硝酸甘油,大剂量或长时间使用硝普钠可增加胎儿氰中毒的风险。最终的治疗是娩出胎儿及胎盘。

(4)轻度PIH的患者其麻醉可按照一般产妇处理。

(5)严重PIH[BP>21.3/14.7 kPa(160/110 mmHg),蛋白尿>5 g/d,少尿<500 mL/d,肺水肿,中枢神经系统表现,肝区疼痛,HELLP综合征]应在麻醉前先稳定病情,控制血压,纠正低血容量。血小板凝血正常时,大多数情况下连续硬膜外麻醉是首选,有助于降低母体循环中儿茶酚胺水平,血压较平稳,改善子宫胎盘灌注。在阻滞前和拔管前应查血小板和凝血功能。一般认为血小板计数>80 000/mm^{3}时可行椎管内麻醉。若血小板计数<50 000/mm^3,禁用椎管内麻醉。若产妇血小板计数为50 000~80 000/mm^3,需权衡椎管内麻醉与全身麻醉的利弊,综合考虑凝血因子指标;单纯脊麻比硬膜外麻醉更合适,因为穿刺针直径更细,可降低硬膜外出血的风险。

(6)全麻用于凝血功能障碍或有其他椎管内麻醉禁忌证而拟行急诊剖宫产患者。镁剂增强肌肉松弛药作用,因此对于接受了镁剂治疗的患者,非去极化肌肉松弛药应减量。此类患者更易发生上呼吸道水肿导致插管困难。

(五)胎盘早剥患者的麻醉

(1)胎盘早剥患者常有组织促凝血酶原激酶释放和纤溶系统激活,可导致弥散性血管内凝血(DIC),凝血因子和血小板消耗。

(2)选择椎管内麻醉或全麻须综合考虑分娩的迫切性、血流动力学稳定性及凝血功能。

(六)产后胎盘残留的麻醉

(1)如患者硬膜外或脊麻效果仍有效,则有利于清除胎盘。

(2)如患者已有低血容量、血流动力学不稳定的表现,气管插管全身麻醉优于椎管内麻醉。

(七)硬膜穿刺后头疼(PDPH)

(1)粗大的硬膜外针意外穿破硬脊膜时 70%的患者都可能出现硬膜穿刺后头痛。笔尖式 25G 及以下的脊麻针穿刺后头痛几率与硬膜外麻醉相比无明显差异。

(2)PDPH 表现为双侧搏动性/持续性疼痛,好发于前额或枕颈部,极少累及颞部,可伴有畏光、恶心等。有体位性头痛的典型特点,直立位加重,平卧位缓解。一般发生于穿刺后 12～72 小时,70%患者在 1 周后缓解。

(3)PDPH 保守治疗方法包括卧床、补充容量、口服止疼药、咖啡因 500 mg 静脉注射。严重 PDPH 或保守治疗 12～24 小时后无缓解的可做硬膜外自体血注射(15～20 mL),一般即刻或数小时内产生止痛效果,一次注射有效性约 90%。

二、妊娠期非产科手术的麻醉

(1)孕 3～8 周是胎儿器官发育最关键的时期。

(2)除了急诊手术外,择期手术应在分娩 6 周以后进行;孕期如有半择期手术,如肿瘤、颅内动脉瘤、心脏瓣膜手术等,需权衡母体健康和胎儿健康进行决策。

(3)孕 20～24 周后,孕期的生理变化明显,为减少误吸和困难插管,减少药物对胎儿影响,根据手术要求与患者情况等,尽可能采用区域麻醉,尤其是蛛网膜下腔麻醉。

(4)孕 24 周后,应至少在术前术后监测胎心和子宫收缩。

(5)避免接触致畸物质。

三、新生儿复苏

(一)新生儿临床评估

(1)用 5 项指标(心率、呼吸、肌肉张力、神经反射和皮肤色泽)来评估新生儿出生时情况(表 5-1),每项指标分 0 分、1 分、2 分 3 类,10 分为满分,表示新生儿情况良好,称为 Apgar 评分法,如下表。

表 5-1　Apgar 新生儿评分法

评分	0 分	1 分	2 分
心率(次/分)	无	<100	>100
呼吸情况	无	呼吸慢、不规则	呼吸佳、哭声响

评分	0 分	1 分	2 分
肌肉张力	松弛	四肢屈曲	四肢自主活动
神经反射	无反应	有些动作、皱眉	哭
皮肤色泽	青紫或苍白	躯干红、四肢发绀	全身红润

（2）在出生后 1 分钟及 5 分钟分别评分，1 分钟评分与存活率有关，5 分钟评分与神经系统预后有关。

（3）1 分钟评分可用于指导新生儿复苏。

8～10 分，提示新生儿情况良好。

5～7 分，轻度抑制，一般仅需刺激及向面部吹氧。

3～4 分，中度抑制，常需暂时正压面罩通气。

0～2 分，严重抑制，需立即气管插管，可能需要胸外按压。

(二)新生儿复苏

（1）以处理窒息缺氧为主，辅助呼吸 30～60 次/分。绝大多数新生儿给予通气措施即可复苏成功。

（2）少数窒息新生儿需行心脏按压。指征为充分通气、吸氧 30 秒后心率＜60 次/分，首选双手大拇指按压法。按压-通气比为 3∶1，每分钟给予 90 次按压，30 次通气。按压深度为 1/3 胸前后径且产生搏动性脉搏，保证胸廓完全回弹。每 30 秒评估 1 次呼吸、心率和皮肤颜色，直到自主心率≥80 次/分，即可停止心外按压。正压通气给氧应持续进行至心率超过 100 次/分。

第五节　血管手术的麻醉

一、主动脉手术的麻醉

(一)主动脉夹层

（1）主动脉夹层不同分型方法包括近端和远端。近端夹层几乎均需手术，远端夹层可保守治疗。

（2）从确诊夹层之时起即应控制血压使收缩压(SBP)控制于 12.0～16.0 kPa

（90～120 mmHg），使用药物包括 β 受体阻滞剂、硝普钠等，注意 β 受体阻滞剂非常重要，不可在无 β 受体阻滞剂的情况下单独使用硝普钠等血管扩张药。

（3）手术涉及升主动脉及主动脉弓时需体外循环，其中涉及主动脉弓时需深低温停循环。

（4）手术涉及降主动脉时术中需夹闭病变动脉，造成心脏后负荷增加，血压升高，可致急性左心衰竭、心肌缺血、心排血量下降，常需输注硝普钠以调整血压。开放动脉后血压可急剧下降，需输液，给予血管加压药物等以维持血压。夹闭部位距心脏越远，对后负荷及血压的影响越小。

（5）胸段主动脉夹闭的重要并发症是脊髓缺血和瘫痪。

由于在下胸和腰段脊髓前动脉的血供来自 Adamkiewicz 动脉，其在主动脉上的起源位于 T_5～L_2 之间，损伤或夹闭此动脉可造成脊髓缺血。

危险因素包括夹闭时间超过 30 分钟，手术分离范围广泛，急诊手术。

典型表现为脊髓前动脉综合征，包括运动功能及针刺觉丧失，振动觉和本体觉保留。

预防措施包括部分转流，轻度低温，给予糖皮质激素和甘露醇，CSF 引流，避免过度降低血压等。

（6）主动脉夹闭的另一并发症为肾功能受损。

危险因素包括夹闭时间长，持续低血压，肾脏存在基础病变。

夹闭前给予甘露醇可降低肾衰发生率，保持足够的心功能对保护肾功能也很重要。

（二）主动脉瘤

（1）气管受压移位可致使插管或通气困难。

（2）动脉瘤长期压迫可损伤左侧喉返神经，导致声带麻痹和声音嘶哑。

（3）咯血可由于动脉瘤侵蚀邻近的支气管所致。

（4）食管受压导致吞咽困难，增加误吸的危险。

（5）中心静脉和动脉受压及解剖变异，致使双侧脉搏明显的不对称和中心静脉置管困难。

（6）主动脉瘤＞4 cm 时常需行手术。

（7）不同部位的主动脉手术注意点见主动脉夹层。

二、颈动脉内膜切除术的麻醉

此类患者常存在广泛的动脉粥样硬化、高血压、糖尿病。应于术前明确血压和心率的基础值,明确已存在的神经系统功能不全。对颈部过伸可出现神经症状者,术中应小心安置体位。除标准监测外还应留置动脉导管。麻醉需要保持足够的脑灌注,同时注意保护心脏功能。

(一)心率血压的调控

(1)维持动脉压:平均动脉压需等同或略高于基础值。

(2)避免心动过速。

(3)手术牵拉颈动脉窦,可强烈刺激迷走神经,导致低血压和心动过缓。应用局麻药行局部浸润可消除此反应,必要时可暂停手术和静脉注射抗胆碱药。

(4)适当调节通气,防止低 CO_2 性脑血管收缩;高 CO_2 血症可导致颅内盗血。

(5)开放阻断钳时,可见反射性血管扩张及心动过缓。可给予血管收缩药,必要时沿用至术后。

(二)脑功能监测

(1)包括颈动脉断端压力测定、EEG、SSEP 等,如有电生理变化或断端压力 <6.7 kPa(50 mmHg)可考虑放置分流管。

(2)其他监测方法还包括 TCD、脑氧饱和度、颈静脉氧饱和度等。

(3)以上方法均不够敏感及特异,不能可靠预测术中是否需要分流及是否有术后神经功能受损。

(三)麻醉方式

一般采取全身麻醉。如选择区域麻醉,可阻滞颈浅神经丛和颈深神经丛 $C_{2\sim4}$,利于术中神经监测。此种麻醉要求患者清醒、合作,且术中无法保证气道通畅。

(四)术后监测

术后应继续监测血流动力学稳定性、神经系统功能及是否有术后出血。

(1)手术引起的颈动脉压力感受器去神经可导致术后高血压。

(2)术后可有一过性的声音嘶哑或伸舌偏向,此为术中喉返神经或舌下神经牵拉所致。

(3)出血可很快造成气道梗阻。

第六节 泌尿外科手术的麻醉

一、泌尿外科手术的麻醉特点

多数泌尿外科手术的患者为老年患者,因此在进行泌尿外科手术麻醉时应考虑到老年人的生理特点。

二、泌尿外科常见手术的麻醉

(一)经尿道前列腺切除术(TURP)

1.TURP 综合征

(1)TURP 常用灌洗液有甘氨酸溶液、甘露醇和山梨醇混合液等。

(2)TURP 综合征是吸收大量灌洗液导致患者出现的一组症状,可出现于术中或术后。症状包括头痛、躁动、意识模糊、呼吸困难、发绀、心律失常、低血压、抽搐等。液体吸收引起肺充血肺水肿;由于液体低张可引起急性低渗透压低钠血症,当 $Na^+<120$ mmol/L 时,会产生明显的神经系统症状,$Na^+<100$ mmol/L 时可产生急性血管内溶血。症状还可源于灌洗液溶质中毒,如甘氨酸中毒可导致循环抑制,中枢神经系统症状,甚至一过性失明;其代谢产生的氨血症有中枢神经系统毒性。

(3)灌洗液吸收量与手术持续时间及灌洗液体压力有关。平均每分钟切除时间吸收 20 mL 灌洗液。

(4)治疗取决于症状严重性。一般限制入液量并应用袢利尿药。对于低钠血症导致昏迷或抽搐、$Na^+<110$ mmol/L 的患者,可使用高张氯化钠治疗。意识改变的患者需气管插管以防止误吸。

(5)急性症状性低钠血症纠正至 $Na^+>125$ mmol/L 通常即可缓解症状。

(6)高张氯化钠静脉注射速度不应>100 mL/h,以避免加剧循环超负荷。

(7)过快纠正低钠血症可导致中央脑桥脱髓鞘,产生严重的永久性的神经系统损害。建议纠正的速度为:轻度症状纠正速度≤0.5 mmol/(L·h),中度症状≤1 mmol/(L·h),严重症状≤1.5 mmol/(L·h)。反复监测血钠,以便判断纠正的程度和速度。

2.低体温

应将灌洗液加温至体温,以防止寒战、凝血障碍和心脏传导功能障碍。

3.膀胱穿孔

(1)腹膜外穿孔较常见,表现为灌注液回流减少,清醒患者可有恶心、出汗、耻骨后或下腹部疼痛。

(2)腹膜内穿孔较少见,表现为突发血压改变,清醒患者可有腹部疼痛。

4.失血或凝血障碍

(1)由于应用大量灌洗液而导致对失血的估计较困难。

(2)术中前列腺可释放促凝血酶原激酶,导致亚临床 DIC。

(3)吸收灌洗液可导致稀释性血小板减少。

5.麻醉方法选择

(1)区域麻醉和全麻均可用于 TURP 手术。

(2)区域麻醉阻滞水平达 T_{10} 即可行手术。

(3)区域麻醉可减少术后静脉血栓;在清醒患者较易发现 TURP 综合征的发生及膀胱穿孔等并发症。

(二)肾移植术

(1)术前应透析,K^+ 应$<$5.5 mmol/L。

(2)避免在有动静脉瘘或分流的肢体穿刺。

(3)一般采用全麻。

(4)患者常由于糖尿病或肾衰致胃轻瘫,可导致饱胃状态。

(5)由于可能导致氟化物蓄积,应避免使用恩氟烷和七氟烷。琥珀胆碱在高钾血症患者应禁用。非肾代谢的药物如(顺式)阿曲库铵,为理想选择。

(6)应充分补液同时避免容量过负荷。保持较高的血压可以维持肾的良好灌注。

(7)尿量为开放灌注后肾功能的直接监测指标。甘露醇可减少自由基并帮助在开放灌注后建立渗透性利尿。

(三)嗜铬细胞瘤切除术

1.瘤体血管结扎前,控制高血压

(1)加深麻醉。

(2)硝普钠。

(3)酚妥拉明,有效降低血压,但作用时间较长。

(4)同时需进行充分的晶胶体扩容。

2.瘤体血管结扎后,纠正低血压

(1)充分的晶胶体扩容,加快输液。

(2)补充必要的儿茶酚胺。

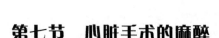

第七节　心脏手术的麻醉

一、术前评估

心脏功能评定,心绞痛、心肌梗死、心律失常、心力衰竭等发作史及其特点、既往冠脉搭桥史、冠脉支架植入史等。还要明确其他主要脏器的功能。

二、麻醉前用药

降压扩冠药物、β受体阻滞药、钙通道阻滞药和硝酸酯类除特殊情况外不停药。对于心功能差或有严重肺功能不全的患者,术前镇静镇痛药应减量或不用。

三、监测

(一)心电监护

五导联心电监护,连续监测导联Ⅱ和 V_5。

(二)有创动脉监测

左桡动脉穿刺置管监测有创动脉压,如果为左利手、取左侧桡动脉搭桥、拟行主动脉弓或左锁骨下动脉手术,则采用对侧桡动脉或股动脉进行监测。桡动脉,特别是左侧桡动脉,有时可显示较低的不正确的血压读数,这是由于胸骨被牵拉后锁骨下动脉被挤压于锁骨和第一肋之间所致。应在对侧手臂放置无创血压监测以进行比较。

(三)静脉通路

至少两个大口径静脉通路,其中之一为中心静脉,用于药物连续输注。

(四)中心静脉置管

中心静脉通路一般采用颈内静脉。锁骨下或颈外静脉置管,特别是左侧,在胸骨被牵拉后可导致导管受压弯折。

(五)肺动脉导管

心功能较差、肺动脉高压及其他行复杂手术的患者可置入肺动脉导管。在心肺转流时,肺动脉导管可向远端游走并嵌顿,此时气囊充气可导致肺动脉破裂;因此在转流时肺动脉导管应拔出 2～3 cm;检查导管位置时缓慢充气,如果充气＜1.5 mL 时导管即嵌顿,说明应拔出更多。

(六)体温监测

术中监测多个体温来源。膀胱和直肠代表平均体温,食管和肺动脉温度代表核心体温,鼻咽和鼓膜温度代表脑部温度。

(七)经食管超声

术中经食管超声心动图检查(TEE)正得到越来越多的应用。注意 TEE 可能造成的创伤。

四、麻醉用药

(一)麻醉诱导

诱导时根据具体病情分析采用诱导药物,一般心功能较差者诱导剂量减少。麻醉后手术前通常血压下降,在没有出血的情况下,大量静脉输液可加剧转流之后引起的血液稀释。可使用少量正性血管活性药物纠正低血压。

(二)麻醉维持

麻醉维持采用吸入性麻醉药物,也可增加少量异丙酚输注。对于快通道麻醉,芬太尼和舒芬太尼用量一般分别不超过 15 mg/kg 和 5 mg/kg。

五、术中管理

(一)手术操作的影响

(1)胸骨牵拉或打开心包时可引起迷走反应,进而造成低血压心动过缓。深麻醉下的患者在胸腔打开后心排血量可下降,其原因可能是失去胸内负压造成静脉回流减少。

(2)对于重复的开胸心脏手术,由于右房或冠状动脉旁路可能粘连于胸骨,在开胸时有可能被损伤,因此应备好血液制品并立即可得。

(二)抗凝

(1)插管前给予肝素300～400 U/kg,3～5分钟后测量ACT,ACT 400～450以上可以插管转机(各医院略有不同)。如 ACT 值未达到要求,可追加 100 U/kg。

(2)偶有患者存在肝素抵抗,大多数患者是由于抗凝血酶Ⅲ缺乏,这些患者可输注 2 U 新鲜冰冻血浆、浓缩抗凝血酶Ⅲ或合成抗凝血酶Ⅲ,以达到抗凝效果。

（3）有些患者可有肝素诱导的血小板减少症（HIT）的病史，对于这些患者，如果 HIT 发生于很久之前，不再存在肝素依赖性抗体，肝素可用于心肺转流；如尚存在肝素依赖性抗体，可通过血浆置换以暂时除去抗体，然后使用肝素。肝素替代物包括比伐卢定等。

（4）术中使用抗纤溶药物如抑肽酶、ε-氨基己酸、氨甲环酸等，可减少失血和减少输血需要量，可用于出血量较大的、拒绝输血的、二次手术的、存在凝血功能障碍的患者。

（三）转流

（1）动脉插管时应将动脉压降至 SBP 12.0～13.3 kPa（90～100 mmHg）。

（2）转流前常发生心肌缺血，有建议可预防性输注硝酸甘油［1～2 mg/(kg·min)］以减少其发生率。

（3）转流开始时血压常下降，这通常是由于突发的血液稀释，血黏稠度降低，SVR 降低。随着体温降低，血黏稠度会有所回升。

（4）转流期间监测血气、ACT、血钾、血糖、血红蛋白。

（四）复跳脱机

（1）开放主动脉前可给予 100～200 mg 利多卡因、1～2 g 硫酸镁以预防心律失常。如发生室颤，以 5～10 J 直接除颤。

（2）停机前应纠正电解质酸碱紊乱，核心温度至少达 37 ℃。

（3）当 SBP>10.7 kPa（80 mmHg）时，可停止转流，然后进一步判断患者是否稳定，决定是否可脱机。如果药物无法维持必要的心排血量，可插入主动脉内球囊反搏装置或左心辅助装置。脱机后保持 SBP 12.0～14.7 kPa（90～110 mmHg）以减少出血。

（4）脱机后常需要补充容量；一般保持 Hct 25%～30%。

（5）停机后以(1.0～1.3)mg:100 U 的比例使用鱼精蛋白拮抗肝素，5～10 分钟缓慢给药，以减轻鱼精蛋白引起的过敏反应。拮抗后 3～5 分钟复查 ACT 恢复至基础值。其不良反应包括低血压、心肌抑制、肺动脉高压。如回输体外循环肝素化的泵血，则考虑追加鱼精蛋白 50～100 mg。

（6）术后出血排除手术出血、未充分拮抗的原因后，血小板减少或血小板功能不全是最可能的原因。应根据实验室结果酌情给予血小板、FFP、冷沉淀物等予以纠正凝血异常。

第八节 胸科手术的麻醉

一、胸科手术的麻醉特点

(一)术前评估

通过胸片、CT 了解患者气道情况,纵隔肿物对肺和气管的压迫,气管和主支气管是否移位、受压、腔内占位情况。如有必要,通过支气管纤维镜检查了解肿物浸润、压迫气道的情况,或其他原因引起的气道狭窄。可行血气、呼吸功能检查,了解呼吸功能障碍及其性质(限制性或阻塞性)。对于有中、重度呼吸功能损害的患者应慎用或不用术前镇静药物。

(二)双腔气管插管单肺通气

(1)适应证:胸主动脉瘤、肺切除、胸腔镜、食管手术、单肺移植、胸椎手术前入路、支气管肺泡灌洗、肺脓肿、大咯血等。

(2)一般成年女性双腔管选取 35~37 号,成年男性选取 37~39 号。

(3)单肺通气导致 $20\%\sim30\%$ 肺内分流,可导致低氧血症。低氧肺血管收缩(HPV)有助于改善 $\dot{V}/\dot{Q}$。

(三)术后镇痛

胸科手术术后有效镇痛可通过静脉患者自控镇痛,肋间神经或椎旁神经阻滞,椎管内阻滞等实现。

二、胸科常见手术的麻醉

(一)肺切除术

(1)肺大量出血或肺脓肿时,患者应尽量侧卧位使患侧位于下方,一般需快速顺序诱导。

(2)肺大疱手术诱导前充分吸氧去氮,以便诱导过程中不用加压给氧即可维持氧供;或可采取保留自主呼吸直至插入双腔管分隔两肺或放置胸管。术中避免使用氧化亚氮,防止加重肺大疱。

(3)术中麻醉维持一般使用吸入麻醉药和阿片药。吸入麻醉药可有效地剂量依赖性扩张支气管,可抑制气道反应性,对 HPV 影响小(<1 MAC 时)。

(4)限制静脉液量,失血量通常由胶体或血制品补充。过多输注晶体可导致肺水肿,增加肺内分流和低血氧。

(二)重症肌无力

1.了解患者重症肌无力分型

一般单纯累及眼肌者较轻,喝水有呛咳及呼吸乏力者较重。术前对症状进行充分治疗,必要时包括免疫球蛋白、血浆置换等。如果术前肌力恢复正常,术后呼吸并发症的发生率与其他患者无明显差别。病情严重者,术后可能需呼吸支持;病情严重的表现包括以下几点。

(1)病情持续超过 6 年。

(2)同时存在肺部疾病.

(3)最大吸气压<-25 cmH$_2$O。

(4)肺活量<4 mL/kg。

(5)溴吡斯的明用量>750 mg/d。

2.围术期抗胆碱酯酶的治疗

(1)持续治疗可能的问题包括术后患者病情状态的变化导致药物需求量变化,迷走反应增加,肠道过度蠕动导致吻合困难及吻合破裂。由于抑制胆碱酯酶,可延长酯类局麻药和琥珀胆碱的作用时间。

(2)如果停用或减量胆碱酯酶抑制药物,可出现症状显著加剧。

(3)如需使用胆碱酯酶抑制药而患者无法口服,可给予静脉,剂量约为口服剂量的 1/30。

3.药物禁忌

术前避免使用镇静药物及有呼吸抑制的药物。

4.肌肉松弛药的使用

患者对琥珀胆碱的反应常不可预计。使用吸入性麻醉药深麻醉对大部分手术可产生足够的肌松,可以此避免使用肌肉松弛药。如需给肌肉松弛药,非去极化肌肉松弛药首选小剂量短效药物,如顺式阿曲库铵。

5.术后监测

术毕严格掌握拔管指征,对于病情严重者,术后应进行呼吸支持。

第九节　耳鼻喉手术的麻醉

一、耳鼻喉手术的麻醉特点

耳鼻喉手术经常与外科共用气道,加之患者常常存在各种气道疾病,包括气道肿物、外伤、解剖畸形、阻塞性睡眠呼吸暂停等,术前应对气道有充分的了解评估。有时需先在局麻下做气管造口。术毕拔管时做好再插管准备。

二、耳鼻喉常见手术的麻醉

(一)耳手术的麻醉

(1)对某些原因(如中耳炎、鼻窦炎等)造成咽鼓管阻塞者,吸入 N_2O 时偶可造成听力丧失或鼓膜破裂。鼓膜成形术一般不使用 N_2O,或至少在关闭中耳前 $15\sim30$ 分钟应停止吸入 N_2O。

(2)耳科手术一般出血量不多,但少量出血即可使显微手术野不清,可取头高位 $15°$,局部使用肾上腺素(注意对心血管系统的影响)。

(3)术中行面神经监测时不能使用肌肉松弛药。

(4)耳手术后眩晕恶心呕吐很常见,可于术前给予地塞米松,术中使用异丙酚,苏醒前给予 $5\text{-}HT_3$ 抑制剂以预防。

(二)内镜手术(喉镜、支气管镜等)的麻醉

(1)术前充分考虑气道问题。对于有上呼吸道梗阻的患者不应使用术前镇静药物。

(2)为便于手术操作,常采用较细的气管插管(成人选择 ID $4\sim6$ 气管导管)。在某些情况下,气管插管可能会妨碍手术操作,此时可考虑使用高频喷射通气、间歇面罩正压通气等,其风险包括低通气、误吸等。

(3)如在激光手术中使用气管导管,应尽量采用抗激光材质的导管,如使用金属导管,也可在导管外包裹铝箔等。要注意的是,带套囊的气管插管不是完全抗激光的。

(4)激光手术时氧浓度越低越好,很多患者可耐受 21% 的 FiO_2。氧化亚氮可支持燃烧,此类手术不应使用氧化亚氮。套囊内注入含亚甲蓝的生理盐水。

(5)气道起火时:①停止通气,拔出气管插管;②关闭氧气,断开患者与麻醉机的连接;③面罩通气,重新插管;④支气管镜观察气道受损情况,必要时查胸片

和血气;⑤考虑支气管冲洗和使用激素。

(6)激光手术时要预防组织气化时产生的有毒气体,因其可传播某些感染性疾病。手术室人员及患者均应采取眼保护措施。

(三)鼻及鼻窦手术的麻醉

(1)术前常用棉棒蘸局麻药阻滞蝶腭神经和筛前神经,此种局麻方法应使局麻药保留至少10分钟才能较好渗透起效。

(2)术中减少出血的措施包括使用含肾上腺素的局麻药,轻度头高位,控制性降压。

(3)咽后用纱布填塞以减少血液误吸或吞咽。

第十节　眼科手术的麻醉

一、眼科手术的麻醉特点

(一)眼内压(IOP)

(1)主要取决于房水生成与引流的平衡。

(2)增加 IOP 的呼吸循环因素:中心静脉压增高、高 CO_2 血症、高血压、低氧。

(3)降低 IOP 的呼吸循环因素:中心静脉压降低、过度通气、低血压。

(4)麻醉药物对 IOP 的影响:①吸入性麻醉药麻醉深度依赖性的降低 IOP。②除了氯胺酮外,静脉麻醉药降低 IOP。③外用抗胆碱药物可扩瞳,增加 IOP。术前静脉使用的抗胆碱药不会增加 IOP。④琥珀胆碱使用后可增加 IOP 5～10分钟;非去极化肌肉松弛药不影响或轻度减少 IOP。

(二)眼心反射(OCR)

(1)OCR 是三叉神经-迷走神经反射。

(2)牵拉眼肌、压迫眼球、眼球局部麻醉等均可引起 OCR 而致心律失常(心动过缓、室性期前收缩、室颤甚至心搏骤停)。

(3)在各种年龄的多种眼科手术中均可出现,最常见于儿童斜视手术。

(4)术前抗胆碱药物可用于预防 OCR,但是否常规使用预防药物尚存争议。

球后阻滞或加深吸入麻醉也有帮助,但应注意球后阻滞本身也可引发 OCR。

（5）OCR 发生时：①应立即停止刺激至心率增加。②保持通气、氧合、足够的麻醉深度。③如心率不增加,可静脉注射阿托品 10 mg/kg。④对顽固性病例,可用局麻药行眼外肌浸润麻醉。⑤反复刺激牵拉眼外肌可使 OCR 很快减弱。

(三)眼内气体注射

玻璃体手术时注射气体至后房,应在注射气体前至少 15 分钟停用氧化亚氮;注射气体后至少 5 天内(空气)或 10 天内(六氟化硫)不可使用氧化亚氮。

(四)眼科用药的系统性影响

（1）眼药水的吸收速度介于静脉注射和皮下注射之间。

（2）依可酯用于治疗青光眼,不可逆抑制胆碱酯酶,其抑制作用在停用后可持续 3～7 周。手术时其可延长琥珀胆碱的作用持续时间,但一般不会超过 30 分钟。

（3）乙酰唑胺用于治疗青光眼,可产生利尿作用和低钾性代谢性酸中毒。

（4）其他血管活性药物用于眼部时,也可产生相应系统性影响。

(五)麻醉选择

没有明确证据表明何种麻醉方式更安全。大部分眼科手术可在局部浸润麻醉、表面麻醉和神经阻滞麻醉下进行。但对小儿及不能合作的患者,宜采取全麻。

(六)麻醉要点

（1）诱导：对于有开放性眼外伤的患者,诱导时须避免呛咳,避免使用琥珀胆碱,保持 IOP 稳定。

（2）术后拔除气管导管或吸引咽喉部分泌物时,应小心防止咳嗽和呕吐致眼内压急剧变化。

（3）眼科术后严重疼痛的很少;如果发生严重疼痛,应考虑是否有 IOP 增高,角膜擦伤或其他手术并发症。

（4）斜视矫正术的麻醉：①为防止眼外肌强直性收缩而影响手术矫正的准确性,全麻时一般不用琥珀胆碱。②斜视患者具有恶性高热的易患性。应详细询问家族史,术中注意监测心率、呼气末 CO_2、体温。③术后恶心、呕吐的发生率高。

（5）眼外伤手术的麻醉。

开放性眼外伤属于眼科急症,常伴有头颈部损伤和饱胃,既要预防误吸,又要预防眼内压突然升高。

诱导不推荐使用氯胺酮。

快速诱导时给予琥珀胆碱,可使 IOP 增高约 $0.7 \sim 1.3$ kPa($5 \sim 10$ mmHg),持续 $5 \sim 10$ 分钟。尽管有争议,但在饱胃患者的眼科手术时,仍首选琥珀胆碱进行快速气管插管。用非去极化肌肉松弛药预处理可以减弱此反应。

第六章

特殊患者的麻醉

第一节 小 儿 麻 醉

小儿的年龄范围男女有所不同:女孩的是从出生至 11 或 12 岁,男孩为从出生至 13 或 14 岁。该范围又划分为若干阶段:自胎儿娩出脐带结扎至满 1 周岁为婴儿期,其中包含了新生儿期(自胎儿娩出脐带结扎至生后 28 天),幼儿期(自满 1 周岁至 3 周岁),然后是学龄前期(自满 3 周岁至 6～7 周岁)与学龄期(自 6～7 周岁至青春期前)。小儿与成人相比,无论从解剖、生理、药理而言,均有一定差别,年龄越小,差别越显著。从事小儿麻醉必须熟悉与麻醉有关的小儿解剖、生理、药理特点,采取相应的措施和适合小儿的麻醉方法,确保手术麻醉的安全。

一、小儿解剖生理与药理特点

(一)解剖生理特点

1.呼吸系统

(1)小儿头颅及舌相对较大,颈较短,鼻腔、声门及气管均较狭窄,易被分泌物或黏膜水肿所阻塞造成通气困难。

(2)小儿主要经鼻腔呼吸,鼻腔阻塞可产生呼吸困难。4～10 岁时扁桃体及增殖体增大,肥大的扁桃体或增殖体可伴有睡眠呼吸暂停或慢性通气不足。

(3)婴儿喉头位置较高,声门位于第 3～4 颈椎平面(成人位于第 4～5 颈椎平面),较向头侧和向前。而会厌较大较长,呈 U 形,与声门成 45°角,妨碍声门暴露。婴幼儿喉腔呈漏斗型,喉头最狭窄部位在环状软骨平面,当受到刺激或损伤时,此处黏膜水肿可造成严重呼吸道阻塞。

（4）婴儿气管短，仅长 4.0～4.3 cm，而直径小，新生儿气管直径为 3.5～4.0 mm（成人为 10～14 mm）。婴儿气管分叉高，在第 2 胸椎平面（成人在第 5 胸椎平面），气管分叉的角度两侧基本相同，气管导管如插入较深，导管进入右侧或左侧支气管机会相等。

（5）小儿胸廓小且不稳定，膈肌位置高，肋骨呈水平位。呼吸时胸廓运动的幅度小，主要靠腹式呼吸。腹部较膨隆，呼吸肌力量薄弱，容易引起呼吸抑制。当小儿有腹胀或腹部包扎过紧时，可能影响呼吸功能。

（6）新生儿呼吸道阻力是成人的 10 倍。无效腔量（VD）按体重计，新生儿与成人相同，但新生儿呼吸道容量小，故麻醉时器械无效腔较小。麻醉期间应避免器械无效腔过大，气管插管可减少解剖无效腔，故小儿全麻时常选用气管插管及辅助呼吸。婴儿需氧量（每分钟 6 mL/kg）是成人（每分钟 3 mL/kg）的 2 倍，主要通过增加呼吸频率（而不是容量）来满足高代谢的需要。

2.循环系统

小儿心脏每搏量较小，心排血量通过加快心率来代偿，心动过缓时心排血量相应降低。新生儿及婴儿静息时心排血量按体重计为成人的 2～3 倍，以满足代谢增高（氧耗增高）的需要。出生时收缩压 8.0～10.7 kPa（60～80 mmHg），血压高低与出生时脐带结扎迟早有关。出生时卵圆孔及动脉导管尚未关闭。

小儿脉搏较快。6 月以下婴儿，麻醉期间如脉搏慢于 100 次/分，应注意有无缺氧、迷走神经反射或深麻醉。应调整麻醉深度，纠正缺氧和给予阿托品治疗，必要时暂停手术。小儿血容量按公斤体重计，比成人大，但因体重轻，血容量绝对值很小，手术时稍有出血，血容量即明显降低。

3.神经系统

小儿神经系统发育尚未成熟，神经活动过程不稳定，任何不良刺激，如陌生环境、检查、注射等都会导致小儿恐惧心理或精神过度紧张。因此，对患儿要关心、体贴，进行各种操作时，动作要敏捷、轻柔，尽量减少各种不良刺激。新生儿能感知疼痛，对疼痛性刺激有生理及生化的应激反应。故新生儿应和成人一样，手术时要采取完善的麻醉镇痛措施。

4.体温调节

新生儿体温调节机制发育不全，产热量少，皮下脂肪少，而体表面积相对较大，容易散热，故体温易随周围环境改变。体温下降时麻醉易加深，引起呼吸循环抑制，且苏醒延迟，术后肺部并发症增加，并易发生硬肿症。故小儿麻醉时应采取保温措施（保温毯、棉垫包绕四肢）。若手术室温度低、保温措施不够、输注冷的液体或血制品,麻醉期间易发生体温下降和过低。

6 个月以上的小儿麻醉期间体温有升高倾向,其诱因有术前发热、脱水、环境温度升高、应用胆碱能抑制剂、术中手术单覆盖过多、呼吸道阻塞等。麻醉期间体温过高,新陈代谢及氧耗量相应增高,术中易发生缺氧。

术前如有发热,应先行输液,应用抗生素、冰袋降温等措施,待体温下降后再手术。如需急诊手术,可先施行麻醉,然后积极降温,使体温适当下降后再进行手术,以减少手术麻醉危险性。

5.体液平衡及代谢

小儿细胞外液占体重的比例较成人大,液体转换率快。小儿新陈代谢率高,氧耗量也高。婴幼儿对禁食及液体限制的耐受性差,即使短时期禁食也易引起低血糖及代谢性酸中毒倾向。严重低血糖可引起呼吸暂停、抽搐及持久性损害,故婴幼儿术前禁食时间应适当缩短,术中应输注适量含葡萄糖的液体,但也应避免血糖过高。

6.肾功能

新生儿肾功能发育不全,按体表面积计,肾小球滤过率是成人的 30%,肾浓缩功能差而稀释功能较好。肾功能发育很迅速,1 个月时已有 90% 发育,1 岁时可达成人水平。小儿对葡萄糖、钠、磷、氨基酸及碳酸氢盐的吸收也较差。因此,小儿对液体过量或脱水的耐受性均较差,输液及补充电解质时应精细调节。

(二)药理特点

小儿尤其是新生儿在药物的吸收、分布、代谢及排泄方面均与成人有较大差别。新生儿体液总量、细胞外液量和血容量与体重之比大于成人。静脉给药时,因分布容积较大,药物在细胞外液中被稀释,故新生儿按体重给药常需较大剂量。新生儿体内与药物代谢有关的肝微粒体酶系统发育不全,药物代谢速度慢,药物的血浆半衰期较长。此外,小儿基础代谢率高,细胞外液比例大,效应器官的反应迟钝,药物按体重计算常需较大剂量。新生儿血液及血浆中酶的活力低,血浆蛋白也低,至 1 岁时达成人值。各类药物与血浆蛋白结合量在新生儿、婴儿与成人有所不同(表 6-1)。至婴幼儿期酶系统已成熟,药物代谢功能好,药物半衰期缩短,接近成人(表 6-2)。大多数药物或其代谢产物最终都经肾脏排泄。新生儿肾小球滤过率低,影响药物的排泄。随着年龄增长,肾小球滤过率也增加,1 岁时肾脏排泄功能已基本完善。

表 6-1 新生儿、婴儿与成人血浆蛋白对药物的结合率(%)

药物	新生儿、婴儿	成人
阿托品	31	39
地西泮	84	96
利多卡因	31	67
吗啡	31	42
普萘洛尔	57	85
筒箭毒碱	31	43
硫喷妥钠	87	93

表 6-2 新生儿、婴儿与成人药物的血浆半衰期(h)

药物	新生儿	婴儿	成人
吗啡	2.7	2.1	0.9~4.3
丁哌卡因	8.7		3.2
利多卡因	3.2		1.8
依替多卡因	6.4		2.6
氨茶碱	30.2	3.7	5.8
筒箭毒碱	2.9	1.5	1.5
地高辛	69	18	15~70
硫喷妥钠	19.9	6.1	12.0

二、麻醉前评估与麻醉前准备

麻醉前对患儿身体情况进行正确的评估和充分准备,可以保证麻醉和手术的顺利施行,使患儿安全返回病房,早日恢复健康。

(一)麻醉前评估

根据麻醉前访视结果,即所得的病史、体格检查及实验室检查资料,结合麻醉手术的安危,进行综合性分析,可对患儿的全身情况和麻醉耐受力作出比较全面的估计。参照 ASA 的分级标准,对患儿体格健康状况分级。患儿如按上述病情估计分级,第 1、2 级患儿麻醉耐受力一般均良好,麻醉经过平稳。第 3 级患儿对接受麻醉存在一定危险,麻醉前应尽可能做好充分准备,对麻醉中或麻醉后可能发生的并发症,应采取有效措施,积极预防。第 4、5 级患儿,麻醉危险性极大,应充分做好抢救的准备工作,并应向患儿的父母或亲属交代清楚。另外,也可根据患儿对麻醉手术的耐受能力,将其全身情况归纳为两类 4 级(表 6-3)。第 Ⅰ 类患儿,可接受任何类型的麻醉和手术,无需特殊处理,仅做一般准备。第Ⅱ类患儿,必须对其营养状况、中枢神经、心血管、呼吸、血液、凝血功能、代谢(水电解质代谢)及肾功能等做好全面的特定准备工作后,方可施行麻醉和手术。为确保安全,必要时还可采取分期手术,即先做简单的紧急手术。例如:对大出血的患儿,先行止血手术;对窒息的患儿先行气管切开手术;对肠坏死患儿,先行坏死肠祥外置手术等。待其全身情况改善后,再进行根治。

表 6-3 手术患儿全身情况分级

分级		评级依据			麻醉耐受力估计
		全身情况	外科病变	重要生命器	
Ⅰ	1	良好	局限,不影响或仅有轻微全身影像	无器质性疾病	良好
	2	好	对全身已有一定影响,但易纠正	有早起病变,但功能处于代偿状态	好
Ⅱ	1	较差	对全身已造成明显影响	有明显器质性病变,功能接近失代偿或已有早期失代偿	差
	2	很差	对全身已有严重影响	有严重器质性病变,功能失代偿,需采用内科支持疗法	劣

(二)麻醉前准备

对麻醉耐受力良好的Ⅰ类1级患儿,麻醉前常规准备可保证手术经过顺利,术后恢复迅速。对Ⅰ类2级患儿,还应维护调整其全身情况及重要生命器官功能,最大程度地增强患儿对麻醉的耐受能力。对Ⅱ类2级患儿除需做好一般性准备工作外,还必须根据其实际情况做好特殊准备。

麻醉前准备包括以下几个方面的内容:①全面了解患儿全身健康状况和特殊情况;②明确全身情况和器官功能有哪些不足;③明确器官疾病和特殊情况危险所在;④评估患儿接受麻醉和手术的耐受程度;⑤选定麻醉前用药、麻醉方法及麻醉用药。

1.术前访视

(1)心理评估和护理:通过术前访视患儿,对患儿的心理状态进行评估,指导患儿了解麻醉的有关问题,减少其恐惧心情,取得患儿的信任与合作,从而减轻手术后精神创伤。要热情、关怀、体贴患儿,与患儿建立良好的关系。必要时可把患儿喜欢的玩具和物品带入手术室。

(2)掌握患儿的病史、体格检查及实验室检查资料:详细了解患儿的病情、麻醉和手术史及药物过敏史。了解患儿有无抽搐、癫痫、风湿热、先天性心脏病、哮喘、发热、肝炎、肺炎、气管炎、肾病、脊柱疾病、过敏性疾病、出血性疾病等病症。注意有无早产、变态反应史、呼吸困难及缺氧发作史,有无应用特殊药物史及麻醉手术史。

(3)详细了解手术目的、部位、切口大小、体位、手术创伤程度、术中可能出血量及手术难易程度和手术时间,确定是否需要特殊的麻醉处理,如鼻腔插管、低温和控制性降压等。

(4)注意患儿发育营养情况、心肺功能情况、牙齿有无松动、扁桃体有无肿大。根据体重、身高,测得体表面积。

(5)重视各项检查及化验结果,尤其是血红蛋白及血细胞比容。纠正贫血、血容量不足、呼吸道感染、水电解质失衡等情况。注意有无低血糖、低钙血症及钾、钠紊乱情况,有无凝血功能障碍。

2.禁食问题

麻醉前禁食禁饮十分重要。小儿不易合作,即使应用部位麻醉(包括局部麻醉)也应按全身麻醉准备。小儿代谢旺盛,体液丧失快,长时间禁食禁饮易造成脱水及代谢性酸中毒。术前 2 小时进清流质(水或不含果肉的果汁),不会增加误吸的危险。

(1)术前禁食的目的:①减少患儿胃内容量及防止胃酸过低,避免围术期出现胃内容物反流而导致误吸;②防止脱水,维持血流动力学稳定;③防止低血糖;④防止过度禁食禁饮所带来的饥饿、恶心呕吐和易激惹等不适感。

(2)小儿禁食注意事项:对于择期手术及接台手术的婴儿及新生儿,因糖原储备少,禁食 2 小时后可在病房静脉补充含糖液体,以防发生低血糖、脱水和低血容量。急诊手术在禁食时也应补液。小儿择期手术延迟使禁食时间过长时,术前应静脉输液。

对下列误吸风险高的小儿应严格控制禁食时间(表 6-4),对于禁食时间不够,必要时可延长禁食时间,需急诊手术的患儿,按饱胃患儿的麻醉处理:①严重创伤的患儿,创伤时间至禁食时间不足 6 小时;②消化道梗阻患儿;③食管手术、食管功能障碍患儿;④肥胖、困难气道患儿;⑤中枢神经系统病变患儿。

对误吸高风险患儿,麻醉前可考虑给予 H_2 受体阻滞剂(如雷米替丁 1.5～2.0 mg/kg 或西咪替丁 7.5 mg/kg)。

对于术前需口服用药的患儿,允许术前 1～2 小时,药片研碎服下后饮入 0.25～0.50 mL/kg 清水。

表6-4　麻醉前禁食时间(h)

年龄	固体食物、牛奶	清流质
新生儿	4	2
1～5个月	4	3
6～36个月	6	3
>36个月	8	3

3.呼吸道感染问题

术前应控制上呼吸道感染。有上呼吸道感染者宜暂停择期手术。急性上呼吸道感染的小儿喉痉挛和支气管痉挛的发病率明显升高,且气管插管时易引起气管黏膜的肿胀。<2岁的小儿,平均每年患上呼吸道感染5～10次。因此,有时候不可能为了让患上呼吸道感染的小儿消除症状而延期4～6周手术,到时很有可能又有其他感染。患急性上呼吸道感染或在手术前4周有感染史的患者,可以通过面罩人工通气,其并发症比气管插管的患者要少。急性上呼吸道感染患者呼吸道梗阻一般发生在术后早期。因此,麻醉恢复期间要密切注意监护。

4.贫血问题

术前有贫血者应给予纠正。新生儿血红蛋白正常值180～200 g/kg,3个月时降至100～110 g/kg,以后逐渐增高,6岁时为129～140 g/kg。血红蛋白<100 g/kg时应检查原因,予以纠正。有些麻醉医师以血细胞比容(Hct)0.3作为标准,Hct<0.3应纠正。输血有感染和过敏的危险。反复输血会减少内源性促红细胞生成素的生成,可以考虑补充人重组促红细胞生成素和铁离子。血液稀释是指术前用血浆代用品替换合理的血量,使血液保持正常的渗透压,并收集一定的自体血。当手术预计失血量少于总血量一半时,术中可输注事先采集的自体血,既避免了输异体血可能带来的感染和过敏,又节约了用血。小儿血液稀释技术主要适用于4岁以上小儿的择期手术。

(三)麻醉前用药

1.目的

术前镇静,减少呼吸道黏膜分泌,阻断迷走神经反射以及减少全麻药用量。

2.常用药物和用药途径

常用麻醉前用药包括镇痛药、抗胆碱能药、地西泮及巴比妥类药。1岁以下婴儿通常不用镇痛药或镇静药。

(1)口服:1岁以上小儿,可经口服或直肠途径给药。口服药液总量不超过

10 mL。①常用咪达唑仑 0.25～0.50 mg/kg 加适量糖浆或含糖饮料口服,用药后 10～15 分钟即产生镇静作用,20～30 分钟作用达峰值。②口服氯胺酮 4～6 mg/kg 及阿托品 0.02～0.04 mg/kg,10～15 分钟产生镇静作用。氯胺酮(4～5 mg/kg)伍用咪达唑仑(0.25～0.50 mg/kg),可增加镇静深度。

(2)肌内注射:注射时疼痛是对小儿的不良刺激。地西泮肌内注射的药效不可靠。阿托品等抗胆碱药已不作麻醉前肌内注射用药,必要时可在麻醉诱导时经静脉用药。

(3)舌下及鼻腔内滴入:口腔黏膜血管丰富,药物可迅速吸收,而鼻腔内滴药药物吸收不如舌下途径快,且小儿常感不适,故鼻腔内滴药应用不广。

(4)静脉注射:对某些较大儿童或急诊手术,术前用药可以采用静脉注射途径。常用咪达唑仑 0.05 mg/kg 或氯胺酮 0.5～1.0 mg/kg 静脉注射。

(四)麻醉期间监测及管理

小儿麻醉期间情况瞬息多变,严密监测对保证患者安全至关重要。监测项目应根据病情和手术大小有所区别,包括循环系统、呼吸系统和实验室检查等。

1.麻醉期间应严密观察

(1)皮肤黏膜色泽是否红润,有无发绀或苍白。

(2)呼吸幅度大小,有无呼吸费力现象。

(3)脉搏强弱及频率。这些观察可为临床麻醉提供重要信息。

2.血压及心率

麻醉期间所有患儿均应监测血压,直接动脉穿刺测压用于某些复杂手术,如心、脑手术,嗜铬细胞瘤切除术,控制性降压的手术等。

3.心电图

可反映有无心律失常、传导阻滞或心肌缺血,是麻醉中不可缺少的监测项目。

4.脉搏氧饱和度(SpO_2)

已成为小儿麻醉中常用的监测手段,能及时、有效、准确、连续和无创地监测动脉血氧饱和度及心率。

5.呼气末 CO_2 分压($P_{ET}CO_2$)

可及时反映通气不足或过度通气,了解体内 CO_2 排出的程度。

三、麻醉方法和麻醉装置

全身麻醉是小儿麻醉最常用的方法,小手术可采用开放法、面罩紧闭法吸入麻醉,也可经静脉或肌内注射麻醉药完成手术。较大手术均应在气管内麻醉下进行,并用吸入及静脉复合麻醉维持。部位麻醉(蛛网膜下腔阻滞、硬膜外阻滞、臂丛阻滞)也应作好全麻准备。

(一)全身麻醉

1.常用药物

(1)吸入麻醉药:婴儿肺泡通气量/功能残气量之比相对较高,吸入挥发性麻醉药后肺泡内浓度迅速上升,吸入诱导和苏醒均较成人快。婴儿的麻醉药MAC高于新生儿和成人。新生儿对挥发性吸入麻醉药比较敏感。

氟烷:具有芳香味无刺激性,抑制咽喉反射,减少呼吸道分泌物,适用于小儿全麻诱导。血/气分配系数和脂肪/血分配系数也高,起效较慢,维持时间长。氟烷麻醉时心肌对儿茶酚胺的应激性增强,应避免使用肾上腺素。

恩氟烷:血/气分配系数低(1.9),代谢降解产物少,对肝肾和循环功能影响小。恩氟烷是强效支气管扩张剂,适宜于哮喘患儿麻醉。

异氟烷:血/气分配系数低(1.4),对肝肾毒性小,但对呼吸道有刺激性,易引起咳嗽、屏气,甚至出现喉或支气管痉挛,不适宜单独用于小儿麻醉诱导。异氟烷的降血压作用可用于处理麻醉期间的高血压反应。

七氟烷:七氟烷具有特殊芳香味,对呼吸道无刺激性,分泌物不增加,易为患儿所接受,适宜于小儿麻醉诱导及维持。血气分配系数低为0.63,因此诱导及苏醒迅速。七氟烷麻醉效能较低,其MAC在小儿为2.45。小儿麻醉诱导时吸入七氟烷浓度较高,常用3%～4%。七氟烷对呼吸循环抑制轻微,不增加心肌对儿茶酚胺的应激性。七氟烷对肝肾功能影响小。七氟烷与碱石灰接触可能产生有毒物质,小儿应用高流量吸入麻醉法,不致产生问题。对肝肾功能不全、颅内高压、恶性高热易感患儿及肥胖小儿均应慎用或不用七氟烷。

地氟烷:血/气分配系数很低,为0.42,诱导及苏醒迅速。对气道刺激性较强,诱导时能引起难以忍受的咳嗽、缺氧和喉痉挛,故只适用于麻醉维持。

(2)静脉麻醉药。

氯胺酮:镇痛作用好,对各器官毒性作用小,可经静脉注射或肌内注射用药,广泛应用于小儿麻醉,适用于浅表小手术、烧伤换药、诊断性操作麻醉以及全麻诱导。静脉注射1～2 mg/kg,注射后60～90秒入睡,维持10～15分钟。肌内注射5～7 mg/kg,2～8分钟入睡,维持20～30分钟。氯胺酮引起唾液及呼吸道分泌物增加,麻醉前应用颠茄类药可减少呼吸道分泌物。氯胺酮诱导时有暂时性心血管兴奋作用,使血压增高、脉搏加快、中心静脉压和外周血管阻力升高。

氯胺酮增加脑血流及氧消耗量,使颅内压增高,神经外科手术时应慎用。氯胺酮麻醉后恶心呕吐的发生率较高。小儿氯胺酮麻醉后少见精神症状。氯胺酮可引起舌后坠、喉痉挛、呕吐误吸,甚至呼吸暂停,故麻醉时应严密观察呼吸变化。此外,氯胺酮麻醉后发生惊厥、暂时性失明、锥体外系症状。

硫喷妥钠:常用 1.25%～2.50% 溶液缓慢静脉注射。小儿常用量为 4～5 mg/kg,最大量 7 mg/kg,经 30 秒左右即进入麻醉,新生儿对硫喷妥钠特别敏感。硫喷妥钠对交感神经抑制明显,副交感神经的作用占优势,喉头和支气管平滑肌处于敏感状态,有发生喉痉挛的倾向,支气管哮喘患者不宜用此药。麻醉诱导期间可出现咳嗽、喷嚏、喉痉挛和支气管痉挛等。

丙泊酚:起效迅速,诱导期平稳,少有躁动。麻醉诱导常用剂量 3～4 mg/kg,眼睑反射消失时间约 57 秒。起效时间与注速有关,注速快效果出现快。联合诱导时可先静脉注射咪达唑仑 0.2 mg/kg,再给丙泊酚 1 mg/kg、芬太尼 4 μg/kg,加肌肉松弛药能满意地完成麻醉诱导。3 岁以上的小儿丙泊酚麻醉维持剂量为 9～15 mg/(kg·h) 静脉输注。

咪达唑仑:小儿消除半衰期($t_{1/2\beta}$)为 1.24～1.72 小时,约为地西泮的 1/10。咪达唑仑具有起效快,镇静作用强,无注射点疼痛等优点。小儿口服咪达唑仑糖浆或从直肠注入,剂量 0.3～0.5 mg/kg,最大量为 15 mg,给药后 15～30 分钟起效。麻醉诱导静脉注射 0.2～0.3 mg/kg,给药 2～3 分钟起效,产生睡眠和遗忘作用,但无镇痛作用,持续时间 20～30 分钟。

羟丁酸钠:有镇静、催眠、抗惊厥和遗忘作用,但无镇痛、肌肉松弛作用。浅麻醉时心率增快、血压增高、心排量增加。麻醉较深时血压可稍下降,心率减慢,心排血量无明显改变。常用于小儿全麻诱导及维持,剂量为 80～100 mg/kg 静脉注射。起效缓慢,静脉注射后 10 分钟入睡,20～30 分钟才能充分发挥作用,持续1.0～1.5 小时,个别可长达 4～5 小时。

(3)阿片类药物:新生儿对阿片类药物十分敏感,过量使用有术后呼吸暂停的危险。

吗啡:常用作术中及术后镇痛。

芬太尼:功效为吗啡的 50～100 倍,起效快,作用持续时间短。大剂量或持续输注可使组织内达饱和而使芬太尼作用持续时间延长。芬太尼可能引起心动过缓。大剂量芬太尼可能引起胸壁强直。

瑞芬太尼:超短时强效的阿片受体激动药,具有起效快、作用时间短、恢复迅速、无蓄积作用等优点。半衰期极短,不依赖于输注的剂量和输注的持续时间,

$T_{1/2\alpha}$ 为 0.5～1.5 分钟，$T_{1/2\beta}$ 为 5～8 分钟。新生儿的瑞芬太尼半衰期与年长儿相似。瑞芬太尼经静脉途径给药，负荷剂量 1 μg/kg，维持 0.25～1.00 μg/(kg·min)，需要时可单次追加 1.0 μg/kg。瑞芬太尼已用于小儿麻醉：①麻醉诱导及维持；②全凭静脉麻醉；③TCI；④小儿心脏手术麻醉；⑤小儿 ICU 镇静和术后镇痛等。瑞芬太尼用于小儿麻醉的特点：①起效迅速，易于调节；②术后镇痛作用弱；③与阿芬太尼比较恢复更快；④预先或应用抗胆碱能药能预防或治疗瑞芬太尼引起的心动过缓或低血压。瑞芬太尼停止输注后即需镇痛处理，如在停用瑞芬太尼前给予吗啡 0.05～0.20 mg/kg 或使用区域神经阻滞。

(4)肌肉松弛药。

琥珀胆碱：小儿静脉注射琥珀胆碱易产生心动过缓，重复给药时尤为明显。麻醉前用阿托品可预防静脉注射琥珀胆碱后心律失常。常用于气管插管，静脉注射 2 mg/kg 可获得满意肌松，30 秒即产生作用，维持 3～6 分钟。琥珀胆碱可引起血钾升高，对严重烧伤、创伤、截瘫、破伤风或神经肌肉疾病患儿禁用琥珀胆碱。琥珀胆碱可引起肌震颤和眼内压升高，因此禁用于青光眼、穿透眼外伤、视网膜剥离患儿。琥珀胆碱可诱发恶性高热。

阿曲库铵：为中短时效肌肉松弛药，不引起心血管不良反应，大剂量用药可促使组胺释放，但其释放程度仅为筒箭毒碱的 1/3。阿曲库铵 0.4～0.5 mg/kg 静脉注射可用于气管插管，作用维持 20～25 分钟，无积蓄作用。

顺阿曲库铵：是阿曲库铵十个立体异构体之一，无组胺释放作用，肌松作用约为阿曲库铵的 4 倍，而作用持续时间相仿，但起效时间较慢。顺阿曲库铵通过 Hofmann 消除，约 77% 的药物经器官依赖性机制清除。小儿静脉注射 0.12～0.15 mg/kg 后 2 分钟可获得良好的气管插管条件，其肌松作用可维持 30～50 分钟。小儿的 ED_{50} 和 ED_{95} 分别为 30 μg/kg 和 45 μg/kg。小儿顺阿曲库铵的清除较成人快，而神经肌肉阻滞时间则较短。肾衰患者顺式阿曲库铵的清除率下降 13%，但其作用时间却无明显延长。顺阿曲库铵的不良反应较少，即使使用 5 倍 ED_{95} 的剂量也无皮肤红晕或支气管痉挛等不良反应，也没有伴发心率、血压、血浆组胺浓度变化。

维库溴铵：为中短时效肌肉松弛药，不引起组胺释放，无心血管不良反应。常用量 0.08～0.10 mg/kg。为适应长时间手术，可采用静脉连续输注方式，60～80 μg/(kg·h)。

米库氯铵：为短效非去极化肌肉松弛药，ED_{95} 为 0.08～0.10 mg/kg。静脉注射 2 倍 ED_{95} 剂量的起效时间为 1.6～1.9 分钟，维持作用时间 14 分钟。米库氯铵起效较快、作用时间短,恢复迅速,无蓄积作用,对自主神经及心血管系统无不良反应,主要由血浆胆碱酯酶水解。气管插管剂量为 0.2 mg/kg,维持肌松时剂量为 0.1 mg/kg。

罗库溴铵:为单季铵甾类肌肉松弛药,ED_{95} 是 0.3 mg/kg,按 2 倍 ED_{95} 剂量(0.6 mg/kg)给药,起效时间 1～2 分钟,如按 1.2 mg/kg 给药,可在 60 秒时达到满意的气管插管条件。罗库溴铵具有中度迷走神经阻滞作用,使血压轻度增高,心率有时可加快,但无组胺释放作用。常用剂量 0.3～0.6 mg/kg,维持 20～24 分钟。静脉连续输注为 0.4 mg/(kg·h)。

泮库溴铵:为长效非去极化肌肉松弛药,无神经节阻滞作用,不释放组胺,用药后心率增快,血压有上升倾向。泮库溴铵与芬太尼合用,可代偿芬太尼所致的心动过缓作用。泮库溴铵与氯胺酮合用,可引起血压显著升高及心动过速,应予避免。常用剂量 0.1 mg/kg,维持 45～60 分钟。

哌库溴铵:为长效非去极化肌肉松弛药,无神经节阻滞作用,不释放组胺,对循环功能影响轻微。单次用药剂量为 0.05～0.08 mg/kg,维持作用时间可达 1 小时。

2.基础麻醉

基础麻醉是小儿麻醉中常用的方法。基础麻醉的重要性不仅在于消除患儿的精神创伤,更重要的还在于使部位阻滞能更好地应用于小儿,减少使用全身麻醉的机会。

(1)适应证:①短小手术:包茎、腹股沟斜疝、清创、拆线,换药等;②诊断性检查:如 CT、MRI 及心血管造影等;③辅助部位麻醉:不合作小儿在施行其他部位麻醉前需先作基础麻醉。

(2)剂量和用法:①氯胺酮 4～8 mg/kg 肌内注射,维持 30 分钟左右,1～2 mg/kg 静脉注射维持 10 分钟左右,小儿越小,每公斤体重用药剂量偏大。②氯胺酮与咪达唑仑合用,氯胺酮剂量同上,咪达唑仑为 0.1 mg/kg,可以延长氯胺酮作用时间,减少氯胺酮引起的躁动和术后幻觉等不良反应。③要求作用时间较长时,也可同时用羟丁酸钠 50～100 mg/kg 静脉注射,作用可维持 45～60 分钟。硫喷妥钠直肠内灌注或肌内注射的方法已很少使用。

(3)注意事项:①麻醉前应用阿托品或东莨菪碱以减少呼吸道分泌物;②准备好面罩及气管插管的全部用具;③准备好吸引器,以便及时清除呼吸道及口腔分泌物;④吸氧,头后仰,背后垫高,保持呼吸道通畅;⑤与麻醉性镇痛药,如芬太尼或哌替啶等合用易发生呼吸抑制;⑥密切观察呼吸、血压及心率和脉搏血氧饱和度的变化。

3.气管内麻醉及其麻醉装置

气管插管可维持呼吸道通畅,减少呼吸道无效腔,便于呼吸管理及应用肌肉松弛药。

(1)适应证:气管内麻醉适应证包括:①颅脑及胸腹腔手术;②头颈部、口腔手术;③特殊体位的手术(侧卧位、俯卧位、坐位手术);④危重患儿手术。

(2)气道器具准备:合适的面罩、小口径螺纹管和储气囊。

面罩:可罩住鼻梁、面颊、下颏的气垫密封圈,应备有不同规格供选用,无效腔量应较小。最好选用透明的制品的面罩,以利于观察口唇颜色、口腔分泌物和呕吐物的情况。为了使小儿容易接受,面罩常制成带有香味或使用时涂上香味,或经樱桃、草莓或薄荷液浸泡后使用。使用方法:①避免手指在颏下三角施压,引起呼吸道梗阻、颈部血管受压或颈动脉窦受刺激;②防止面罩边缘对眼睛产生损害;③托面罩时可采取头侧位便于保持气道通畅和口腔分泌物外流。

小口径螺纹管。

储气囊:应与患儿的肺活量相当:一般新生儿用 0.5 L,1～3 岁用 0.75 L,3～6 岁用 1 L,6～10 岁用 1.5 L,10 岁以上用 2 L 的储气囊。

通气道:①口咽通气道:一侧口角至下颌角或耳垂的距离为适宜口咽通气道的长度,避免放置过深或过浅,过浅则可能将舌体推向后方阻塞气道;过深可将会厌推向声门,影响通气。②鼻咽通气道:根据鼻尖至耳垂距离选用合适的鼻咽通气道。

喉镜:①直喉镜片适用于新生儿或小婴儿,直喉镜片可直达咽后部过会厌(也可不过会厌),挑起会厌显露声门。②较大儿童可选用弯喉镜片,将镜片顶端小心地推入会厌与舌根交界处,镜柄垂直抬起以显露喉头。

气管导管的选择:6 岁以下小儿,气管导管内径<5.5 mm,以不带气囊为宜。理想的导管口径应在气道压力达 1.3～2.0 kPa(10～15 mmHg)时应有轻度漏气,否则说明导管偏粗。6 岁以上小儿,为了避免控制呼吸时漏气,可以使用带气囊导管。2 岁以上儿童选择气管导管可按传统计算公式,即导管内径=4+年龄(岁)×0.25。也可按 4.5+年龄(岁)×0.2 公式选择气管导管。同时还需准备大于和小于所选导管号码的导管各一根备用。气管导管有长度(cm)标志,一般经口腔插管时的长度(cm)为=12+[年龄(岁)]/2。插管后要仔细作肺部听诊,并对导管插入深度进行适当调整,两肺呼吸音相等后妥善固定导管。体位变动后,应再次确认导管深度,以免滑出或误入一侧支气管。

麻醉呼吸回路:紧闭回路适用于体重 15 kg 以上的患儿,在有良好的呼末 CO_2 和脉率-氧饱和度监测之下,也可用于 15 kg 以下患儿。对<15 kg 患儿,有时需采用半紧闭回路,常用 Mapleson D、F 或 Bain 回路。使用 2.0~2.5 倍于每分通气的新鲜气流可防止重复吸入,以排除 CO_2。Bain 回路是 Mapleson D 的改良型,一旦供气管接头脱节,会造成严重的重复吸入,必须引起注意(图 6-1)。Jackson-Rees 回路在小儿麻醉广泛应用,其优点是无效腔及呼吸阻力小,可单手操作,便于呼吸管理(图 6-2)。半紧闭回路的缺点是干燥气体吸入,易丧失体热。现代麻醉机在压力控制通气(PCV)模式下进行机械通气,已适用于从早产儿到成人,小儿只需用 15 mm 塑料螺纹管替代麻醉机上的 22 mm 橡胶螺纹管,储气囊改用 750~800 mL 容量,使用十分方便,使各类半紧闭回路装置在小儿麻醉中的应用逐渐减少。

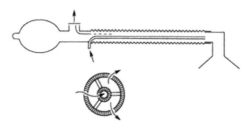

图 6-1　Bain 麻醉装置(横截面示气流方向)

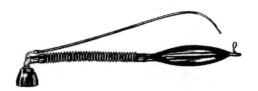

图 6-2　Jackson-Rees 回路装置

(3)麻醉诱导和维持。

静脉诱导:静脉穿刺局部可预先(45~60 分钟之前)涂抹 EMLA 霜,以达到无痛穿刺的效果。①快速静脉诱导:适用于多数患儿,常用硫喷妥钠(新生儿 3 mg/kg,婴儿和儿童 5~6 mg/kg)或丙泊酚(2~3 mg/kg)及肌肉松弛药(维库溴铵 0.1 mg/kg 或罗库溴铵 0.6 mg/kg)后气管插管。②慢速静脉诱导:估计气管插管有困难者,可使用羟丁酸钠 100 mg/kg 静脉注射诱导,不用肌肉松弛药。

吸入诱导:主要适用于一般情况良好、合作的患儿。可通过带香味的面罩吹入高浓度(70%~80%)氧化亚氮或合用氟烷或七氟烷。①经典吸入诱导:患儿经面罩吸入70％氧化亚氮和30％氧气约1分钟后,慢慢打开氟烷或七氟烷。每隔3~5次吸入浓度增加0.5％~1.0％。如果患儿出现咳嗽或屏气,不应增加浓度。②快速诱导:经面罩吸入70％氧化亚氮、30％氧气和3％~5％氟烷或6％~8％七氟烷。诱导成功后应降低氟烷和七氟烷浓度。③隐蔽渐进诱导:可用于已入睡的患儿。面罩远离患儿面部并逐渐增加氟烷或七氟烷浓度,达到完成麻醉诱导又不惊醒患儿的目的。

麻醉维持:多采用以静脉麻醉为基础、联合吸入麻醉及肌肉松弛药的静-吸联合方式维持麻醉深度。

(4)苏醒及拔管。

停止麻醉后,患儿逐渐苏醒。循环呼吸功能稳定、咳嗽反射恢复、气管内和咽喉部分泌物吸引干净后即可考虑拔管。一般患儿可平卧位下拔管。有反流危险的患儿需待完全清醒并在侧卧位下拔管。拔管后可保持侧卧位,护送至麻醉苏醒室观察。

目前的观点认为拔管或在清醒下或在一定深度麻醉下进行。清醒拔管有利于异物的咳出及呼吸道的通畅;在深麻醉下拔管可避免对喉反射的激惹;而在浅麻醉状态下拔管易诱发喉痉挛,应予避免。深麻醉下拔管后采用面罩吸氧,手法维持呼吸道通畅,等待患儿自然安静地度过麻醉恢复的兴奋期。具体拔管时机要根据手术中麻醉的方式、麻醉用药及手术对上呼吸道的影响等而定。一般的原则是,手术结束前自主呼吸满意的患儿可以在深麻醉下拔管,而手术结束前仍控制呼吸的患儿最好在清醒下拔管。例如婴儿腹部手术给予了肌肉松弛药控制呼吸,那么最好应等清醒后再拔管。相反,如果学龄儿童在吸入麻醉自主呼吸方式下接受体表手术,就可以在深麻醉下拔管。

(5)气管插管的并发症。

气管插管的并发症包括插管损伤、喉水肿、导管扭曲、导管阻塞、呼吸阻力增加、拔管喉痉挛等。小儿气管内麻醉后喉水肿并不多见。小儿气管内麻醉后喉水肿发生率约为0.05％。预防气管插管后喉水肿的措施有:①选用合适大小及优质的导管;②导管严格消毒;③麻醉期间避免导管与气管黏膜摩擦;④疑有喉水肿者,喉头局部用麻黄碱及地塞米松喷雾,同时静脉注射地塞米松。

4.喉罩的应用

喉罩通气道(简称喉罩),经明视法或盲探法将喉罩插至咽喉部,覆盖声门部位,充气后在喉的周围形成一个密封圈,既可让患儿自主呼吸,又可施行正压通气。与气管插管比较,喉罩刺激小,不引起呛咳。喉罩插入和拔出对心血管系统反应小,术后很少引起喉痛,不会发生喉水肿。喉罩也可用于眼耳鼻喉及颈部等部位的短小手术。对需反复施行麻醉(如烧伤换药、放射治疗)的患儿,用喉罩可保持呼吸道通畅而避免反复气管内插管。对预计气管插管困难的患儿可用喉罩维持麻醉,或经喉罩引导插入气管导管。但肠梗阻、饱胃、俯卧位小儿禁用喉罩。

(二)部位麻醉

在合理应用基础麻醉或辅助药的情况下,小儿可在部位麻醉下进行手术,年长儿童甚至可在清醒状态下进行部位麻醉。

1.局部麻醉

适用于门诊小手术(如包皮环切术、皮脂囊肿切除术等),常用 0.5% 普鲁卡因或 0.5% 利多卡因,一次最大剂量普鲁卡因不超过 8 mg/kg,利多卡因 5 mg/kg,以防逾量中毒。

2.蛛网膜下腔阻滞(脊麻)

(1)穿刺间隙、体位及方法:由于婴儿脊髓下端达 L_3 水平,所以穿刺间隙应选择 $L_{4\sim5}$ 或 $L_{3\sim4}$,穿刺体位常用侧卧位,以患侧在下为好,屈髋屈膝,颈部不屈。对于会阴部手术,可采用坐位穿刺。确定穿刺点后,采用 1% 利多卡因作局部皮内及皮下浸润。用 25G 穿刺针,穿刺针斜面一般指向头侧。注药速度 0.2 mL/s。

(2)局麻药用量:小儿蛛网膜下腔局麻药的剂量可按体重、年龄或脊柱长度(第七颈椎棘突至骶裂孔距离,简称椎长)计算(表 6-5)。

表 6-5　小儿蛛网膜下腔阻滞用药剂量

项目	丁卡因	丁哌卡因	利多卡因
体重(mg/kg)	0.2	0.2	2
年龄(mg/岁)	0.8	0.8	8
脊柱长度(mg/cm)	0.15	0.12～0.15	0.8

按体重计算用药的剂量常偏小,一般均按年龄及脊柱长度给药。药液中加入 1:1 000 肾上腺素 0.1 mL 后,丁卡因及丁哌卡因麻醉时间维持 1.5～2.0 小时,利多卡因维持麻醉 1 小时左右,但利多卡因阻滞平面易扩散,影响呼吸和循环,现较少应用。根据脊柱长度用药,下腹部手术丁哌卡因 0.15 mg/cm,下肢及会阴部手术丁哌卡因 0.12 mg/cm,注药后 2 分钟起效,麻醉维持 1.5～2.0 小时。

(3)并发症及其防治。

阻滞平面过高:可能导致呼吸循环抑制,应尽量避免发生。①用药剂量要精确;②穿刺间隙勿超过 L_1,控制注药速度;③及时调整体位,控制阻滞平面上升;

④适用年龄应＞5 岁；⑤虚弱、脱水患儿应在适当纠正后才能实施蛛网膜下腔阻滞；⑥及时有效吸氧。

恶心呕吐：麻醉平面低于 T_{10} 很少发生恶心呕吐。一旦阻滞平面高于 T_6，很容易继续上升至 T_4，恶心呕吐发生率可高达 25％。注意事项：①及时调整体位，控制平面上升；②避免低血压；③给阿托品、咪达唑仑等可预防发生或减轻症状。

蛛网膜下腔阻滞后头痛：小儿脊麻后头痛发生率低于 1％，与穿刺针粗细有直接关系。穿刺针斜面与韧带纤维平行（斜面指向上侧或下侧），则穿刺针经纤维间刺入，较少损伤纤维，硬膜穿刺孔较小，脑脊液外流量减少，头痛发生率降低。

治疗措施：①止痛药，卧床，补液，可用 0.45％氯化钠或 2.5％葡萄糖液等低渗液静脉点滴；②静脉注射稀释的安钠咖 125 mg；③生理盐水 10～20 mL 注于硬膜外腔；④对症状严重者，可采用自体血硬膜外充填治疗。

预防措施：①严格无菌操作，防止消毒液或滑石粉进入蛛网膜下腔；②术中适量补液，避免血容量不足；③选用细针穿刺。

阻滞平面过广：由于脊柱生理弯曲尚未形成、相对药量较大以及脑脊液循环较快，因此小儿容易发生阻滞平面过广，但是血压下降和呼吸抑制却较少见。严格控制局麻药量和及时调节平面有助于控制该并发症。

背痛：小儿腰椎穿刺后背痛并不少见，发生率为 32％～55％，其中严重疼痛者仅＜3％。疼痛发生与下列因素有关：①穿刺针斜面对韧带纤维的切割数；②骨膜损伤；③肌肉血肿；④韧带损伤或反射性肌肉痉挛。熟练的穿刺技术，减少对组织的损伤可减少并发症的发生。

神经损伤：蛛网膜下腔阻滞引起重要神经损伤，诸如脊髓损伤、脊神经根损伤等较为少见。发生神经损伤往往跟穿刺损伤、药物污染、局麻药毒性反应、蛛网膜下腔出血及脊髓缺血等因素有关。

3.硬膜外腔阻滞

小儿硬膜外腔脂肪组织、淋巴管及血管丛较丰富，硬膜外腔相对较小，局麻药液在硬膜外腔中扩散较广。

（1）方法：穿刺点应选 $L_{3～4}$ 或 $L_{4～5}$，以避免损伤脊髓，在婴幼儿尤应注意。硬膜外导管多向头侧置管。

（2）药量：小儿硬膜外阻滞常用药物为 0.7％～1.5％利多卡因、0.1％～0.2％丁卡因、0.25％～0.50％丁哌卡因。利多卡因剂量为 8～10 mg/kg，丁卡因 1.2～2.0 mg/kg，丁哌卡因 2 mg/kg。也可用利多卡因与丁卡因混合液、利多卡因与丁哌卡因混合液。用混合液时每种药剂量要相应减少。加入肾上腺素（5 μg/mL）可延长药效。试验剂量为总量的 1/4。

（3）并发症及其防治。

局麻药全身毒性反应：①严格掌握用药剂量，使用最小的有效剂量；②穿刺及置管轻柔，避免损伤；③麻醉前使用苯二氮䓬类或巴比妥类药，以减轻毒性反应。

误入蛛网膜下腔：穿刺针和导管刺破硬膜或误入蛛网膜下腔，就可能发生局麻药意外注入蛛网膜下腔，导致高阻滞平面或全脊麻。一旦发生意外注射，常可引起不同程度的呼吸抑制，当 $C_{3\sim5}$ 脊神经受累，即可发生膈肌麻痹。处理要点在于维护呼吸和循环功能的稳定，如出现心搏骤停，应按心肺复苏处理。

误入硬膜下腔：一旦发生，小量局麻药就可产生广范围阻滞，但阻滞出现的速度慢于蛛网膜下腔阻滞。经导管内注入"试验剂量"后应仔细观察神经阻滞范围，一旦出现广范围阻滞，就应慎重决定是否继续用药。

（4）神经损伤：多与操作不够轻柔、导管置入方法欠妥或反复穿刺有关。神经根损伤、脊髓损伤、蛛网膜炎、脊髓前动脉栓塞、硬膜外腔血肿等均可产生不同程度的临床症状，及时诊断、及时治疗是处理该并发症的重要原则。

4.骶管阻滞

小儿骶管解剖标记明显，骶管阻滞操作简易方便，广泛用于小儿。小儿骶管腔容积较小，从骶管腔给药，麻醉药可向胸腰部硬膜外腔扩散。婴幼儿按常规剂量给药后，麻醉平面可达胸 4～6 脊神经。一般采用单次骶管阻滞，局麻药用量多按体重计算。阻滞平面如欲达 $T_{7\sim8}$，应用 1 mL/kg；阻滞平面如欲达 $T_{12}\sim L_1$，应用 0.75 mL/kg；阻滞平面如欲达 $L_5\sim S_1$，应用 0.5 mL/kg。局麻药以 1％ 利多卡因或 0.25％ 丁哌卡因较为常用。利多卡因最大剂量为 10 mg/kg，丁哌卡因为 2.5 mg/kg。

为控制平面及治疗的需要，有采取置管的方法，即用静脉套管针穿刺，当刺破骶尾韧带后，将金属针抽出少许后，连同套管谨慎地推进5～10 mm，固定后即可分次给药。小儿骶管阻滞平面随年龄增长而逐步下降，新生儿可高达 T_4，学龄前儿童约 T_{10}，至年长儿已很少超过腰脊神经支配区。与上述现象相对应，不同年龄小儿所需局麻药的浓度亦各异。新生儿所需丁卡因及利多卡因的浓度分别为 0.1％ 及 0.5％，而年长儿则为 0.2％ 及 1.5％，新生儿和年长儿所需剂量分别为 1.5～2.0 mL/kg 及 8～10 mL/kg。各年龄局麻药浓度见表 6-6。0.25％ 丁哌卡因对术后镇痛效果较好。药液中加入肾上腺素（5 μg/mL）可明显延长药效，平均镇痛时间长达 22 小时。

表 6-6 骶管阻滞各年龄局麻药浓度(%)

年龄(岁)	利多卡因	丁卡因	丁哌卡因
<3	0.50	0.1	0.125
35	0.75~1.00	0.15	0.2
510	1.0	0.2	0.25
>10	1.2~1.5	0.2	0.375

5.臂丛神经阻滞

臂丛神经阻滞在小儿上肢手术应用较多。通常使用的阻滞径路(腋路法、锁骨上法、肌间沟法)均可用于小儿。由于后两种径路需以患儿确切的主诉来确定穿刺针的正确位置,因此不能正确表达的患儿不宜选用。近年来,采用神经刺激器的方法,可以客观地确定穿刺针尖端的位置,提高了臂丛神经阻滞的效果,应用范围得以扩大。腋路法是以穿刺针出现与腋动脉搏动相一致的摆动为达到正确部位的依据,因此适用于任何年龄的儿童。为减少由局麻药吸收所产生的不良反应,麻醉前应给予咪达唑仑(0.5 mg/kg 口服或 0.2 mg/kg 肌内注射)。局麻药容量为 0.6～0.7 mL/kg。局麻药常用利多卡因 8～10 mg/kg,浓度为 0.75%～1.50%,药液中加入肾上腺素 5 μg/mL。利多卡因镇痛的药效时间可超过 120 分钟。丁卡因 2 mg/kg,浓度为 0.1%～0.2%,可维持药效 150 分钟。丁哌卡因 2 mg/kg,浓度 0.25%～0.50%。小儿臂丛神经阻滞所需药物容量见表 6-7。

表 6-7 小儿臂丛神经阻滞所需药物容量

年龄(岁)	药量(mL)
<1	3
1~3	6~9
4~6	9~11
7~9	14~20
10~12	21~25
13~15	28~35

四、麻醉期间监测及管理

监测项目应根据病情及手术大小而有所区别。仪器监测的项目日益增多,给临床上提供很多方便,但不能代替麻醉医师的临床观察。

(一)一般观察

麻醉期间应不断观察皮肤黏膜色泽是否红润,有无发绀或苍白,呼吸幅度大小,有无呼吸费力现象,以及脉搏强弱及频率。将听诊器放心前区,可以监测心音强弱、心率、心脏节律及呼吸音。心音低是低血容量的早期反映。必要时可放置食管听诊器监测心音及呼吸音。

(二)循环功能

袖套宽度对测得血压数值有重要影响。袖套太宽,血压值偏低;袖套太窄,血压值偏高(表6-8)。正确的血压表袖套宽度应为患儿上臂长度的2/3。直接穿刺动脉测动脉压适用于某些复杂手术,如心、脑手术,嗜铬细胞瘤切除术,麻醉期间行控制性降压需连续监测血压时应用。一般用22或24号外套管针穿刺桡动脉测压,必要时可经用足背动脉、股动脉或肱动脉测压。常用颈外静脉、颈内静脉或锁骨下静脉穿刺测定中心静脉压。

表 6-8　小儿间接测压的压脉带规格

编号	长(cm)	宽(cm)	适用者
9	25	14	成人
8	19	10	成人(小)
7	16	8	儿童
6	13	6	婴儿
5	13	5.4	新生儿
4	12	4.6	新生儿
3	10	3.5	新生儿
2	7.5	2.8	新生儿
1	6.7	2.5	新生儿

(三)呼吸功能

麻醉期间呼吸功能监测除听肺泡呼吸音及观察麻醉机呼吸囊活动来估计通气功能外,可用呼吸容量表测定潮气量及每分通气量。必要时作动脉血气分析。脉搏氧饱和度仪测定脉搏和动脉血氧饱和度已成为小儿临床麻醉的常规监测项目。麻醉期间测定呼气末 CO_2($P_{ET}CO_2$)可及时发现通气不足及通气过度。气管导管和麻醉机脱节、气管插管误入食管时,CO_2波形消失且 $P_{ET}CO_2$ 数值为零。呼吸活瓣功能失调时,$P_{ET}CO_2$升高。$P_{ET}CO_2$还可反映肺血流及代谢情况,休克时 $P_{ET}CO_2$降低,心脏停搏 $P_{ET}CO_2$下降至零。复苏开始时 $P_{ET}CO_2$上升,并与心排血量相关。恶性高热时 $P_{ET}CO_2$ 升高,低温时 $P_{ET}CO_2$ 下降。

(四)体温

小儿麻醉期间体温改变大,体温增高或降低都可能发生,麻醉期间必须监测体温。术中常用电测温计可直接以数字显示体温,探头一般放置直肠内测直肠温度,需要时可测食管温度(代表心脏温度)或鼓膜温度(代表脑温度)。

(五)尿量

尿量代表内脏血流灌注情况,大手术及危重患儿应放置导尿管测尿量,正常尿量每小时 $1\sim2$ mL/kg,尿量达到或超过上述数量,提示肾功能正常。

(六)血电解质

血糖及电解质(如钾、钠、氯、钙)测定可提供手术麻醉期间有用的信息,结合酸碱测定,可指导输液时血糖及电解质的补充。

(七)肌肉松弛药

神经刺激器监测肌肉松弛药作用程度,指导追加肌肉松弛药和应用肌肉松弛药拮抗。

(八)失血量

可用干纱布称重法或血红蛋白的定量比色法或经验估计法来计算,加上吸引瓶及敷料上的血液即为术中失血量。

对于中等以上手术,监测项目通常包括:①血压及心率;②心电图;③脉搏氧饱和度(SpO_2)监测;④呼气末 CO_2($P_{ET}CO_2$)监测;⑤体温;⑥尿量。

五、围术期输液输血

(一)输液

小儿围术期液体治疗的目的在于提供基础代谢的需要(生理需要量),补充术前禁食和手术野的损失量,维持电解质、血容量、器官灌注和组织氧合正常。

1.术前评估

择期手术的患儿,因术前禁食多有轻度液体不足。减少禁食时间,术前 2 小时饮用清饮料,可以让患儿更舒适并使机体不缺水,这对于婴幼儿更为重要。

严重创伤,肠梗阻,伴有胸、腹水的患儿可能存在进行性的血容量的丢失和第三间隙的液体转移。术前有发热、呕吐和腹泻等临床情况者可伴有不同程度的脱水。婴幼儿可通过观察黏膜、眼球张力和前囟饱满度对失水程度进行粗略评估。儿童体重减轻是判断脱水的良好指征。进一步的生化检查将有助于确定脱水的性质：低渗性(血浆渗透浓度＜270 mOsm/L,血钠＜130 mmol/L)、等渗性(血浆渗透浓度270～300 mOsm/L,血钠130～150 mmol/L)或高渗性(血浆渗透浓度＞310 mOsm/L,血钠＞150 mmol/L)。

2.输液量

手术期间输液应包括：①正常维持量；②术前禁食所致的液体缺失量；③手术麻醉引起的体液丢失量；④手术创伤引起的液体向第三间隙转移量。

(1)正常维持量：在于补偿隐性失水(呼吸道、皮肤)、尿及粪便排出的液体量,可根据体重、热卡消耗和体表面积来计算。在手术期间,维持体内正常功能所需的液体量可根据体重按小时计算,该需要量随体重增加而减少(表6-9)。按公式计算的每小时液体需要量仅供临床参考。在实际应用时,需要根据患儿对液体治疗的反应加以调整。例如25 kg小儿,每小时液体维持量为$4 \times 10 + 2 \times 10 + 1 \times 5 = 65$ mL

表6-9　小儿正常维持输液需要量

体重(kg)	每小时液体需要量(mL)
＜10	4×体重
10～20	2×体重＋20
＞20	1×体重＋40

(2)术前禁食引起的失液量：以禁食时间的倍数计算需补偿的失液量,即正常维持量×禁食时间。10 kg小儿术前禁食4小时,将丧失液体40 mL×4＝160 mL,手术第一小时应输给每小时维持量＋1/2禁食失液量＝40 mL＋80 mL＝120 mL,第2、3小时再各补充维持量＋1/4禁食失液量＝40 mL＋40 mL＝80 mL。如患儿进手术室前已静脉输液,通常没有禁食所致的液体丧失,术中补液可不考虑禁食所致的失液量。

(3)麻醉引起的丢失量：由麻醉引起的液体丢失量与麻醉方法及分钟通气量有关。无重复吸入装置吸入冷而干燥的气体时,呼吸道液体损失多；而紧闭麻醉装置的呼吸道液体丧失少。

(4)手术创伤引起的液体转移丢失量：手术过程中因手术创伤引起的失血和液体丢失,以及在第三间隙内隔离的液体,使细胞外液大量丢失,术中必须及时补充。手术中细胞外液转移至第三间隙的数量,根据手术创伤大小及手术时间长短而有不同。一般按小手术每小时2 mL/kg,中等手术每小时4 mL/kg,大手术每小时 6 mL/kg 补液。浅表小手术失液少,仅每小时 0～2 mL/kg,腹腔大手术和大面积创伤时失液量每小时可高达 15 mL/kg。

3.输液种类

(1)低渗性补液:原则上维持补液可选用轻度低张液,如 0.25%～0.50%氯化钠溶液。

(2)等渗性补液:等渗液的丢失继发于创伤、烧伤、腹膜炎、出血和上消化道的液体丢失。

术中输注液体种类的选择还应考虑液体的渗透压及含糖量等。小儿手术麻醉期间损失的是细胞外液,故手术中应以输注乳酸钠林格液为主。乳酸钠林格液可补充血容量,减少术中及术后低血压,减少输血量,维持肾血流,增加尿量,预防术后肾功能不全。小儿输液安全界限较小,输液不足与过量均可引起严重后果,术中应严密观察动静脉压及尿量,随时调整输液量。

(3)葡萄糖:小儿术中是否需输注葡萄糖液尚有争议。小儿手术过程中不建议常规输注葡萄糖液。一般主张对术前缺液量及术中第三间隙液体的丧失量用平衡盐液补充,而术中的每小时维持输液量则用 5%葡萄糖液补充,按每小时 120～300 mg/kg 的速度缓慢静脉滴注。例如 20 kg 小儿,每小时维持输液量为 60 mL,输 5%葡萄糖液 60 mL 含葡萄糖 3 g,即每小时输葡萄糖 150 mg/kg;10 kg 小儿每小时输 5%葡萄糖液 40 mL(维持输液量),即每小时输葡萄糖 200 mg/kg,可以满足需要。一般给予葡萄糖 2.5 mg/(kg·min)或按每小时 6 mL/kg 输注 1.25%～2.50%葡萄糖的平衡盐液,可提供适当的葡萄糖和液体需要量。注意事项:①多数患儿术中给予无糖溶液,注意监测血糖;②低体重儿、新生儿或长时间手术的患儿应采用含糖(1.0%～2.5%葡萄糖)维持液,并应监测血糖;③早产儿、脓毒症新生儿、糖尿病母亲的婴儿及接受全肠道外营养的儿童,术中可用 2.5%～5.0%葡萄糖溶液,应监测血糖水平,避免单次静脉注射高渗葡萄糖;④术前已输注含糖液的早产儿和新生儿术中应继续输注含糖液。

4.输液注意事项

(1)小儿输液的安全范围小,婴幼儿更为明显,即液体最小必需量与最大允许量之比较小,两者绝对值的差更小;计算补液总量时应包括稀释药物(包括抗生素)在内的液量。

(2)补液速度取决于失水的严重程度,但小儿围术期输液时要注意控制输液速度及输入液量,建议婴幼儿术中补液使用微泵控制或选用带有计量的输液器。

(3)术中如出现尿量减少、心动过速、低血压或末梢灌注不良等血容量不足的症状,应积极进行补充容量治疗。

(4)短小择期手术的患儿,一般情况良好,不必输液;患儿手术时间超过 1 小时或术前禁食禁饮时间较长,应给予静脉输液。

(二)输血

1.术前估计

择期手术要求术前患儿血红蛋白>100 g/L(新生儿 140 g/L)。贫血患儿应在纠正贫血后进行择期手术。贫血患儿需进行较紧急手术时,术前可输浓缩红细胞,输注 4 mL/kg 的浓缩红细胞约可增高血红蛋白 10 g/L。预计手术出血量达血容量 10%或以上,术前应配血型并充分备血。对低血容量和(或)术中可能需大量输血者,应预先置入中心静脉导管。

2.血容量估计

了解血容量及失血量对小儿尤为重要,同样容量的失血对小儿的影响明显高于成人,如 1 000 g 的早产儿,失血 45 mL 已相当于其循环血容量的 50%(表 6-10)。

表 6-10　与年龄相关的血容量及血红蛋白含量

年龄	血容量(mL/kg)	血红蛋白(g/L)
早产儿	90～100	130～200
足月新生儿	80～90	150～230
<1 岁	75～80	110～180
1～6 岁	70～75	120～140
>6 岁和成人	65～70	120～160

3.估计失血量

小儿术中应尽量精确估计失血量,但小儿失血量的精确估计较困难,可采用纱布称量法、手术野失血估计法等估计失血量,应使用小型吸引瓶,以便于精确计量。对吸引瓶中的血液、消毒巾及敷料上的血液均应计入总失血量。注意可能存在的体腔内(腹腔、胸腔)积血。某些诊断性操作的抽血,可能造成婴幼儿明显的失血,必要时给予输血。术中可使用简易红细胞比积和血红蛋白测定,以确定丢失红细胞的情况;心动过速、毛细血管再充盈时间和中心-外周温度差是较可靠的参考体征。

4.术中输血

术中应根据患儿年龄、术前血红蛋白、手术出血量及患儿的心血管反应等决定是否输血。婴幼儿术中少量出血就已丢失其相当大部分的血容量,因此,一开始就必须积极、快速、等量地输血或输适量的胶体液。

通常将30%作为血细胞比容(Hct)可接受的下限。疾患累及呼吸系统或心血管系统的婴幼儿(如发绀型先天性心脏病患儿),需较高的血细胞比容,以保证组织的氧供。根据下列公式可以简单估计小儿最大可允许失血量(MABL)。

MABL=估计小儿血容量×(患儿的Hct-25)/患儿的Hct

例如,10 kg的小儿,术前Hct为42%,估计其最大可允许失血量计算如下。

MABL=10×70(估计小儿血容量)×(42-25)/42=285 mL

当失血量在MABL以下,可用平衡盐液或胶体液补充。如失血量<MABL的1/3,可输注乳酸钠林格液;如失血量>MABL的1/3,可输注胶体液,如羟乙基淀粉、琥珀酰明胶、尿联明胶、聚明胶肽、5%清蛋白等;如失血量>MABL,应输注浓缩红细胞,同时应用晶体液作为维持液。

小儿术中输血除根据失血量补充外,还应考虑出血量占血容量的百分比。麻醉前应估计患儿血容量。对小儿失血量的估计必须有绝对量和相对量的概念。新生儿失血50 mL已相当于成人失血800 mL,须予以重视。如果失血量继续增加达15%血容量或Hct<30%,则必须输血。

在手术期间的液体管理需注意输液量和输液速度的控制,特别是单位时间内的输液速度及输入的液量。婴幼儿术中补液应用微泵控制或选用带有标记的输液器,便于精确计量,避免输液过量、过快。

六、麻醉并发症及其防治

提高小儿麻醉的安全性一直是临床麻醉中的重要课题。小儿麻醉并发症的种类繁多,程度各异,轻者对机体无明显影响且很快恢复,重者可导致严重后果,甚至危及生命。以下就一些较常见的或可能导致严重后果的并发症的发生原因及其防治要点进行讨论。

(一)并发症的发生原因

小儿对麻醉的代偿能力有限,麻醉期间必须严密观察。如能在出现异常反应的早期及时发现和处理,则很多并发症是可以避免的,即使发生也不致造成严重后果。

1.原因分析

根据以往病例的分析,小儿麻醉并发症的发生与下列因素有关。

(1)手术前准备不足:过去片面强调急症手术,对术前准备重视不够。高热伴脱水、酸中毒的患儿,如未经充分准备即行麻醉和手术,麻醉期间并发症必然增多。目前重视了术前准备,手术麻醉安全性已大为提高。

(2)麻醉器械准备不足或无适合于小儿应用的麻醉器械:麻醉时必须准备的器械如氧气、吸引器、面罩、咽喉镜、气管导管、麻醉机等应在麻醉前准备好备用。如未作好充分准备,麻醉过程中病情变化时,临时寻找麻醉器械,常延误病情的及时处理,造成严重后果。

(3)麻醉期间观察和监测不够严密:小儿麻醉期间机体生理改变很快,对麻醉期间出现的危象,如呼吸费力、呼吸抑制、皮肤苍白或发绀、脉搏细弱、血压下降、心率变慢、体温过高或过低等未及时发现和处理,势必造成严重并发症。值得注意的是,CO_2 蓄积早期,机体处于代偿状态,脉搏增快,血压维持正常,面色潮红,如误认为"情况良好"而不加处理,患儿将很快失去代偿功能,表现为血压下降、脉搏细弱甚或心脏停搏,此时再行抢救,常为时已晚。俯卧位或侧卧位下手术更须特别注意。

(4)输液、输血不当:输液不足造成血容量不足、休克、少尿;输液过量引起心力衰竭、肺水肿。

(5)误吸呕吐物:麻醉期间呕吐误吸是小儿麻醉死亡的常见原因,对饱食、肠梗阻患儿,应及早施行气管插管或选用部位麻醉,以避免术中呕吐物误吸入呼吸道。

2.预防措施

为防止麻醉并发症的发生,必须采取以下小儿麻醉安全性的措施。

(1)做好麻醉前访视工作。

(2)做好麻醉前准备工作:麻醉前应对所用药物、气源、麻醉机、吸引器及各种监测设备进行常规检查,务求处于最佳状态。

(3)加强监测:包括麻醉诱导前、麻醉期间、术毕护送患者途中及术后的监测。早期发现呼吸、循环、体温等异常,并能妥善处理。

(4)重视麻醉期间管理:麻醉期间呼吸、循环等管理是保证麻醉安全的重要措施。

(5)制订麻醉安全措施:建立预防和处理各类麻醉意外的措施。

(二)常见并发症

1.呼吸系统

呼吸系统并发症仍是小儿麻醉最常见的并发症,也是小儿麻醉期间发生意外的主要原因。小儿麻醉时呼吸道阻塞常见于以下情况:

（1）舌后坠：小儿舌大、口腔小、头大、颈短、腺体分泌较多，容易因舌后坠而发生呼吸道梗阻。对于新生儿，必须了解其呼吸道的解剖特点。在处理舌后坠时，如按成人的常规方法将下颌托起，有时反而会加重梗阻程度。将下颌向下轻轻拉开，改善舌体与上腭之间的气体通道，反而能解除上呼吸道梗阻。

（2）喉梗阻：小儿喉腔面积小，喉部黏膜轻度水肿（喉水肿）即能产生严重的喉梗阻症状。小儿急性喉梗阻常与炎症、损伤、过敏和过量输液等因素有关。其中与麻醉因素直接相关的是气管内麻醉后引起的喉梗阻。引起的原因有：①上呼吸道感染期间；②选用的气管导管过粗；③麻醉期间呼吸管理不当；④特殊的手术体位；⑤手术操作因素；⑥对导管消毒剂过敏。喉梗阻发生时间多在拔管后2小时以内，更多的是在拔管后即刻出现程度不等的吸气性凹陷，严重者出现明显"三凹"，血氧饱和度下降。直接喉镜检查可见喉部充血、黏膜水肿，以杓状软骨部位最明显，有时也可见悬雍垂黏膜明显水肿。处理：①镇静和吸氧；②静脉注射地塞米松 2～5 mg；③局部喷雾（麻黄碱 30 mg＋地塞米松 5 mg＋0.9％氯化钠至 20 mL）。

（3）喉痉挛：喉痉挛也是小儿麻醉期间常见的并发症。轻症者可经一般处理后好转，重症者可由于呼吸道急性梗阻，发生严重低氧血症，甚至危及生命，必须紧急处理。喉痉挛可发生在拔除气管导管后，故拔管前应清除咽喉部分泌物。喉痉挛常由于浅麻醉下喉部局部刺激（机械性或分泌物）所致，也可由气管内麻醉完毕拔管操作所致。一般可经吸氧或加深麻醉（由浅麻醉所致）得到缓解。对于严重喉痉挛面罩加压吸氧困难者应及时使用琥珀胆碱，重新气管插管。在密切监测下，在保证面罩加压吸氧有效情况下，可试用不插管的方法。

（4）支气管痉挛：支气管痉挛是一种较为常见的严重呼吸系统并发症。表现为通气阻力骤然增高，呼气性呼吸困难，呼吸做功明显增加，听诊肺部广泛哮鸣音。如不及时处理，可导致低氧和 CO_2 蓄积并影响循环功能。病因主要有原先存在支气管哮喘或呼吸道炎症病史，也可由浅麻醉下行气管插管、气管内吸引或手术操作所致。部分婴幼儿在急性上呼吸道感染期间或初愈阶段接受氯胺酮麻醉后可出现支气管痉挛，表现为连续呛咳、呼气困难、唾液分泌增多以致血氧饱和度下降。有时病情虽非严重，但处理亦非容易。对于支气管痉挛，如因麻醉过浅所致，应加深麻醉，严格掌握气管内吸引的操作常规（吸氧-吸引-吸氧）。另外，可试用氨茶碱等支气管平滑肌扩张药。如无心血管方面禁忌，则可选用异丙肾上腺素气管内雾化吸入。对于气管内麻醉后拔管，在吸尽气管内及口咽、鼻咽部分泌物后，应在充分吸氧情况下轻柔地拔除气管导管。对于上述由氯胺酮引起

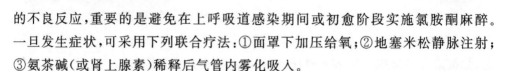

的不良反应,重要的是避免在上呼吸道感染期间或初愈阶段实施氯胺酮麻醉。一旦发生症状,可采用下列联合疗法:①面罩下加压给氧;②地塞米松静脉注射;③氨茶碱(或肾上腺素)稀释后气管内雾化吸入。

(5)反流误吸:反流误吸是小儿常见的麻醉并发症,可能导致严重后果。常见原因有:①饱胃情况下实施全身麻醉;②对全麻诱导期间发生胃肠胀气未及时做恰当的处理;③硫喷妥钠、阿托品等药物致贲门括约肌松弛,对小儿麻醉前禁食时间的放宽是小儿麻醉领域中一个较为明显的变化;④实行偏长的禁食时间,引起患儿不适,增加低血容量甚至低血糖的发生。研究表明,健康儿童胃排空纯液体很快,麻醉前2～3小时适当饮用液体,一般不会产生不良后果。

2.循环系统并发症

小儿麻醉期间循环系统功能较为稳定。心率、心律及血流动力学改变等循环系统并发症,较呼吸系统少见,发生并发症后造成不良后果的概率相对也较少。小儿心率较快,尤其在使用阿托品后更可增快。此外,高热、手术刺激、浅麻醉等因素亦可引起心率增快,一般不会造成不良后果。与心率增快相反,在小儿麻醉出现心动过缓有重要的临床意义,常提示有危险性因素存在,可由低氧血症、迷走神经刺激、心肌抑制或心脏传导阻滞所致。除非有明确的诱发因素,首先应怀疑麻醉过深及低氧血症,需积极处理,及时查明原因。

(1)心律不齐:婴幼儿麻醉期间易出现窦性心律不齐,通常无特殊临床意义。小儿静脉注射琥珀胆碱后可能出现多种类型的心律失常,在婴幼儿甚至可发生心脏停搏。因此凡需要使用琥珀胆碱前应注射阿托品以防止心动过缓的发生。小儿应用的琥珀胆碱应稀释成5～10 mg/mL为宜。

(2)心脏停搏:心脏停搏是小儿麻醉期间最严重的并发症,如果处理不及时,可导致死亡。心脏停搏的发生与患儿的疾病状态、麻醉方法、外科操作等有关。资料显示,小儿麻醉期间心脏停搏发生率(0.47‰)明显高于成人(0.14‰)。3岁以下小儿在麻醉期间发生心脏停搏数占全部心脏停搏数的67.6%,明显高于其他年龄组。在发生麻醉期间心脏停搏的病例中,术前ASAⅢ～Ⅳ级占全部死亡病例的86%。麻醉方法与麻醉安全性之间的关系尚难定论,很难指出哪种麻醉药最容易导致患儿发生致命的危险。曾有人提出局麻是一种最安全的麻醉方法。事实上,局麻患儿在供氧、输液及生命体征监测等方面往往缺乏足够的重视,反而可能增加危险性。更有甚者,如果麻醉医师只用药物来使患儿安静,缺乏必要的监测分析,必将导致严重后果。

3.体温改变

小儿麻醉期间体温易受周围环境温度的影响而降低或升高。1岁以下婴儿麻醉期间体温易于下降,1岁以上小儿麻醉期间体温易于升高。

(1)麻醉期间体温下降。

患儿年龄:年龄越小,体温越易下降。新生儿基础代谢低,汗腺调节机制不健全,体表面积与体重之比相对较大,分钟通气量与体重之比较高,因此麻醉期间体温易降低。

手术室温度:麻醉期间手术室温度是决定小儿体温的重要因素。不论患儿年龄、手术类别、麻醉方法如何,如手术室温度保持24~26℃,患儿常能保持正常体温。室温低,手术范围广,可引起体温下降。

手术种类:胸腹腔手术热量丧失多,体温易下降。四肢小手术热量丧失小。

麻醉:阿托品作为术前药,肛温增高0.12℃。麻醉药可干扰正常体温调节机制,椎管内麻醉及氟烷麻醉使外周血管扩张,肌肉松弛药使肌肉松弛,产热减少,同时寒战反应消失,均引起体温下降。吸入冷而干燥的麻醉气体与吸入常温的饱和蒸汽比较,每小时多丧失热量10.9 cal。

大量输注冷的液体和血液可使体温迅速下降。预防方法包括手术时用保温毯或红外线辐射热加温装置保暖;四肢用棉垫包绕,输血输液前先对其加温;对吸入气加温加湿。

(2)麻醉期间体温升高。

环境温度过高:手术室无空调设施,室温过高,患儿覆盖物过厚,手术灯光照射及其他加温设施均可使体温升高。

呼吸道阻塞:气管导管过细而又未作控制呼吸,患儿用力呼吸以克服呼吸道阻力,产热增加,使体温升高。

术前有脱水、发热、感染、菌血症等均易引起体温升高。

输血反应:输血反应可引起体温升高。

恶性高热:由某些药(氟烷、琥珀胆碱)激发的遗传性疾病。处理包括降低室温,体表用冰袋降温,除去覆盖物,应用控制呼吸替代自主呼吸。呼吸道有阻塞应及早解除,适当补液(冷溶液),应用抗生素。必要时可行胸腹腔手术部位冰盐水灌注或直肠、胃内冰盐水灌注,使体温下降,同时应用碳酸氢钠纠正代谢性酸中毒。丹曲林是针对恶性高热的特殊药物,首次剂量为3 mg/kg静脉注射。

4.神经系统并发症

麻醉期间缺氧可造成中枢神经系统缺氧性损伤。一旦发生脑缺氧,患儿术后出现昏迷,甚至抽搐。必须及时用低温、脱水治疗,并给加压氧吸入,有抽搐可应用地西泮或硫喷妥钠治疗。如治疗不及时,也可造成智能低下、痴呆等后遗症。麻醉期间惊厥常因局麻药中毒或高热所致。用恩氟烷及氯胺酮麻醉时可发生肌震颤,减浅麻醉后很快消失,通常无后遗症。周围神经损伤常因体位不当所致,上肢外展过度可造成臂丛神经损害,腓总神经也可因体位压迫而损伤,均应注意避免。

5.其他方面

(1)恶心、呕吐:恶心、呕吐可发生在麻醉各阶段。诱导阶段发生的恶心呕吐多与饱胃、某些吸入麻醉药及疾病因素(例如肠梗阻等)有关。诱导期间及麻醉恢复阶段发生的恶心、呕吐在有些患儿可以非常严重。大量呕吐物涌出有可能发生误吸。静脉快诱导气管插管及拔管前应压迫环状软骨,关闭食管入口或尽量吸净胃内容物。恶心、呕吐还可发生在脊麻期间,与阻滞平面过高有密切关系,也与使用的局麻药有关。

(2)脊麻后头痛。

七、术后管理和术后镇痛

(一)术后管理

手术麻醉结束后,应仔细清除全麻患儿呼吸道及口咽部分泌物,待呼吸道通畅、通气良好、心血管稳定后拔除气管导管,送麻醉苏醒室。自手术室转送至苏醒室途中应将患儿头转向一侧,转送途中应吸氧,并作脉搏-氧饱和度监测。可按神志、呼吸、肢体运动、血压、皮肤色泽而对小儿进行麻醉后恢复情况评分,以10分为满分。

1.呼吸系统

密切观察呼吸道的通畅程度,呼吸频率和节律,口唇颜色等有无异常。并可通过监测血氧饱和度的变化来判断呼吸的效率,并采取相应的措施。苏醒期可发生舌后坠而引起上呼吸道阻塞,应置患儿于侧卧位纠正或放置通气道。苏醒期由于全麻药、麻醉性镇痛药,特别是肌肉松弛药的残余作用,可引起呼吸抑制而导致通气不足。上腹部及胸部手术因切口疼痛,限制了患儿的深呼吸。手术后胃肠胀气也可引起通气不足,导致低氧血症,早期低氧血症常无发绀出现,需作血气分析或应用脉搏氧饱和度仪测定发现,并根据病因及时处理。苏醒期患儿应常规吸氧,必要时面罩加压吸氧。对气管内麻醉小儿,术后要注意有无声门下水肿,如有发生,应静脉注射地塞米松并用麻黄碱或肾上腺素作雾化吸入。

2.循环系统

维持正常的血容量和心排血量,纠正低血压,适当输液和补充电解质,同时要防止输液过量。

3.体温

新生儿手术后要保温,应将新生儿置于暖箱内观察及护理,便于保温。幼儿及儿童要防止体温升高。

4.苏醒期寒战

寒战使氧需要量增高,故寒战患儿应面罩给氧。寒战可能与血管扩张、散热增加有关,故患儿应保温。

5.术后躁动

小儿麻醉恢复期可表现为哭闹、喊叫、胡言乱语、四肢无意识地躁动等兴奋现象。应加强保护,适当固定肢体,防止损伤、坠床、敷料脱落。对于严重者可给予镇静药物。

6.恶心、呕吐

小儿全身麻醉后常发生恶心、呕吐,麻醉时间越长,呕吐的发生率就越高。为防止呕吐,清醒前应将患儿的头偏向一侧,床边备好吸痰器,及时吸出口腔和咽喉的分泌物,以防误吸和窒息。

7.神经并发症

对区域麻醉患儿手术后,除呼吸循环系统外,还要注意麻醉平面恢复情况,有无神经并发症、尿潴留、头痛、恶心呕吐等情况。

8.麻醉恢复平稳、离开麻醉恢复室的指征

(1)患儿意识完全清醒或易唤醒。

(2)呼吸平稳、气道通畅,哭闹或能听从指令咳嗽,两肺呼吸音对称、无异常呼吸音,气道内无分泌物。

(3)能主动进行与其年龄相适应的肢体运动,如举手、抬头等动作,并有一定肌力。

(4)血压平稳、脉搏正常、心率及心律无异常。

(5)皮肤无发绀。患儿情况达到以上标准后,做好记录,经麻醉医师确认后,由麻醉恢复室护士护送患儿返回病房。

(二)术后镇痛

良好而完善的术后镇痛,可以减轻患儿的肉体痛苦和精神创伤,减少术后并发症,促进患儿早日康复。避免肌内注射给药,因肌内注射本身可引起小儿疼痛。

1.小儿疼痛评估

良好的疼痛评估是发现和处理疼痛的前提。部分小儿尤其是婴幼儿不会主动诉说疼痛,小儿疼痛评估相对于成人更困难。目前还没有任何一种量表能作为理想的评估手段适用于所有种类的疼痛或各年龄的儿童。小儿常用的疼痛评估方法有:

(1)自我评估:患儿根据提供的量表自己评估和描述疼痛的程度,与成人疼痛评估的方法相同。

视觉模拟评分法:患儿根据疼痛的强度标定相应的位置。

数字等级评分法:4以下为轻度疼痛,4~7为中度痛,7以上为重度疼痛(图6-3)。

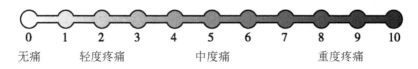

| 0 | 1 | 2 | 3 | 4 | 5 | 6 | 7 | 8 | 9 | 10 |

无痛　　　轻度疼痛　　　　　中度痛　　　　　重度疼痛

图6-3　数字等级评分法

(2)面部表情评估:医务工作者或患儿照顾者根据患儿的面部表情,与面部表情图比对后进行疼痛评分。

脸谱疼痛评分法:适用于婴幼儿,见图6-4。

改良面部表情评分法:适用于学龄儿童和青少年,见图6-5。

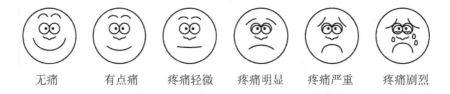

无痛　　有点痛　　疼痛轻微　　疼痛明显　　疼痛严重　　疼痛剧烈

图6-4　脸谱疼痛评分法(适用于婴幼儿)

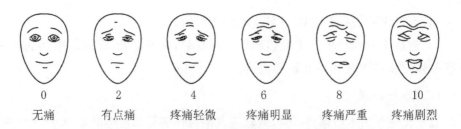

0　　　　2　　　　4　　　　6　　　　8　　　　10

无痛　　有点痛　　疼痛轻微　　疼痛明显　　疼痛严重　　疼痛剧烈

图6-5　改良面部表情评分法(适用于学龄儿童和青少年)

（3）行为学（包括生理学）评估：根据疼痛相关行为学表现或对患儿照顾者提供疼痛相关行为的叙述进行评估，适用于婴幼儿或者交流有困难的患儿。

CRIES 评分：通过哭泣、呼吸、循环、表情和睡眠等进行评估。各项相加后总分最低为 0 分，最高为 10 分。分数越高，疼痛越严重。

FLACC 评分：常用于 2 个月～7 岁患儿术后疼痛的评估。分值 0～10 分。

不同年龄阶段使用不同的评估方法是准确进行疼痛评估的保证。8 岁以上的儿童，可以使用成人的疼痛评估量表，3～7 岁的儿童可以使用面部表情评分，新生儿和婴儿可以使用 CRIES 评分。不能良好沟通的患儿均可使用行为学评估方法，如 CRIES 评分或 FLACC 评分。任何一种方法都不能准确有效地评估所有患儿的所有类型的疼痛，多种评估方法的联合使用有助于提高疼痛评估的准确性。

2.镇痛药物

（1）局麻药。

常用局麻药。①丁哌卡因：小儿常用浓度为 0.0625%～0.2500%。②罗哌卡因：小儿常用浓度为 0.0625%～0.2500%，运动神经阻滞较轻且持续时间较短。丁哌卡因和罗哌卡因的推荐最大用量，见表 6-11。

表 6-11　丁哌卡因和罗哌卡因推荐的最大用量

	单次注射(mg/kg)	持续输注（区域阻滞）mg/(kg·h)
婴儿	2	0.2
儿童	2.5	0.4

术后局麻药镇痛方法。①局部浸润：局部浸润简单易行，缝皮前在切口皮下注射长效局麻药。适用于各类小型和中型手术。还可以局部切口皮下留置导管持续泵注局麻药。②外周神经阻滞：适用于相应神经丛或神经干支配区域的术后镇痛，如肋间神经、臂丛神经、椎旁神经、腰丛、股神经和坐骨神经阻滞等，其对意识水平、呼吸、循环影响小，特别适于危重患儿。使用留置导管持续给药，可以获得长时间的镇痛效果；神经电刺激器和超声引导下的神经阻滞术可提高神经阻滞的成功率。③硬膜外腔给药：通过经骶裂孔或棘间留置的硬膜外腔导管持续给药。局麻药中加入阿片类药物可提高镇痛效果，降低药物不良反应，减轻运动阻滞。可以患儿自控、家长控制或护士控制方式给药。适用于胸、腹部及下肢手术后中度和重度疼痛。常用局麻药的浓度：罗哌卡因 0.065%～0.120%，丁哌卡因 0.065%～0.100%，左旋丁哌卡因 0.065%～0.200%。阿片药浓度：吗啡 10 $\mu g/mL$，舒芬太尼

0.5 $\mu g/mL$,芬太尼 2 $\mu g/mL$。给药方案:首次剂量 0.1~0.3 mL/kg,维持剂量 0.1~0.3 mL/(kg·h),冲击剂量 0.1~0.3 mL/kg,锁定时间 20~30 分钟。

(2)阿片类药物:可引起恶心呕吐、瘙痒、尿潴留和呼吸抑制等不良反应,对于术后使用该类药物镇痛的患儿,适当的监护是必要的。为防止阿片类药物的恶心、呕吐等不良反应,使用镇痛药前给予抗呕吐药。

吗啡:可采取皮下、口服、硬膜外、鞘内、肌肉内、静脉内或经肛门等途径给药。①口服:新生儿 80 $\mu g/kg$,每 4~6 小时 1 次,儿童 200~500 $\mu g/kg$,每 4 小时 1 次。②静脉和皮下:起始剂量新生儿 25 $\mu g/kg$ 开始,儿童 50 $\mu g/kg$,根据患儿反应确定持续输注速率 10~25 $\mu g/(kg·h)$。③患者自控镇痛(PCA):冲击剂量 10~20 $\mu g/kg$,锁定时间 5~10 分钟,背景剂量 0~4 $\mu g/(kg·h)$。④护士控制镇痛(NCA):冲击剂量 10~20 $\mu g/kg$,锁定时间 20~30 分钟,背景剂量 0~20 $\mu g/(kg·h)$(<5 kg 无背景剂量)。

芬太尼:强效镇痛药,起效较快,作用时间较短,可经皮肤和经黏膜使用。术后可小剂量冲击给药镇痛。随持续输注时间延长,其半衰期也相应延长。①单次静脉注射:0.5~1.0 $\mu g/kg$,新生儿减量。②持续静脉输注:0.3~0.8 $\mu g/(kg·h)$。③PCA:负荷剂量 0.5~1.0 $\mu g/kg$,背景剂量 0.15 $\mu g/(kg·h)$,单次冲击剂量 0.25 $\mu g/kg$,锁定时间 20 分钟,最大剂量:1~2 $\mu g/(kg·h)$。

舒芬太尼:镇痛强度是芬太尼 7~10 倍,起效迅速。①单次静脉注射:0.05~0.10 $\mu g/kg$。②持续静脉输注:0.02~0.05 $\mu g/(kg·h)$。③PCA:负荷剂量 0.05~0.10 $\mu g/kg$,背景剂量 0.03~0.04 $\mu g/(kg·h)$,单次冲击剂量 0.01 $\mu g/kg$,锁定时间 15 分钟,最大剂量 0.1~0.2 $\mu g/(kg·h)$。配置时,1.5~2.0 $\mu g/kg$ 溶于 100 mL 液体中,使用 48 小时,背景输注为 2 mL/h,单次冲击剂量为 0.5 mL。

曲马多:弱阿片类镇痛药,可通过口服、静脉给药,用于缓解轻到中度疼痛。常见不良反应为恶心呕吐、呼吸抑制(较阿片类药物少见)、过度镇静和大小便潴留。推荐剂量为 1~2 mg/kg,每 4~6 小时 1 次,静脉持续输注为 100~400 $\mu g/(kg·h)$。

(3)非甾体抗炎药(NSAIDs):是治疗轻到中度疼痛的有效药物。NSAIDs 用于术后镇痛的主要指征是:①中小手术后镇痛;②大手术后与阿片类药物联合镇痛,有显著的阿片节俭作用;③治疗 PCA 停用后残留痛;④术前给药,发挥其抗炎和抑制神经系统痛觉敏化作用(表 6-12)。

(4)对乙酰氨基酚:轻度疼痛可单独使用对乙酰氨基酚镇痛,中度疼痛可与 NSAIDs 或可待因等联合应用。口服 30~60 分钟后药物浓度达到峰值,直肠给药后需经过 1.0~2.5 小时才能达到最大血药浓度,静脉给药起效快,但需在

15 分钟内缓慢输入。直肠给药剂量为 30 mg/kg,间隔时间 6～8 小时,最大剂量维持时间 48 小时。

表 6-12　小儿 NSAIDs 推荐剂量

NSAIDs	口服(mg/kg)	间隔时间(h)	日最大剂量 mg/(kg·d)	应用年龄
布洛芬	10	6～8	40	>6 个月
双氯芬酸	1	8	3	>1 岁
酮洛芬	1	6	4	>6 个月
塞来昔布	1.5～3.0	12	6	>1 岁

3.小儿术后疼痛治疗注意事项

(1)术后镇痛是外科治疗的一部分,在麻醉期间,应给予充分的镇痛药物,包括阿片类药物、局麻药和其他药物。患儿的麻醉医生有责任制订具体的术后镇痛方案。术后疼痛治疗应该在麻醉后恢复室(PACU)就开始,证实镇痛方案安全有效后才能让患儿离开 PACU。

(2)术前告知家长术中给予的镇痛药药效术后会较快消失,所以患儿需要进一步的镇痛治疗。疼痛在术后 24～72 小时内最为严重,个别患儿可能持续数日或更长。

(3)术后早期可定时给药,后期可以根据疼痛评估结果按需给药。

(4)术后宜多模式镇痛(神经阻滞和静脉内用药、几种镇痛药联合应用)。

(5)不同患儿对镇痛药物的敏感性不同,镇痛药物应用应个体化。

(6)必须评估镇痛效果和可能的不良反应。使用阿片类药物的患儿,应定时监测呼吸频率,最好监测 SpO_2。

(7)应积极预防和治疗术后恶心呕吐,而不是简单取消镇痛药物的使用。

(8)不是成人使用的所有镇痛药物都能够用于小儿,须注意药物使用说明和相关文献,决定用药。

总之,小儿术后镇痛应根据患儿年龄、手术类型和临床情况合理给药,提供安全、有效、个体化的镇痛方案,努力达到最大的镇痛效果、最小的不良反应和最佳的生理功能恢复。

第二节　老年患者的麻醉

老年人多伴随各种疾病。随着我国老年社会的临近、卫生保健水平的提高和手术技术的进步,老年人的手术概率逐步增多,因此麻醉医师正面临老年患者手术麻醉处理的挑战。通常将 65 岁以上的人界定为老年人。但是,单纯用年龄划分老年与否仅存有统计学意义,如从麻醉的角度考虑,人的衰老进程不仅存在个体差异,而且有些人生理功能的衰退并不与年龄一致,即生理年龄与实际年龄不一致,前者更为重要。生理年龄体现了器官功能的储备能力,术前评估时可根据患者的具体体能状况而评定。一般认为,随着增龄,各脏器发生退行性变,生命功能的适应代偿能力不断衰减。大量统计资料表明,70 岁以上老年人与手术相关的病死率约增加 3 倍,高达 14%～20%,其中与麻醉有直接关系者为 2%。所以,处理老年患者的麻醉,除了成人麻醉的一般原则外,还应根据老年患者的生理衰老、病理变化和其药代动力学特点,选择适当的麻醉方法、药物,在麻醉管理方面加以特殊考虑,以确保麻醉及手术安全。

一、老年患者麻醉的要点

(1)衰老意味着各系统器官的储备功能进行性减退,但对每一个体而言这些衰老变化的发生时间与程度是不同的。

(2)一般认为,老年人对麻醉药物非常敏感,少量的药物就可以达到理想的麻醉效果,药物的作用时间相应延长。

(3)老年患者麻醉的关键问题是维护老年人的生理功能平稳,管理的重要目标是促使老年人尽快苏醒并避免其生理功能下降。

(4)预测老年人手术风险和预后的 4 个主要因素是年龄、老年人的生理功能和并存疾病、择期还是急诊手术、手术类型。

(5)需对衰老伴随的疾病有高度的警惕性,必须在手术前了解与此疾病关联的器官和系统的储备能力。

(6)认知功能障碍和谵妄是老年人围术期需加以考虑的特殊问题。

(7)针对老年人病史、体检和手术要求所进行的有选择性检查项目比例行的常规检查更重要。

(8)术前并存的疾病比麻醉管理更易导致术后并发症,需针对并存疾病和手术步骤有针对性地制订围术期处理措施。

(9)对老年人呼吸和肺的管理在预防并发症、病死率方面有特殊的重要性。

二、老年生理病理及药理特点

(一)生理病理特点

1.神经系统

中枢神经、外周神经及自主神经系统均可发生随年龄相关的退变和功能下降。中枢神经系统的老年性改变在解剖上表现为脑组织体积缩小、重量减轻和脑沟增宽。脑体积减少的速度在 60 岁后明显加快。

脑体积缩小主要由神经元数量减少所致。据估计平均每天约有 5 万个神经元死亡丧失。其中功能性神经元,尤其具有合成神经递质功能和其他特殊功能的神经元亚群死亡和丧失最多,如大脑和小脑的皮质、丘脑、蓝斑和基底神经节等。不同年龄段神经元丧失速度有所差异。90 岁以后上述部位神经元丧失达 30％～50％,基底神经元甚至可完全丧失。神经元的丧失还可致神经元间复杂的多突触联系遭受破坏。由于脑内特殊区域功能性神经元减少,与其有关的神经元递质,如多巴胺、去甲肾上腺素、酪氨酸、5-羟色胺等也相应减少,而其分解酶,如单胺氧化酶、儿茶酚-O-甲基转移酶等的活性增加,造成脑内神经递质不足。与此相应的改变是神经胶质细胞的增多,引发中枢炎症反应,可导致认知、情感等方面障碍,如老年痴呆、帕金森综合征、多发性硬化症等。

尽管脑组织及其功能发生以上变化,健康老年人两侧大脑的电活动、脑代谢及脑血流仍可保持正常。脑血流量虽较年轻人减少约 20％,但与神经元密度的减少相平行,即单位脑组织的血流量并无明显改变。大脑皮质和皮质下中枢对局部代谢的调节方式也无明显改变。只要没有明显的脑动脉硬化和卒中危险因素,老年人的脑血管能维持对体循环血压变化的舒缩反应及对过度通气和低氧的缩血管反应。这提示通常呼吸、循环指标改变对脑循环产生的影响仍适用于老年人。

衰老不仅表现为中枢神经系统和神经元的改变,神经传导通路上包括脊髓内的皮质脊髓束和外周传入、传出神经内的神经纤维也发生变化,如神经纤维数量减少和排列纷乱等改变,电生理上表现为传导速度减慢和信号幅度减低的传导受阻现象。因此老年人各种感觉的阈值普遍增高。老年人皮肤痛觉小体大量减少也是痛觉降低的原因之一。此外,脑内许多区域的阿片受体随年龄的增加而减少。老年人这种内源性阿片系统的改变可能与其对吗啡或其他麻醉性镇痛药敏感性增高及对吸入麻醉药的 MAC 降低有关。

老年人的自主神经系统同样经历着衰老性退变,包括神经元丧失、受体和神经递质数量和功能的改变,从而导致自主神经功能减弱。交感-肾上腺系统中重要组成部分肾上腺素髓质的体积随年龄的增加而减少。虽然老年人在静息或运动、应激状态下血浆去甲肾上腺素和肾上腺素水平较年轻人增高,但这可能是靶器官上 α 和 β 肾上腺素能受体作用下调所致。

当体位改变或心排血量降低时,机体的压力反射通过交感神经迅速提高心率和血压以维持循环功能的稳定。这种反射活动在老年人明显减弱,因此体位的迅速改变或血容量略有不足时,即可出现收缩压明显下降。老年人遇寒冷刺激时的缩血管反应也明显减弱。老年人这种自主神经系统功能衰退的临床意义在于:当应用麻醉药物或麻醉方法使血浆儿茶酚胺浓度降低或迅速产生交感神经阻滞时,及麻醉诱导后或翻身摆体位时,均易致严重的低血压。

2.心血管系统

随着增龄,老年人心血管疾病的发病率显著上升。老年人心血管系统衰老的表现主要在如下几个方面。

(1)形态学改变:心肌萎缩、心壁脂肪浸润、心瓣膜钙化并关闭不全、传导系统退行性变。

(2)功能改变:由于心率减慢和每搏量减少,每增龄 10 岁心排血量约减少 10%。由于承受应激压力时,心率不成比例增加,以及心肌等张收缩和舒张时间的延长,心肌纤维的顺应性降低等因素的影响,老年人心脏贮备能力降低,对外界和内环境改变的应激反应能力下降。近来因老年人高血压、冠心病、糖尿病发生率高,有学者提出重视这些疾病致老年人左心舒张功能减退的问题。左心室舒张功能减退致心室舒张末压力增加、心房增大,易发生心房纤颤和扑动;在输液过多,手术应激状态下易发生舒张性心力衰竭,轻者表现为肺淤血,重则表现为肺水肿。

(3)血管老化及血压的改变:随着年龄增加血管中弹力纤维逐渐变硬、脆弱、断裂,胶原蛋白纤维增加,动脉的弹性减弱,主动脉中层有局限性胶原增加,从而使脉搏压增宽及收缩压升高,但对舒张压影响小。

老年人交感神经系统活性降低,血管退行性改变,超微结构的改变主要表现为心肌纤维的退行性变,导致心率和心排血量减少,各脏器的供血减少;但不同脏器尚有差异。流向脑部和冠状动脉的血流量高于按比例减少量,而流向其他器官,尤其是肾的血流量低于按比例减少的量。

(4)ECG 及 UCG 改变:ECG 主要表现为 P 波振幅减低;P-R 间期不变或随着增龄而延长;QRS 波幅度减低,振幅增宽,电轴左偏;Q-T 间期延长但不超过青年人正常上限；T 波低平，有的老年人可见 $V_4 \sim V_6$ 导联 S-T 段轻度压低，心电轴左偏等；老年人 UCG 表现除了 SV 减少外，二尖瓣前叶活动明显减弱；EF 斜率下降速度减慢，室间隔增厚；主动脉内径增宽和管壁活动幅度减弱，多伴有左室舒张功能减退。

3.呼吸系统

老年人由于肋软骨钙化，肋间肌萎缩，肺泡和肺泡管弹性组织减少，表现为气体交换和通气功能的改变。1 秒钟用力呼气量（FEV_1）和最大肺活量（FVC）逐年减少（每年减少 $20 \sim 30$ mL）。FEV_1 与 FVC 比率在年轻人为 83％，70 岁老年人仅为 68％。

由于顺应性下降、肺纤维化、肺泡过度扩张和小气道塌陷，肺活量也明显降低，老年性肺气肿致 RC 和 FRC 增加，使生理无效腔加大，$\dot{V}/\dot{Q}$ 失常，氧的弥散能力降低。因而老年人均有不同程度的呼吸功能减退，易发生缺氧。老年人喉反射的减弱和气管内纤毛活动差，呼吸肌萎缩，咳嗽无力，分泌物不易排出，易发生肺部并发症。

基于老年患者术后肺部并发症的发生率高，因而术前对于肺部情况的了解和估计不能忽视。在一般成年人中，上腹部或开胸手术后可使肺活量下降 75％，下腹部手术可下降 50％，术前已有肺功能减退的老年患者难以承受手术创伤的打击，将致肺部并发症发生率比肺功能正常者高出很多。

4.消化系统和肝脏

（1）老年人胃肠血流量降低，胃黏膜不同程度萎缩，唾液及胃液分泌减少，胃酸低。由于胃排空时间延长，肠蠕动减弱，结肠平滑肌收缩力降低使老年人术后易发生便秘和肠麻痹。

（2）老年人肝血流与肝实质细胞减少成正比，肝血流量可减少 40％～50％。随年龄老化，肝脏微粒体酶系统可因肝脏疾病或药物治疗的影响而受到损害。老年人肝脏合成蛋白质能力降低、血浆蛋白减少、白蛋白和球蛋白比例下降。因此，老年人功能性肝组织减少和随之发生的肝血流灌注降低使药物生物转化减慢，作用持续时间延长。值得注意的是老年人胆道结石的发生率较高，60 岁以上的老年人中 20％～40％可有胆囊结石，50 岁的老年人胆总管结石的发病率也显著升高，60 岁以上为年轻者的 4 倍。胆道的反复感染和阻塞必将损害肝脏的功能。同时，胆道梗阻的患者，由于肠内胆盐减少，肠道内毒素增加，麻醉和手术后肾功能与肺功能衰竭的发生率也有所增加。

5.泌尿系统

老龄化对肾的影响主要是肾组织萎缩,重量减轻,肾单位数量平行下降。到80岁较青年人肾脏总体积减少约30%。肾血流降低随年龄增长而加大,80岁时肾血流量可降低50%,约有一半肾功能单位已丧失或无功能。另外肾小球滤过率和肾浓缩能力降低,80岁时肾小球滤过率约降低50%,但由于老年人体内肌酐生成减少,因此,一般情况下不会导致血浆肌酐值增高。由于代偿性肾小球滤过率增加,肾小球滤过率的减少缓于血浆流率的降低。

老年人肾脏不仅滤过减少,其重吸收、浓缩、稀释功能及维持细胞外液容量和对电解质和酸碱平衡的调节能力均明显降低。老年人对抗利尿激素的反应及口渴的敏感性降低,易致水分排出过多和摄取不足而脱水,并存糖尿病的老年人在手术应激下易发生高渗性非酮症昏迷。肾脏对缺钠的反应性迟钝及保钠能力降低,易致失盐和细胞外液容量进一步减少。老年人血浆肾素浓度及活性降低达30%~50%,血浆醛固酮的浓度也降低,远曲小管排泄钾和重吸收钠的作用减低,易发生血钾增高。体内 H^+ 有赖于与氨结合形成铵离子排出体外。老年人肾皮质减少殃及氨的产生和 H^+ 的排泄,使对抗代谢性酸中毒的能力明显下降,因此老年人维持水电解质和酸碱平衡的能力降低,易发生失代偿改变。麻醉时用药对部分或者全部经肾脏排出体外的麻醉药和其他一些药物(如阿曲库铵等),将会使这些药物效果增强,清除时间延长,因而药物作用时间延长。如反复给药容易产生蓄积现象。另外男性老年人常有前列腺肥大,术后尿潴留发生率较高。由于高血压和糖尿病易损害靶器官,并存此类疾病的老年人的肾功能保护在围术期格外重要。

6.内分泌系统及代谢

下丘脑-垂体-肾上腺皮质轴和交感-肾上腺髓质轴构成内分泌系统调节应激反应的两大通路。由于老年人内分泌腺逐渐衰退,故其应激反应能力逐渐下降。在手术、感染、麻醉的打击下自身防御反应脆弱,表现在术后老年人易出现虚弱,而虚弱与术后转归直接相关。老年人的新陈代谢明显降低,甚至趋于紊乱,出现一系列的代谢性疾病,如糖尿病、甲状腺功能减退与甲状腺功能亢进等。老年人糖耐量下降,2型糖尿病发生率增高,伴发的糖代谢紊乱所致的心脑等血管性疾病增多,如冠心病、心肌梗死、脑卒中、胸腹主动脉瘤和外周血管栓塞。

老年人由于肌肉组织的减少和甲状腺素水平的下降,在体力活动多的老年男性其最大氧耗量约降低30%~50%,但无论男女,老年人静息时均有明显的氧耗量降低。30岁以后基础代谢率约每年降低1%。因此,老年人对麻醉药的代谢与排泄都较慢,代谢降低和老年人对体温调节能力降低,在术中室温较低时,血管收缩反应减弱,寒战反应也较微弱,体内热量容易丧失过多而出现体温下降或意外低温;所以,手术期间应注意保温。相反,温热的环境下其外周血管扩张反应也较弱,易致体温升高。麻醉后可进一步抑制体温调节功能,使老年人体温更容易受室温改变的影响。因此,对老年人手术患者围术期应保持在适宜温度环境中,以维持患者体温在正常范围内。

7.血液系统

老年人造血功能减退,血红蛋白较低,血容量较低,血管通透性较差,既不能耐受失水,又不能耐水过多。因血流缓慢,循环时间延长,使药物峰浓度延迟出现;在轻度失水又活动很少时,加之老年人血管内皮细胞受损,血小板黏附和聚集性增高,血浆纤维蛋白原,凝血因子浓度高等易发生血栓。

8.其他

老年人除了上述各系统的病理生理改变外,尚可因组织代谢、免疫反应、水电平衡及周身性的组织功能老化退变等方面的异常而使某些疾病在老年人中易于发生,如癌肿、糖尿病、肥胖、骨关节增殖、落牙、肌肉萎缩、皮肤弹性丧失及听、视力减退等,这些病态改变均可造成麻醉管理的困难和促成并发症的发生,因而在施行麻醉时均应加以全面考虑。

(二)药理特点

由于衰老的生理学改变,必然导致药代学和药效学的相应变化。老年人在药代动力学方面的改变主要是药物在体内的分布和消除速率。这两个因素又主要取决于机体的组织构成成分和肝肾功能情况。药代动力学、药物的消除半衰期($t_{1/2\beta}$)决定于药物的表观分布容积(V_d)和血浆清除率(CL)。药物的稳态V_d增大(或)CL降低均会延长药物消除时间。

1.血浆蛋白浓度改变

临床所用麻醉药物的作用在某种程度上与血浆蛋白的结合程度有关。老龄化时循环血浆中蛋白浓度减少使药物与蛋白的结合量下降,从而导致药理活性(游离)的药物浓度增高,产生异常的药物效应。其结果是药效增强或不良反应增多。一般有以下四种因素降低药物与血浆蛋白的结合率:①循环血浆蛋白,尤其是白蛋白浓度降低;②血浆蛋白质理化性质的改变降低了药物与其结合能力;③其他药物与麻醉药竞争血浆蛋白的结合率;④某些疾病限制血浆蛋白与麻醉药物的结合,如尿毒症。

2.老年人机体组织构成成分的变化

老年人机体组织构成的变化主要是脂肪组织百分比增加,无脂肪组织减少(肌肉量减少),体液总量减少,这些都将改变药物在体内的表观分布容积。一般来说,脂肪量增加,则脂溶性高的药物 V_d 增大;肌肉量减少,则水溶性药物的 V_d 减少;体液总量减少,V_d 相应减少。因麻醉药及辅助用药大多是脂溶性的,所以 V_d 的增大成为老年人药物消除时间延长的主要因素之一。

3.肝肾功能改变

如前所述,麻醉药物进入体内后主要通过肝脏代谢消除和肾脏的排泄。老年人肝肾功能下降,对麻醉药的代谢和排泄必然会造成不同程度影响。肝脏是代谢麻醉药的主要器官,如肝血流和肝组织的减少,必将降低那些依赖肝脏进行代谢的药物清除率。常见药物有氯胺酮、异丙酚、吗啡、哌替啶、芬太尼、舒芬太尼、咪达唑仑等。

4.吸入麻醉药

老年人行吸入麻醉时,如吸入氟烷和异氟烷,所产生麻醉效果的 MAC 比年轻人低。40 岁以后每增长 10 岁,MAC 将下降 4% 左右,至 80 岁时老年人氟烷的 MAC 为 0.64。这些药效数据的改变与年龄具有相关性,即老年人生理退化导致的药代动力学改变。由于老年人心排血量降低,对吸入麻醉药的摄取和分布造成影响,使吸入麻醉药的肺泡浓度升高较为迅速,且使作用中枢神经的麻醉抑制效应增强。

5.静脉麻醉药及阿片类药物

老年人由于肝血流量减少,中枢神经功能减退,分布容积降低及心排血量的改变造成中枢对巴比妥类、麻醉镇痛药和苯二氮䓬类药物的敏感性明显增高。如硫喷妥钠使意识消失的半数有效量(ED_{50}),老年人为 1.8 mg/kg,比年轻人所需的 2.8 mg/kg 量少,其催眠剂量减少 30%。对 EEG 产生抑制的剂量也明显下降;依托咪酯的药效也较明显增强。产生镇静所需地西泮剂量也相对减少。咪达唑仑用于麻醉诱导时,增龄因素明显使剂量减少。镇痛药在老年人中药效明显增强,如吗啡药效可增强近 4 倍。哌替啶静脉注射后清除率也减少 45%,使 $t_{1/2\beta}$ 由年轻人的 4 小时延长到老年人的 7.5 小时。芬太尼在老年人应用时,半衰期将延长并可能产生蓄积。所以麻醉药物和镇痛药应随年龄增长而减少其用量。

时-量相关半衰期是指在连续静脉输注过程中,任意时间停止输注时血药浓度下降 50% 的时间,较终末清除半衰期($t_{1/2\beta}$)更适用于多室模型且需要持续静脉输注的药物。老年患者可能由于生理和病理因素使药物消除速率减慢,血浆清除率降低,生物半衰期延长。因此选用时-量相关半衰期短的静脉全麻药物,可使老年患者麻醉的可控性增强。此外,由于老年人血液黏滞度的增高、心肌收缩力的减少等因素,使循环时间延长,药物达峰时间也延长,如咪达唑仑 2～5 分钟,芬太尼从 3 分钟到 6～8 分钟。因此临床应用中要注意达峰时间的延迟,使药效高峰作用延后对机体的影响。

(1)苯二氮䓬类:老年人对这类药物在药效学上比青壮年敏感。就临床镇静而言,青壮年剂量为老年人剂量的 3～4 倍。由于该类药物经肝微粒体酶氧化降解,其清除率则随年龄增长而降低。咪达唑仑的清除率 80 岁时比 20 岁时减少约 30%,其半衰期比年轻人延长 1 倍以上(从 2.5 小时延长至 5.6 小时)。

(2)依托咪酯:该药由于其安全性和对血流动力学影响较小,因而常用于老年人麻醉的诱导。老年人常用剂量为 0.1～0.2 mg/kg。此外,由于其对呼吸的抑制较小,可用于伴有较严重的呼吸和循环功能障碍的老年患者进行短小手术。

(3)丙泊酚:此药时-量相关半衰期较短,诱导和苏醒较快,适用于老年人。一般成人诱导量为 2.25～2.50 mg/kg,而老年人则仅需 1.50～1.75 mg/kg。用量超过 1.75 mg/kg,或注射速度过快,容易出现低血压等不良反应。老年人对丙泊酚的清除率也降低,故维持用量宜减少。

(4)舒芬太尼:属于选择性的 μ 受体激动剂,其镇痛效果是吗啡的 1000 倍,阿芬太尼的 40～50 倍。由于脂溶性高(约为芬太尼的 2 倍),240 分钟输注后时量相关半衰期为 33.9 分钟。舒芬太尼在组织中无明显蓄积现象,在脂肪和肌肉组织中易清除。

(5)瑞芬太尼:是一种超短效亲脂性芬太尼衍生物,终末半衰期 9.5 分钟,长时间输注无蓄积作用。瑞芬太尼在组织和血浆中被非特异性酯酶水解代谢,不受血浆胆碱酯酶及抗胆碱酯酶的影响,不受肝、肾功能及年龄、体重、性别的影响,大约 95% 的瑞芬太尼代谢后经尿排泄,主代谢产物活性仅为瑞芬太尼的 1/4600。故起效快,维持时间短,适用于老年患者。瑞芬太尼用量有随年龄增加而减少的趋势,老年人使用时首量可为青壮年的 50%。

6.肌肉松弛药

由于老年人肌肉萎缩和肝肾功能减退及血浆胆碱酯酶水平降低,故去极化肌肉松弛药(如琥珀胆碱)用量下降;非去极化肌松剂药物作用时间延长。因此,用量相比较成人减量,反复追加时需注意蓄积作用,术后肌力和呼吸恢复延迟。阿曲库铵和顺式阿曲库铵的代谢为霍夫曼效应,与年龄无关,其清除率不受年龄影响,故适合老年患者使用。

三、老年患者麻醉特点

(一)麻醉前准备及评估

基本原则同普通患者的麻醉准备及评估;但认识老年人的病理生理特点,根据其具体病情,麻醉前作出全面的分析评估,进行充分的术前准备,制订出最合适的麻醉方案,成为减少老年患者术后并发症的重要一环。即使对于急症老年患者,也应特别强调术前短暂的准备。

术前评估是实施麻醉前的第一步,除常用的术前评估方法外,由于部分老年人生理年龄与实际年龄不相符合,建议采用代谢当量水平(metabolic equivalent levels,MET)去评估老年人的体能状态。由于 MET 与患者体力活动时氧耗密切相关,间接反映出患者体能状态,即生理功能如何,对指导麻醉准备与实施有重要参考价值。

老年高血压患者术前会使用肾素血管紧张素转换酶抑制剂或受体拮抗剂治疗。此类药物易于造成术中顽固性低血压,术前若能换用其他抗高血压药物为宜。因并存疾病治疗的需要,部分老年人使用阿司匹林、非洛地平缓释片和华法林等抗凝药物,麻醉选择与管理中要认真考虑与准备。

(二)麻醉前用药

老年患者应用麻醉前用药的目的为达到镇静,有睡意,对周围环境没有敏锐的反应,但又不造成患者的呼吸与循环抑制。由于患者代谢率低,各器官呈退行性变,应激能力降低,所以用药量宜小。巴比妥类药不常规应用,可用小剂量咪达唑仑以镇静。老年人青光眼发病率高,对这类患者忌用抗胆碱能药。老年人伴有心动过缓,麻醉前可给予阿托品。在并存缺血性心脏病老年人,为避免阿托品增加心率和心肌氧耗的不利影响,可以考虑选择盐酸戊乙奎醚注射液。也可改用东莨菪碱,但会引起老年人谵妄,宜慎用。

(三)麻醉选择

麻醉方法选择宜从保障手术需要和老年人安全两方面考虑。

1.局麻

局部浸润适用于表浅部位时间短小手术。四肢手术可采用神经阻滞麻醉,如臂丛神经阻滞、坐骨神经阻滞等,较安全有效。近来,神经刺激器和超声定位的应用使神经阻滞更精确,在老年人肢体手术的应用增多。但由于老年人药代动力学的特点,局麻药的剂量应适当减少,并需注意药物的不良反应。

2.硬膜外阻滞

硬膜外阻滞常用于腹部、盆腔和下肢手术,以连续导管法多用。因老年人神经根蛛网膜绒毛显著增大,使硬脊膜的渗透性增高,硬膜外腔局麻药可弥散到硬膜下腔,3~5 mL的试验剂量有可能出现高平面的硬膜外阻滞效果。其次,老年人由于棘间韧带和黄韧带钙化,硬膜外间隙缩小,椎间孔狭窄甚至闭锁,注入的药物向椎旁扩散减少,以致在硬膜外腔扩散较广,增大了吸收面积而致弥散加快,起效时间明显缩短,阻滞范围较年轻人广。因此,老年人硬膜外用药量要减少,宜采用小剂量分次用药。当重复加药时,要注意老年人因体内血浆 α-酸球蛋白量增高对酰胺类药结合力增加,清除率较低,致消除半衰期延长,药物易在体内蓄积。由于交感神经受到一定阻滞,麻醉期间应避免血压骤降,血压下降幅度应控制在收缩压不超过基础血压的 1/3;舒张压保持于稍高基础压的 2/3 以上。辅助用药以小剂量为原则,镇静时达到能唤醒程度即可。警惕由于麻醉平面高及辅助用药过量对呼吸的明显抑制。还应警惕老年患者椎前动脉硬化,麻醉中若发生严重低血压或低血压时间过长、或局麻药中肾上腺素浓度过大,将造成脊髓缺血,可导致脊髓前动脉缺血综合征。

3.蛛网膜下腔阻滞

老年人是否能用蛛网膜下腔阻滞麻醉,应视其循环、呼吸代偿功能及手术部位而定。通常肛门、会阴及下肢手术可用,代偿功能好的患者下腹部手术亦可用,但应控制好阻滞平面。老年人应用蛛网膜下腔阻滞时的特点:①老年人脑脊液压力低、容量小,局麻药在蛛网膜上腔易扩散而致平面高;②由于老年人局麻药在蛛网膜下腔吸收缓慢,脊髓及脊神经退行性变对局麻药敏感性增高,以致感觉、运动神经阻滞起效时间缩短,持续时间延长;③老年人多有脊椎畸形、骨质增生及韧带钙化,穿刺时可能困难。鉴于上述特点,在具体实施时宜注意:用药量适当减少,注入速度不可太快,调节体位要缓慢进行,严格控制麻醉平面在 T_8 以下,以保留交感神经反应,减少心血管抑制。

上述两种阻滞,腰椎穿刺前要开放静脉适当输液扩容,防止血压下降。一旦血压下降,给予缩血管药物。遇有棘上、棘间韧带钙化穿刺困难时,则改用侧入法。

4.全身麻醉

老年人选用全身麻醉时,应尽量减少药物对呼吸循环功能的干扰。维护心肌氧的供需平衡及重要脏器的血液灌流。不论用何种药物均应注意老年人药代动力学的特点,并应注意如下事项。

(1)诱导力求平稳:建议采用有创动脉测压,或将无创血压监测设置为连续或 1 分钟间隙,适时动态描绘血压变化。因诱导药物达峰时间延长,用药后要有充足的观察时间,除因老年人生理变化引起剂量减少外,最近的联合诱导方法也使各种药物剂量减少。权衡利弊用药,以小剂量分次静脉注入为原则;诱导同时备好各种血管活性药物,以针对循环改变及时应用从而达到循环稳定的目的。老年人面颊凹陷,面罩给氧时容易漏气,应事先准备好纱布垫塞。老年人牙齿松动残缺不全,软组织松弛易舌根后坠,呼吸道不易保持通畅;插管时喉镜嵌入缺齿间隙影响暴露或压伤齿龈,事先应检查好,做到有所准备,或改用光棒、纤支镜等其他辅助插管工具。

(2)麻醉过程中须密切注意所用药物相互间及与术前治疗用药的协同或拮抗作用,注意各项监测指标的变化,适时采用干预措施。

(3)采用吸入麻醉:必须注意老年人因心排血量减少,高浓度全麻药吸入时对呼吸、循环可有明显的抑制。七氟烷对循环影响比异氟烷轻。七氟烷为新型吸入麻醉药,血气分配系数较小、循环抑制轻、肾脏毒性及对内分泌影响均较小,其麻醉诱导速度迅速、麻醉维持平稳、苏醒快速完全,对心肌缺血和再灌注损伤有一定保护作用,可控性强,是易于管理的吸入麻醉药。地氟烷的血/气分配系数小于七氟烷,也适用于老年人吸入麻醉,尤其门诊手术时应用。

(4)不论用全凭静脉或静吸复合麻醉,均应警惕药物在血中的半衰期延长。

(5)对肌肉松弛药的选择应根据各种肌肉松弛药的药理,结合老年患者的肝肾功能、心电图、血流动力学的改变与电解质情况,不论用哪一种药,用量均应相应地减少。

(四)术中监测

老年人麻醉期间需严密监测各项生理指标。在常规监测中,心电图监测最好采用 5 导联做 ST 段分析,有利于心肌缺血及时发现和治疗。老年患者,特别是老年高血压患者,血管弹性功能显著减退,有可能发生高血压危象,而引起脑卒中、心肌缺血等事件。有创动脉测压能够及时、准确和直观地反映血压的变化,可以捕捉血压瞬间的变化,从而使手术患者在麻醉和手术过程中的血压变化能够及时准确地得到处理和救治,为病情的判断和药效的评价提供可靠的依据。监测呼气末 CO_2($P_{ET}CO_2$)指标,可及时获得肺通气和循环功能改变等信息。同时随着外科水平的不断进步,腔镜手术的使用日益广泛,因此术中对老年人加强 $P_{ET}CO_2$ 及 SpO_2 的监测至关重要。较大手术应监测体温及尿量。对于手术时间较长、估计出血量较多,或者合并有严重心、肺、肾脏等疾病的老年患者,可行中心静脉压监测、TEE、Swan-Ganz 漂浮导管技术,了解血流动力学变化。此外,麻醉期间有些患者还需行动脉血气分析、血糖、电解质等测定。

(五)术毕恢复期管理

老年人术毕应送入 PACU 留观,椎管内麻醉或神经阻滞的老年人,等待麻醉平面消退到安全平面下,无异常并发症,循环呼吸平稳后可返普通病房。全麻术毕在 PACU 等待拔管时机成熟,拔出气管导管后继续观察,在患者意识和保护性反射恢复,血压、脉搏、呼吸均稳定后方可送回病房,一些危重患者需送入重症监护室继续进行监护和治疗。

四、术后常见并发症

(一)呼吸系统功能障碍

在术后各种并发症中,肺部并发症最为常见。肺部并发症中首先是肺不张,多因腹部、手术后呼吸活动受到限制,肺底部、支气管内分泌物积聚,变稠而堵塞,使肺泡内气体不能呼出,为组织间液和血液所吸收,以致肺泡壁收缩,造成肺不张。此外,误吸也可引起肺不张,肺不张感染后可继发肺炎。肺不张早期表现为低氧血症,影响气管导管的早期拔除。术后 1 天内患者烦躁不安,呼吸和心率增快,接着出现气急、呼吸困难、发绀和严重缺氧。继发感染时即出现发热,老年患者对缺氧耐受力差,较大程度的肺不张可致心律不齐,甚至心搏骤停。术后治疗主要是解除支气管阻塞,排出稠痰,最简单办法是鼓励患者深呼吸,用双手按住患者季肋部或切口两侧,用力咳嗽、咳痰。麻醉管理中可采用小潮气量、高频率、适时加用 PEEP 呼吸模式。减少晶体液过多的输入,术后给予氧疗,有助于减少肺不张的发生。

老年人术后肺炎:老年人术后肺炎多为支气管肺炎。最常发生在肺底部,多为双侧性。常在术后第 2 天以后发生,如继发于肺不张者则常在术后 6~7 天发病。表现为咳嗽、痰量增加、发热、呼吸困难等。可有发绀、白细胞增多、核左移等。体检可听到支气管性呼吸音、呼吸音减弱或湿性啰音、叩诊浊音等。胸部X 线检查常可见云絮状小斑片状阴影。

由于近年来术中辅助应用芬太尼,虽然术毕作用消失,但回病房后 30~45 分钟有可能再出现呼吸抑制,称为双相性呼吸抑制,即术中切口疼痛使 CO_2 反应曲线维持正常,而回病房后不再有切割疼痛刺激,出现迟发性呼吸抑制或呼吸遗忘。

(二)循环系统功能障碍

1.高血压

术中麻醉过浅或不完善和术后止痛不全是血压升高的常见原因。原有高血压的患者停用降压药也可使血压失控。气管内吸痰和拔管前静脉注射泵输注硝酸甘油可有效防止高血压的发生,也可使用艾司洛尔或美托洛尔分次静脉注射,到血压心率控制满意为止。

2.低血压

低血压最常见的原因是血容量不足,其次是心排血量降低或广泛的周围血管扩张,积极补液即可纠正血容量不足诱发的低血压。对心排血量降低引起的血压下降,在尽力解除诱因的同时,如收缩压低于 10.0 kPa(75 mmHg),为防止心肌缺血,应立即给予升压药支持。宜使用加强心肌收缩力的药物,如多巴胺每分钟 $2\sim5$ µg/kg。

3.心律失常及治疗

术后心律失常多由于血压上下波动过剧造成心肌供血不足,或由通气不良造成缺氧和 CO_2 蓄积所致,全身麻醉过浅或椎管内麻醉阻滞平面不够时遇伤害性刺激,特别在牵拉内脏时,易发生心动过速或心动过缓及其他心律失常。窦性心动过速时,为防治心肌缺血,首先要控制心率在 100 次/分以下。治疗窦性心动过速最有效而常用的是 β 受体阻滞剂,如艾司洛尔 20 mg 缓慢静脉推注或每分钟 $50\sim300$ µg/kg 静脉滴注。如有支气管哮喘则宜改用钙通道阻滞剂。治疗目标是心率减慢的同时 ST-T 改善。心动过缓常见于有病态窦房结综合征、低温、心肌缺血、结性节律和长期服用 β 受体阻滞剂的患者。如属窦性而且血压正常,心率在 50 次/分以上,并不一定要处理。若伴有室性节律或低血压,则必须及时治疗。一般用阿托品 $0.5\sim2.0$ mg,必要时采用体外或经静脉起搏。对室上性心动过速可给予胺碘酮、普罗帕酮等;对频发室性期前收缩给予利多卡因或普罗帕酮等;对有充血性心力衰竭或心房纤颤伴心室率过速者,可给予洋地黄类药物治疗。

4.心功能不全

由于老年人心功能储备降低,在过度应激和输血输液不当等扰乱下,易发生充血性心力衰竭,表现为颈静脉怒张、心动过速、呼吸急促和急性肺水肿。麻醉中应努力避免过度的血压波动、咳嗽、屏气缺氧和液体输入过多,这是防止心力衰竭的重要环节。发生心力衰竭时应严格控制输液量,除应用洋地黄增强心脏收缩力和给利尿剂减低心脏的前负荷外,血压过高患者可静脉注射泵输注硝酸甘油,以控制血压、降低外周血管阻力和减轻左心的前后负荷。对明显肺水肿和呼吸困难者,可作气管插管和呼气末正压通气。

5.心肌梗死

潜在的冠心病诱发心肌梗死多在术后 24 小时或 72 小时内,所以术后数天内的心血管监测非常重要。

(三)中枢神经系统功能障碍

术后认知功能障碍(postoperative cognitive disfunction,POCD):在年龄分布上以 POCD>65 岁的老年人为主,其症状包括认知功能障碍、意识水平波动、精神活动改变和睡眠-觉醒循环的打断。主要临床表现为手术后数天至数周出现记忆力、精神集中能力、语言理解能力的受损,社会适应能力下降,甚至发展为永久性的认知障碍,丧失独立生活的能力。诱发 POCD 的主要风险因素是高龄和手术应激。

对该并发症的处理:①应以预防为主,提高麻醉医师及临床医师对疾病的认识,做好充分的术前准备,纠正术前存在的代谢紊乱、低氧血症、脱水、心力衰竭和感染,加强营养及个体化护理,糖尿病患者控制好术前血糖水平。②加强术前访视及谈话,对术前存在有易发生 POCD 风险因素的患者应向家属说明术后并发精神障碍谵妄的可能性,减少不必要的医疗纠纷,对患者进行耐心细致的解释工作以消除其恐惧心理。加强术前心理支持和术后随访有利于及时诊断治疗。③术中及术后严密观察,合理选择麻醉用药,在病情许可的情况下,尽量不用可引发谵妄的药物,加强围术期有效镇痛,保证患者充分的睡眠,加强呼吸循环管理,维持呼吸循环稳定,积极预防和治疗低氧血症和低血压及呼吸衰竭,纠正酸碱失衡,补充多种维生素,防治术后感染及其他并发症,对高危患者延长术后吸氧时间。④药物治疗的目的是镇静、改善睡眠、控制精神症状。

(四)苏醒延迟

麻醉停止,患者意识应该很快恢复,但是,往往可能因以下原因,使意识迟迟不能恢复:①麻醉药、镇静药或麻醉性镇痛药过量(如吗啡、芬太尼、咪达唑仑和肌肉松弛药)等,应等待药物作用消退同时给予相应拮抗药物;②手术中或术毕由于通气不足造成缺 O_2 或 CO_2 蓄积,行呼吸支持纠正低氧,排除 CO_2;③患者合并糖尿病酮中毒、低血糖、尿毒症或甲状腺功能低下,可应用胰岛素、促甲状腺激素药物纠正;④手术期间,由于没有足够地补充所丧失的血容量或麻醉中管理不当,而发生长时间低血压,导致脑缺氧或脑血管栓塞,应针对病因,采用扩容、氧疗、升压和溶栓措施;⑤颅内出血,由于手术、凝血机制、原有血管疾病所致。

(五)疼痛

术后疼痛同样会对老年人产生不利的影响,使心率加快、心肌耗氧增加。完善的术后镇痛能使患者早期活动,减少下肢血栓形成及肺栓塞的发生,减少术后并发症。老年患者术后镇痛的安全性应基于呼吸、循环的稳定。

对老年人术后镇痛要遵循以下几项原则:①由于许多老年人不能耐受全身给予阿片类药物,故提倡多模式镇痛。如 PCA 与局部神经阻滞的结合可以增强镇痛效果,并能减少阿片类药物的不良反应。②手术部位的镇痛是非常有用的,如上腹部手术就特别适用于局部神经阻滞镇痛。另外,如胸科手术痛,可采用椎管内阻滞或肋间神经封闭镇痛。③非甾体抗炎药可用于减少阿片类用量,增强镇痛效果,减少炎性反应。如无使用非甾体抗炎药的禁忌证,可考虑使用非甾体抗炎药。虽然,阿片类药物的术后镇痛也可用于老年人,但应谨慎,随着增龄,剂量要相应减少。

(六)新技术在老年患者术后管理中的应用

新近一些内科新技术已成熟地应用于老年患者的器官功能不全时的治疗,如原有肾功能减退的老年患者,术后易发生肾衰竭,可采用连续性肾脏替代治疗(continuous renal replacement therapy,CRRT)辅助肾功能恢复。主动脉内球囊反搏(Intra-aortic balloon pump,IABP)技术,可用于部分左心功能不全的辅助治疗。起搏器可用于部分心律失常的治疗。纤支镜下取痰栓,有助于老年人肺功能的恢复;无创呼吸机有助于有慢性阻塞性肺疾病的患者早期脱离有创通气等。麻醉医师可利用这些新技术,促使更多的术后老年危重患者转危为安。

第三节 肥胖患者的麻醉

肥胖对人类的健康危害极大。在工业发达国家,肥胖已成为影响公众健康的最重要的疾病之一。美国最新数据显示,30％的人口为肥胖,其中 4.9％为病理性肥胖。随着我国经济的发展、生活水平的提高、饮食习惯的改变,肥胖人数日趋上升,因肥胖引起的相关疾病发病率亦逐年增加。由于肥胖者容易出现严重生理改变及并发相关疾病,麻醉意外及围术期并发症和病死率明显增加,故应引起高度重视。

一、肥胖的定义及生理改变

(一)肥胖的定义

1.衡量肥胖的标准

肥胖意味着脂肪组织过多,如何界定"过多"却很难明确,通常认为估计的理想体重(kg)IBW(Broca 指数)=身高(cm)-[100(男性)或 105(女性)]。也有人认为身高^2(m^2)×22 为标准体重(kg)。这些指数仅将身高作为衡量肥胖的唯一参数,而缺乏体重与身高之间的相互关系,现已很少应用。体质指数(body mass index,BMI)是近年来公认的衡量肥胖的指标。BMI 为体重(kg)除以身高(m)平方,即 BMI(kg·m^{-2})=体重(kg)/身高(m^2)。

我国肥胖研究人员大多采用超过标准体重的百分比判定肥胖的程度。亦有采用测皮脂厚度的方法。肥胖程度采用肥胖度衡量,肥胖度=(实测体重-身高标准体重)/身高标准体重×100%。

肥胖除了用体重超重来判断外,还必须考虑其他因素。引起体重增加的原因不只是脂肪组织增多,肌肉发达或重度水肿者的体重都可能超过正常范围,但并不属于肥胖。相反,体重没有达到超重范围,并非就不是肥胖者。因其生活安逸,缺乏运动,热能不及时消耗,脂肪在体内积聚,肌肉相对减少,其功能性的细胞组织减少,肌肉组织被脂肪组织与结缔组织所代替,而使其身体的脂肪超过正常,也属于肥胖。此外,局部脂肪堆积过多者,如亚洲人,其肥胖模式与欧洲人不同,脂肪更易积聚于腹部,虽然体重未超过标准,可称之为"腹型肥胖"。

近年来有按脂肪沉着的分布部位来判断肥胖的性质,更具临床意义。如利用 CT 在患者脐水平处测定内脏脂肪面积(V)与皮下脂肪面积(S)的关系,两者比值(V/S)≤0.4 称为皮下脂肪型肥胖;V/S>0.4 称为内脏脂肪型肥胖。前者仅心排血量比常人增加,后者常有胰岛素敏感性低下合并高血压及动脉硬化等征象,心血管意外的发生率相应增加。亦有采用腰围与臀围之比(W/H)的方法,如果 W/H≥0.85 即为上半身肥胖型或腹部肥胖型,相当于内脏脂肪型肥胖,多并存糖尿病、高脂血症、高血压及缺血性心脏病;W/H<0.85 为下半身肥胖型,相当于皮下脂肪型肥胖。英国和荷兰的一项联合研究认为腰围比体重更能反映个体的肥胖程度。研究人员对年龄在 20~59 岁的 5 800 名男性和 7 000 名女性进行了调查。他们把这些志愿者分为 3 组:男性腰围<94 cm 和女性腰围<80 cm 的志愿者为小腰围组;男性腰围在 94~102 cm 和女性腰围在 80~

88 cm的志愿者为中腰围组；男性腰围＞102 cm 和女性腰围＞88 cm 的志愿者为大腰围组。结果显示，小腰围和中腰围组一般健康状况良好，而大腰围组中高血脂和高血压病患者比例比中小腰围组高 2～4 倍，糖尿病患者的比例高 4.3 倍，心脏病患者高 3.5 倍。

2.肥胖的定义

所谓肥胖，是指构成身体成分中的脂肪组织比率（体脂肪率）超出正常范围者，男性约占体重 25％以上，女性约占体重 30％以上。

标准体重男性的 BMI 为 22 kg/m²，女性为 20 kg/m²。BMI≤25 kg/m² 属正常，BMI26～29 kg/m² 为超重，相当于体重超过标准体重 20％以上。BMI≥30 kg/m² 而体重尚未超过标准体重 100％或 45 kg 者为肥胖。BMI＞40 kg/m²，体重超过标准体重 100％以上者，为病态肥胖。大部分病态肥胖患者的动脉 CO_2 分压（$PaCO_2$）仍在正常范围，属单纯肥胖；但有 5％～10％患者可出现低通气量及高 CO_2 血症，即所谓肥胖低通气综合征（obesity-hypoventilation syndrome，OHS）或皮克威克综合征。

亚洲人遗传基因、体型及生活方式不同于欧美国家人群，在 BMI 较低时，因肥胖所致继发疾病发病率并无减少，因此 2000 年 2 月亚太区专家委员会公布了一份题为《亚太展望：重新定义肥胖及其治疗》的文件，重新界定了亚太区人口肥胖标准。其定义为 BMI 23～25 kg/m² 者为过重，BMI≥25 kg/m² 者为肥胖。

按照超过标准体重百分比判定肥胖程度，把肥胖分成轻、中、重 3 个等级：实测体重超过标准体重，但＜20％者称为超重；实测体重超过标准体重 20％以上，脂肪百分率（F％）超过 30％者称为轻度肥胖；体重超过标准体重的 30％～50％，脂肪百分率超过 35％～45％者称中度肥胖；超过标准体重 50％以上，脂肪百分率超过 45％以上者称为重度肥胖。

3.肥胖的分类

肥胖有多种不同的分类方式，通常可将其分为单纯性肥胖、继发性肥胖和药物性肥胖。

单纯性肥胖：单纯性肥胖是各类肥胖中最常见的一种，占肥胖人群的 95％左右。这类患者全身脂肪分布比较均匀，没有内分泌紊乱现象，也无代谢障碍性疾病，其家族往往有肥胖病史。主要与遗传和某些内分泌因素有关，亦与饮食习惯和生活习性有关。

继发性肥胖：是由内分泌紊乱或代谢障碍引起的一类疾病，约占肥胖患者的 2％～5％。肥胖只是这类患者的主要表现之一，同时还伴有其他多种临床表现。

常继发于某些疾病,如皮质醇增多症、甲状腺功能减退、胰岛 β 细胞瘤、性腺功能减退、多囊卵巢综合征及颅骨内板增生症等。

药物性肥胖:系因应用某些药物所致。如应用肾上腺皮质激素类药物治疗过敏性疾病、风湿病、类风湿病、哮喘病等,可导致肥胖。治疗精神病的吩噻嗪类药物,可使患者产生性功能障碍及肥胖。这类肥胖患者约占肥胖病的 2% 左右。

亦可将肥胖分为生理性肥胖和病理性肥胖。

生理性肥胖是指在正常生理情况下,由于人体自身的需要,使脂肪暂时蓄积过多的状态。这种肥胖对机体是有利的,如婴儿期通常要相应胖一些,因为出生后需要大量消耗脂肪。寒冷地区婴儿脂肪的增多可减少新生儿硬肿症的发生。妊娠期和哺乳期肥胖可为婴儿积蓄更多母乳。此种肥胖者仅极少数会出现胸闷、气短、出汗等症状,一般可自然恢复到正常体重水平。

病理性肥胖是指因某种疾病引起的肥胖,如库欣综合征、甲状腺功能减退性肥胖、肝炎后肥胖等。单纯性肥胖出现的较严重并发症,也属病理性肥胖。

生理性肥胖与病理性肥胖是可以相互转化的,生理性肥胖进一步加重会产生病理性的改变,成为病理性肥胖;病理性肥胖经过治疗,也可转为生理性肥胖,逐渐恢复到正常的体质状态。

(二)肥胖对健康的影响

1.肥胖对病死率和并发症发生率的影响

体重超重产生机械性和物理性的应力,加重或导致某些疾病的发生,严重威胁健康。常见的并发疾病有非胰岛素依赖性糖尿病(2 型糖尿病)、高血压、冠心病、癌症及猝死。超重 60% 以上者的并发率及病死率较非肥胖者增加一倍。体重超过 60% 可作为临界阈值,即可开始出现无诱因的猝死、通气障碍、循环淤滞及日常生活功能受限等威胁健康的征象,所以体重超重 60%(阈值)以上危险体征的发生率呈指数上升。肥胖对青年的威胁更大,45 岁以下的超重成人并发高血压、2 型糖尿病及高胆固醇血症者较 45~75 岁者为多,病死率也较年老超重者为高。对 200 例平均体重 143.5 kg、年龄 42 岁的病理性肥胖男性患者,随访7.6 年的结果:25~34 岁的病死率较普通人群高 12 倍;35~44 岁的病死率较普通人群高 6 倍。这说明病理性肥胖可加速器官退行性疾病,加剧疾病的进展,并在早年出现致命性心功能障碍。

据统计,目前死于心血管、肿瘤和呼吸系统疾病的老年人占全部死亡人数的75%。而无论是遗传性肥胖或后天营养过剩造成的肥胖,都与上述 3 种疾病,特别是与心血管疾病有密切关系。肥胖者冠心病发生率为正常体重的 5 倍;患肥胖症的人,在 45 岁以后,死于心功能不全者比正常体重者几乎高出 1 倍。据报道,仅单纯性肥胖者的平均寿命就比正常体重者明显缩短。研究发现,45 岁以上超过体重标准 10% 的男子,每超过 0.45 kg 寿命缩短 29 天。另一项研究曾调查了 26.3 万人,发现超过正常体重 4.5 kg 的人,病死率平均增加 8%;体重超过 9 kg 者,病死率增加 18%;体重超过 13.5 kg 和 22.7 kg 者,病死率分别增加 28% 和 56%。这说明随着肥胖程度的增加,病死率相应增高。北美 33% 的人群属肥胖,其中 5% 属病理性肥胖,病理性肥胖患者的病死率是非肥胖患者的 3.9 倍。

2.肥胖自身的并发症

肥胖本身常并存临床疾病,主要有冠状动脉疾病、高血压、脑血管病、卒中、糖尿病、异常脂蛋白血症、胆石症及肝功能障碍等。还有较少被注意的并存症,如肝脂肪变性、肺功能损害、内分泌及肾功能异常。超重还可引起关节创伤、痛风、皮肤病、蛋白尿、血红蛋白浓度增高,并可能损害免疫机制。美国癌症学会的统计报告指出,超重与癌症及其他疾病的病死率有关,如超重男性的结肠癌、直肠癌及前列腺癌,超重女性的子宫内膜癌、胆囊癌、卵巢癌、乳腺癌及宫颈癌的病死率均显著升高。肥胖并存的高胰岛素血症、低糖耐量、高甘油三酯血症及高血压均已确认是心血管病的危险因素。这类危险因素已证实好发于腹型肥胖患者,而与肥胖的绝对程度关系不大。

(三)肥胖对生理的影响

1.呼吸系统

肥胖者腹部膨满,导致胸椎后凸、腰椎前凸,从而限制肋骨运动而致胸廓相对固定。胸部大量脂肪堆积,致使胸廓顺应性降低,同时肺顺应性也因肺血容量增加及小气道关闭而降低。膈肌升高,限制了呼吸动作。随着肺-胸包括膈肌顺应性降低及肺泡通气量降低,加剧了呼吸做功。为降低呼吸做功,肥胖者常取较低肺容量呼吸,使补呼气量(ERV)、肺活量(VC)及肺总量(TLC)减少,功能余气量(FRC)也随之减少。FRC 减少主要是由于补呼气量(ERV)减少的结果,而余气量(RV)并未改变,这对 FRC 和闭合容量(CC)之间的关系产生不利的影响。CC 是小气道开始关闭时的肺容量,肥胖人的 CC 并未发生改变。当远端无通气肺泡仍有灌注时,便产生通气/血流比值灌注($\dot{V}/\dot{Q}$)失调,静脉血掺杂增加,氧分压降低(PaO_2)。

脂肪组织代谢活跃,肥胖者的大量脂肪组织必然增加氧耗量及 CO_2 的产生。由于代谢与体重和体表面积呈线性相关,所以肥胖者基础代谢仍在正常范围。

为了呼出增多的 CO_2 以维持体内正常的 CO_2 分压($PaCO_2$)、驱动厚重的胸腹部，肥胖者在静息时必须维持较大的分钟通气量。异常增多的胸壁和腹壁脂肪降低了胸廓动度，加之膈肌上抬，呼吸做功自然增加，呼吸氧耗量也随之增加，使呼吸系统始终在超负荷状态下工作。此种状况在应激状态下愈加严重。

肥胖者的体位变化对肺容量的影响非常明显。直立位时，ERV 和 FRC 都减少，FRC 的降低，导致在正常潮气量通气时的肺容量低于 CC，随之产生肺通气/灌注异常，或明显的右向左分流，甚至发生低氧血症。仰卧位时，肺顺应性进一步降低，FRC 进一步减少，通气/血流灌注比值失衡更加严重，呼吸系统只有通过增大肺泡通气量及呼吸做功方可满足机体需求，因此，呼吸系统负荷愈重。麻醉后功能余气量进一步减少，故加大通气量、控制呼吸对肥胖患者围术期低氧血症的预防是很有必要的。

多数肥胖者的低氧血症通过增大通气量及增加心排血量可得以代偿。因此，如无肺内疾患、无肌肉脂肪浸润、呼吸中枢无药物影响，肥胖患者直立位时不会产生通气不足。但随着肥胖程度的增加，机体处于失代偿状态，呼吸储备不足以增加肺泡通气量，心脏储备不足以增加心排血量，则表现为肺淤血及低氧血症。继而引起中枢性呼吸控制机制反应性降低，而导致低通气量、高 CO_2 血症及呼吸性酸中毒。这些变化引起肺血管阻力增高，血管外肺水增加，肺顺应性降低及呼吸做功增加，并逐渐形成恶性循环。此种患者手术和麻醉的风险非常高，甚至可因变动体位(仰位)而猝死。如果有坐位睡觉病史，更应引起高度重视。但这类患者经过哪怕轻度的减肥就会大大改善其生理状况，所以对于择期手术的肥胖患者应强调术前减肥。

如上所述，肥胖者动脉血氧分压(PaO_2)低下主要因低通气量(V)不能与肺血流灌注(VQ)相匹配所致。肥胖患者可通过增加心排血量及循环血量使肺灌注量上升，但肺泡通气量由于小气道闭合、ERV 显著下降反而减少，因此 $\dot{V}/\dot{Q}$ 分布更加不均，致使肺内分流增加或静脉血掺杂增多。脂肪代谢亢进，增加耗氧量也是 PaO_2 显著下降的原因之一。Buckley 报告，肥胖者坐位时 PaO_2 仅 1.1 kPa(8 mmHg)。Vaughan 报道吸空气时($FiO_2 = 0.2$)的 PaO_2 变化与年龄有关。①非肥胖者：PaO_2(mmHg)$= 107 - 0.43 \times$ 年龄(岁)。②肥胖者：仰卧位 PaO_2(mmHg)$= 105.1 - 0.9 \times$ 年龄(岁)；坐位 PaO_2(mmHg)$= 83.7 - 0.29 \times$ 年龄(岁)。

根据肥胖患者 $PaCO_2$ 的变化可分为 3 型：①$PaCO_2$ 为 4.7 kPa(35 mmHg)，多见于轻度肥胖患者，因低氧致肺泡过度通气所致；②$PaCO_2 > 5.3$ kPa(40 mmHg)，

多见于老年或病态肥胖患者,为肺通气量减低所致;③$PaCO_2$白昼正常或稍低,夜间显著升高,多见于睡眠呼吸暂停综合征患者。

2.心血管系统

不同解剖部位的脂肪组织可以引起不同的生理和病理生理的改变。男性肥胖患者的脂肪主要分布于躯干部位,这种肥胖可增加氧的消耗和心血管疾病发生率。而女性肥胖患者的脂肪主要分布于臀部和两股,这些脂肪的代谢活性较低,与心血管疾病的关系不大。另有研究认为,分布于腹内的脂肪与心血管疾病和左心室功能不全的关系较密切。

因体重增加,机体代谢需求和氧耗量增加,肥胖者的循环血量、血浆容量和心排血量也随之增加,但体液相对较少,血容量占体重百分比是下降的,甚至可以低至 45 mL/kg。脑和肾血流与正常人相似,通常并无改变。内脏血流比正常体重的人增加 20%,所增加的心排血量主要供应脂肪组织。通常每千克脂肪含有血管近 300 m,静息状态下,脂肪的血流量为 20~30 mL/(kg·min),体重(脂肪组织)每增加 1 kg,心排血量约增加 20~30 mL/min。由于氧耗量和心排血量平行增加,因此全身的动-静脉氧差能保持在正常范围或仅轻度增加。肥胖人氧耗量增加显著降低了心血管储备功能,增加了围术期的风险。肥胖人运动时心排血量的增加比正常体重的人更明显,并伴有左室舒张末压(LVEDP)和肺动脉楔压(PAWP)的增加。肥胖患者运动时心功能的变化与在围术期所观察到的变化相似。因此,有心血管疾病的肥胖患者围术期的风险更大。

由于肥胖患者血容量和静脉回心血量的增加,心排血量的增加主要靠增加每搏量来实现,而心率多正常或稍低。每搏指数和每搏功指数与非肥胖患者并无明显差异,而每搏量和每搏功占体重的百分比明显增加。长期的前负荷增加,使左室心肌肥厚、扩大,室壁顺应性降低,收缩功能减退,左室舒张末压和肺毛细血管楔压增高。加之长期的心排血量和血容量增加,体血管阻力增加,最终导致左室功能不全。血压正常、没有冠状动脉疾病的肥胖患者,其心功能绝大多数是正常的。尽管有约 20%病态肥胖患者的心胸比值增大,但仍有相当一部分患者的左室功能保持正常。肺血容量增加、左室舒张末压增高、慢性低氧性肺血管收缩、肺容量减少及横膈抬高等因素可导致肺动脉压增高,进而引发右室功能不全,亦应引起重视。

肥胖患者患高血压的风险是人正常体重的 10 倍,是因体重超过理想体重后,血容量及心排血量相应增加所致。血压与体重多呈正相关,系心排血量相应增加之故。病理性肥胖患者多患有高血压,其中 50%为中等程度的高血压,

5%～10%患有严重的高血压。中度肥胖不伴有冠心病的患者,即使左室功能正常,心脏前、后负荷亦均增加。血压正常的肥胖患者多有全身血管阻力(SVR)降低,而 SVR 正常的肥胖患者多有合并高血压。

肥胖无疑与心血管疾病的发生有着密切的联系,尤其是 50 岁以下的肥胖患者,并发冠心病、心肌梗死和猝死的概率明显增加。肥胖患者发生低氧血症时,可反射性兴奋交感神经使体血管阻力升高,重者可发生左心衰竭。慢性低氧血症和(或)肺血容量增加,可致肺动脉高压甚至右心衰竭。肥胖患者需氧量的增加,降低了心血管储备并限制了对运动的耐力。另外,心肌肥厚、低氧血症、心脏传导系统脂肪组织浸润导致的传导阻滞,利尿药所致的低钾血症、冠心病发病率增加、儿茶酚胺增加、睡眠呼吸暂停综合征等,可使室性心律失常发生率增加,常常是猝死的诱发因素。研究表明,没有心脏疾病的单纯高血压肥胖患者的室性期前收缩发生率比对照组高 10 倍;伴左室离心性肥厚肥胖患者的室性期前收缩发生率是正常人的 30 倍。室性期前收缩包括无症状的三联律、四联律及室性心动过速,这些可能是肥胖患者猝死的先兆。

肥胖患者微循环有明显的异常,且随着肥胖程度增加而更加显著,突出表现在异形管襻比例增高,襻顶淤血,微循环流速减慢,血液流态呈粒流、泥流、停滞,微循环阻力增加,氧供减少,血管内皮损伤,血管通透性增加,血管周围组织水肿,血液浓缩,从而易发心脑血管并发症。肥胖合并高脂血症、高血压、糖尿病可进一步加重微循环的变化。微循环的变化是全身性的,可导致血管内膜增厚,管腔变窄,进而使重要生命器官功能受损。

45.2%的肥胖者全血黏度、血浆黏度、红细胞电泳、血沉、血小板聚集率、纤维蛋白原均明显升高,其中以全血黏度低切率值和血沉增高最为明显。伴有糖尿病的肥胖患者血沉、纤维蛋白原、红细胞电泳等变化更为明显。

3.内分泌和胃肠道系统

脂肪是很活跃的代谢组织,大量脂肪组织的增加必然增加绝对氧耗量及 CO_2 的产生。由于代谢与体重和体表面积呈直线相关,所以基础代谢率在肥胖患者仍在正常范围。随着脂肪的增加,肥胖者常对胰岛素反应有抵抗,可能是由于脂肪细胞产生的胰岛抵抗素所致。即使胰腺 β 细胞功能正常,亦需超负荷工作,方能分泌足够的胰岛素来抵消肥胖对胰岛素的抗性,因此,极易造成胰腺 β 细胞功能衰竭,致使 2 型糖尿病发生率成数倍增加。血脂代谢异常主要表现为甘油三酯和低密度脂蛋白-胆固醇增加,前者与胰腺疾病相关,后者与心血管疾病密切相关,而具有对心血管疾病保护作用的高密度脂蛋白-胆固醇则减少。当男性 BMI>23 kg/m²,女性 BMI>24.1 kg/m²时,即可发生上述变化。

禁食状态下的肥胖患者仍有高容量和高酸性的胃液。有研究发现麻醉诱导期间 90%已禁食的过度肥胖患者,其胃液量>25 mL,胃液 pH<2.5。肥胖患者腹内压增高,所以食管裂孔疝、误吸及吸入性肺炎的发生率均高于非肥胖患者。胃液 pH 值低,可能与促胃液素释放增多,壁细胞分泌大量的低 pH 值胃液有关;至于胃液的容量大,是否与肥胖患者胃容积增大、排空减慢有关,尚无定论。

4.肝脏和肾脏

过度肥胖患者 90%有肝内脂肪浸润,但常规临床肝功能试验多无异常表现。细胞内甘油三酯聚集,使细胞裂解,释放肝转氨酶并可在血清中检出,进一步释出脂质堵塞胆道,可致血清碱性磷酸酶增加,最终导致肝叶裂解,并有炎性改变、局灶性坏死及肝纤维化。肝内脂肪浸润量与肥胖持续时间长短关系密切,而与肥胖程度的关系相对较小。肥胖者的肝甘油三酯浸润是肝硬化死亡的因素之一,病死率较非肥胖者大 1.5~2.5 倍。肥胖人肝转氨酶可能轻度升高,其可能是细胞内脂质聚集使肝细胞破裂,以及脂质溢出堵塞胆小管的结果。因此,严重肥胖者常并存黄疸史或胆囊疾病,并致肝功能障碍。

肥胖患者并发肾脏疾病时,多出现蛋白尿。没有临床症状的严重肥胖患者肾活体检查时,多数有局限性肾小球硬化和(或)糖尿病性肾病。高血压、肾血流增多、糖耐量异常可能是引起这些病理组织学改变的因素。

二、麻醉前评估及准备要点

(一)麻醉前评估

对肥胖患者麻醉前除常规访视体检外,要着重检查呼吸系统和循环系统。

1.呼吸系统

呼吸系统的评估应常规进行呼吸道通畅程度的评估。询问与麻醉和手术有关的上呼吸道梗阻、气道暴露困难史及睡眠时有无气道阻塞的症状(经常性的夜间打鼾,有无呼吸暂停等),这些现象提示患者在意识模糊或麻醉诱导时,可能发生机械性气道梗阻或难以处理的气道暴露困难。访视患者体检时除应检查头后仰、枕寰活动、颞下颌关节活动度是否受限、张口度(正常>3 横指)及甲颏距离(正常>3 横指)外,还应仔细检查患者口内和咽部的软组织皱褶。此外,Mallampati 分类法可帮助医生判断会厌暴露的困难程度。

肥胖患者通常应行肺功能检查,但年轻过度肥胖患者的常规肺通气功能检查多无异常,如最大呼气 1 秒容量(FEV₁)、肺容量(Vc)等;而老年肥胖患者或吸烟者,肺部检查时可能有支气管痉挛。胸部 X 线摄片及血气分析为此类患者的常规检查。血气分析有助于评估患者是否有 $PaCO_2$ 增高,借此可初步对肥胖进行分类。病理性肥胖者还应分别行直立位和仰卧位血气分析,有助于排除肥胖性低通气量综合征(OHS)。对睡眠带鼾声者应了解有无阻塞型睡眠呼吸暂停低通气综合征(OSAS)。

2.心血管系统

应详细了解患者的活动度及对体位改变的适应能力。ECG 检查有无左右室肥厚、心肌缺血、心律失常、P 波高尖等改变,有无高血压。胸部 X 线检查重点观察心脏大小和肺血管情况,以判断有无肺动脉高压。如果有异常发现,必要时应作进一步检查,如动态心电图、超声心动图或肺动脉导管检查等。若血红蛋白＞165 g/L,术前可考虑放血及血液稀释。

3.其他

必须了解空腹血糖、糖耐量、甘油三酯及胆固醇等。如果发现有糖尿病或酮血症时,应该在手术前给予治疗。常规询问住院前 6 个月内及住院期间是否服用减肥药物及进行过减肥治疗(包括饮食治疗、运动治疗及手术治疗)。此外还应询问患者是否有食管反流症状。

(二)麻醉前准备要点

1.麻醉器材和监测仪器的准备

除准备常规器材外,应特别准备气管插管困难所需的用具,咽喉表面麻醉喷雾器、纤维喉镜、纤维支气管镜、不同型号的喉罩、口咽或鼻咽通气道等。估计静脉穿刺困难时,应备深静脉穿刺包、静脉切开包等。

肥胖患者一旦出现呼吸和心血管系统的紧急情况,处理极为困难,因此必须尽可能早地发现并有效处理任何潜在的危险,所以,术中严密监测非常重要。监测无创血压时应选择大小合适的袖带,袖带长度应大于手臂周径的 20%;如袖带过短,则测值偏高。肥胖患者无创伤性测压的结果常不正确,除非手术非常短小,一般应采用有创动脉压监测,也便于术中采动脉血做血气分析。对所有手术患者都应监测 V_5 导联。对伴有心脏病、肺动脉高压、OHS 的患者可适当放宽肺动脉导管或经食管超声心动图等复杂心血管功能监测技术的应用指征。肥胖患者较非肥胖患者更易丧失热量,应常规监测体温,避免因寒战进一步加重低氧血症。

低氧血症是肥胖患者围术期的主要危险,因此术中必须监测脉搏血氧饱和度和动脉血气以了解患者的氧合情况;此外,呼气末 CO_2 监测对机械通气患者也是非常重要的。

应用肌肉松弛药宜持续监测神经-肌肉阻滞程度,并尽量使用最低有效剂量,以免术后出现神经-肌肉阻滞的残余效应。采用外周神经刺激仪作肌松监测时,如果用皮肤电极,肥厚的脂肪组织使电极与有关神经隔离,达不到满意的监测效果,而用皮针电极则可避免此现象。

2.抑酸药的应用

肥胖患者易发生胃液反流,由于 88％肥胖患者的胃液量在 25 mL 以上、pH<2.5。诱导期间的误吸率约 1.7％,因此麻醉前应给予抑酸药(H$_2$受体阻滞药)。由于此类药物吸收时间难以预计,应尽量避免肌内注射,可采用手术日晨给甲氧氯普胺 10 mg 或雷尼替丁 300 mg 于麻醉前 1 小时口服,也可两药合用,以减少胃液量和提高胃液 pH 值。既往曾采用诱导前静脉注射西咪替丁 300 mg,但由于该药可能引起某些不良反应,对重患者注射过快可能出现心动过缓、低血压、心律失常,甚至心搏骤停,因其 H$_2$受体阻滞所致的缩支气管效应,可能增强组胺引起的支气管痉挛,且可出现激动、精神恍惚及昏迷等表现,现已少用。

3.麻醉前用药注意事项

病理性肥胖患者并存 OHS 者,多伴有气道解剖异常,麻醉前忌用阿片类药物,可用少量镇静药静脉注射或口服,不宜采用肌内注射。可选用小量苯二氮䓬类药物,但应严密监测呼吸。全麻或清醒插管前应给予阿托品,以减少气道分泌物。

三、肥胖患者麻醉的特殊问题

肥胖患者麻醉中可能遇到某些特殊问题,其中最困难的是气道管理。对肥胖患者选择麻醉药或麻醉方法无成规可循,全麻复合硬膜外麻醉可减少全麻药物的用量,采用平衡麻醉可减少每一种药物的总用量,有利于术后苏醒。应尽量选用短效药物,如丙泊酚、瑞芬太尼、阿芬太尼、阿曲库铵、顺阿曲库铵等,避免使用长效药物,如吗啡、泮库溴铵等。体位对肥胖患者心肺功能的影响不容忽视,肥胖患者对俯卧位的耐受性差,侧卧位则可避免体重对胸壁的过度压迫。

(一)区域阻滞

区域阻滞可能是某些部位手术的最佳选择,但肥胖患者因大量脂肪堆积和骨性标志不明显,使得区域阻滞技术的实施非常困难。近年来采用周围神经刺激仪辅助定位,提高了阻滞的成功率和麻醉效果。

(二)椎管内麻醉

对肥胖患者施行椎管内麻醉常遇到的问题有穿刺操作困难及仰卧位通气不足。通常仅适用于下腹部及下肢手术,麻醉平面过高会影响呼吸,导致通气困难和增加麻醉危险。

1.蛛网膜下腔阻滞

肥胖患者蛛网膜下腔阻滞比正常人困难得多,但肥胖患者腰部脊柱正中线棘突部位的脂肪要比两侧的相对少和薄一些,穿刺操作有时并不困难,若取坐位穿刺则更易成功。肥胖患者蛛网膜下腔用药量是正常人用量的2/3,但阻滞平面不易调节,平卧后仍会继续上升,常出现平面过高。患者出现烦躁不安时,首先应考虑是否平面过广,应随时监测血压和呼吸。通常,阻滞平面低于 T_5 对呼吸功能影响不大,若超过 T_5 则可产生呼吸抑制,患有呼吸系统疾患的患者尤应避免。高平面阻滞时,自主神经的阻滞平面比躯体神经的阻滞平面更高,结果将导致心血管功能抑制,这种抑制可能在牵拉腹膜时突然加重,应引起足够的重视。也有人主张采用持续蛛网膜下腔阻滞,可减少硬膜穿破后头痛的发生率。

2.硬膜外间隙阻滞

硬膜外间隙阻滞在肥胖患者的应用更广泛,但其穿刺操作比蛛网膜下腔更困难。某些肥胖患者椎间隙的定位有一定的困难,常规 10 cm 长的穿刺针有时过短,选择 15 cm 穿刺针较为适宜。肥胖者的腹内压较高,下腔静脉血易被驱向硬膜外间隙静脉系统,而致硬膜外静脉丛怒张,穿刺时易致硬膜外腔出血。同时,硬膜外间隙相应变窄,使脊麻阻滞平面显著升高,因此,局麻用药量同样只需2/3常用量即可。遇有阻滞不全或肌肉松弛不佳时,应避免辅用大量镇痛药或镇静药。椎管内麻醉易促使平卧位通气不足加重,因此,须持续监测 SpO_2,并用面罩吸氧。如选用高位硬膜外麻醉,则宜复合气管内全麻以加强通气,增加安全性,术后可保留硬膜外导管施行术后止痛。

(三)全身麻醉

1.麻醉诱导及气管插管

肥胖患者特别是病理性肥胖患者气道管理困难是围术期病死率高的原因之一。肥胖患者因颈短、胸骨上脂肪垫过厚及下颌和颈椎活动受限,常致气管插管前维持气道通畅困难。麻醉诱导可能会引起气管塌陷,导致上呼吸道梗阻。因此,诱导期至少应有 2 人协助托下颌、压紧面罩、挤压贮气囊及压迫环状软骨等操作,以保持呼吸道通畅及防止误吸。

据统计对病理性肥胖患者气管插管困难的发生率约为 13%～24%，需清醒插管者约占 8%，主要困难在于喉镜不能显露声门。肥胖患者插管所需时间长，且功能余气量比正常人少，氧的贮备量也较少，而氧耗量又比正常人大，必须进行 3 分钟的吸氧去氮呼吸，以防低氧血症。研究表明，在 100% 吸氧去氮的前提下，施行全麻快速诱导插管时，置入喉镜及气管插管的不呼吸过程使 SpO_2 降至 90% 的时间，在正常人（BMI＝23.3 kg/m²）约为（526±142）秒，肥胖者（BMI＝49.0±7.3 kg/m²）则缩短至（196±80）秒。插管不呼吸使 SpO_2＜90% 所需时间随超重程度加重而缩短：超重 20% 以下者为 364 秒，超重 20%～45% 为 247 秒，超重 45.5 kg 以上者仅为 163 秒。据此，对肥胖患者施行快速诱导气管插管操作时应尽量在 2 分钟内完成。

若选择清醒插管，应随时做好紧急气管切开的准备。清醒插管还是诱导后插管主要取决于事先估计的困难气道程度。对超过理想体重 75% 的肥胖患者；张口不能看到腭垂；经表麻后放入咽喉镜看不到会厌及有 OSAS 的患者，应选择清醒气管插管。插管前应充分吸氧，静脉注射适量抗胆碱类药、镇静药或镇痛药，在完善表面麻醉下进行气管插管。少数困难气道病例可采用纤维支气管镜引导下插管。应用插管型喉罩行气管内插管是目前一项成熟的技术，为肥胖患者的气道管理提供了一种新的可选择方法，其成功率可达 96.3%。

肥胖患者气管插管操作时，易将导管误插入食管。如果采用听诊法作鉴别，有时因胸腹部脂肪过厚而难做到及早发现，可因此导致心搏骤停。如果采用 $ETCO_2$ 监测，则是早期发现导管误入食管最为灵敏的指标。

2.全麻药物的选择

肥胖患者分布容积增加，使药物消除半衰期延长；肾小球滤过率增加，使药物原形排泄增加；脂肪含量增加，使脂溶性药物的用量及消除时间增加。肥胖患者肝脏功能多有异常，影响经肝脏代谢药物的清除，但不影响药物的 Ⅰ 相代谢（如氧化、还原及水解反应），而通过 Ⅱ 相结合途径（葡萄糖醛酸及硫酸盐结合）清除的药物，肥胖患者则似乎较正常人更快。

卤素类吸入麻醉药在肥胖者体内的代谢高于正常人，从而可能引起血浆氟离子浓度增高。肥胖患者吸入氟烷，其生物转化显著增加；偶尔可出现血清氟离子浓度显著增高达 10.5 μmol/L，虽不致产生肾中毒，也不是"氟烷性肝炎"的主要因素，但仍有 38% 的肥胖患者在氟烷麻醉后出现不明原因的黄疸。氟烷麻醉后血浆氟离子浓度增高可能与其在肥胖患者体内的高代谢率有关。肥胖患者吸入恩氟烷 2.3 MAC/h 后，血清无机氟化物为 22.7 μmol/L，吸入 4 MAC/h 后，血浆氟离子浓度峰值可达 52 μmol/L,平均为 22 μmol/L。与正常人比较,即使吸入恩氟烷少于 2 MAC/h,肥胖患者血清无机氟化物升高速度更快、峰浓度更高、维持时间更长,虽然短时间麻醉后临床上未发现肾损害,但长时间吸入恩氟烷有可能造成肾损害(30 μmol/L)或严重的肾毒性反应(90 μmol/L)。肥胖患者吸入异氟烷 2.5 MAC/h 后血浆无机氟离子浓度仅为 6.5 μmol/L,故异氟烷始终为肥胖患者吸入麻醉药的首选药物之一。正常人吸入七氟烷(2.5 MAC/h)后,血清氟离子浓度远低于肾毒性水平(29 μmol/L)。有报道肥胖患者和非肥胖患者吸入七氟烷 1.4 MAC/h 后血浆氟离子峰浓度并无差异(分别为 30±2 μmol/L 和 28±2 μmol/L)。Torri 等研究证实,七氟烷用于病理性肥胖患者时,其洗入和洗出曲线快于异氟烷。但另有研究发现肥胖患者吸入 1.4 MAC/h 七氟烷后体内氟离子浓度较正常人升高更快,其峰浓度>50 μmol/L(理论上的肾毒性阈值),且持续近 2 小时,而非肥胖患者的峰浓度仅为(40±2)μmol/L。提示七氟烷用于肥胖患者可能有潜在的危险。这种差异可能是实验设计的不同所致,也有可能是肥胖患者影响了七氟烷体内代谢的结果。

新型挥发性麻醉药七氟烷和地氟烷血中溶解度更低,加速了麻醉药的摄取、分布及停药后的消除,使其起效更快,恢复也更快。由于挥发性麻醉药很少在脂肪组织中分布,并在停药后迅速排出体内,故非常适合肥胖患者。

肥胖患者对挥发性吸入麻醉药生物转化率增高的确切机制目前尚不清楚。可能与肝内大量的脂肪组织浸润,增加了脂溶性麻醉药的摄取和微粒体酶的代谢作用;内脏血流增加,更多的吸入性麻醉药被带入肝脏;以及高于正常浓度的细胞色素 P450 酶作用等有关。脂肪组织过多可影响一些麻醉药的血浆半衰期,但并不影响脂溶性挥发性麻醉药的血浆半衰期。目前总体认为,挥发性吸入麻醉药及 N_2O 对肥胖患者的肝、肾功能影响尚轻,也不延长苏醒时间,即使用高脂溶性的恩氟烷或氟烷,清醒时间也不延长。研究表明,要使患者清醒延迟,脂溶性挥发性麻醉药给药时间应超过 24 小时。临床上极度肥胖患者常规手术时间一般为 2 小时左右,其清醒时间应与正常人无异。

药物血浆浓度受稳态分布容积和清除率的影响。肥胖患者脂溶性麻醉药的分布容积更大,一次给药剂量的血浆浓度低于正常人,最终消除半衰期延长。如脂溶性药物咪达唑仑的消除半衰期在肥胖患者明显长于非肥胖患者(分别是 8.4 小时与 2.7 小时)。这是肥胖患者咪达唑仑的表观分布容积较大,而清除率与非肥胖患者相似的缘故。同理,某些阿片类及巴比妥类静脉麻醉药因可存积于脂肪而药效延长。如肥胖患者应用吗啡会延长通气支持时间,硫喷妥钠的消除半衰期较非肥胖者延长 5 倍。芬太尼分布容积、消除半衰期和清除率在肥胖患者与非肥胖患者之间并无差异，按标准体重给药时，和非肥胖患者的药代动力学参数相似，是肥胖患者可选择的理想麻醉性镇痛药之一。舒芬太尼在肥胖患者的分布容积增大，消除半衰期延长，但血浆清除率与非肥胖患者相似。阿芬太尼用于肥胖患者分布容积无明显变化，但消除半衰期延长，清除率降低。肥胖患者给予负荷剂量瑞芬太尼后，其血药浓度迅即升高，提示瑞芬太尼应以理想体重为给药原则。肥胖患者和非肥胖患者丙泊酚的初始分布容积没有差别，在稳态血药浓度下，全身清除率和分布容积与体重相关，由于分布容积和清除率同步增加，因此抵消了消除半衰期的延长，故没有证据表明丙泊酚在肥胖患者体内有蓄积现象。

水溶性药物在肥胖和非肥胖患者的分布容积、消除半衰期和清除时间相似。同正常人相比，极度肥胖患者的胆碱酯酶活性较高，故琥珀酰胆碱的剂量应增加至 $1.5 \sim 2.5$ mg/kg。按公斤体重给药时，米库氯铵在肥胖患者和正常人的药效学相似；病态肥胖患者维库溴铵（0.1 mg/kg）的肌松恢复时间比正常人慢[TOF75% 恢复时间分别为（82 ± 30）分钟与（50 ± 9）分钟]；产生同等程度的肌松时，病态肥胖患者所需维库溴铵的剂量比正常人大，但按体表面积计算时，两者所需剂量相似。罗库溴铵和顺阿曲库铵若以公斤体重指导用药会导致作用时间延长，但若以理想体重给药则可避免。阿曲库铵按公斤体重计算剂量用于肥胖患者时，其恢复速度与用于非肥胖患者几无差异，是用于肥胖患者的理想肌肉松弛药。尽管如此，为了避免作用时间延长，原则上非除极肌肉松弛药应以理想体重指导用药。

3. 全麻下的通气维持

肥胖患者全麻后，特别在仰卧位时可进一步关闭小气道，使功能余气量降低，甚至低于闭合容量，从而增加了非通气肺泡的灌注，导致静脉血掺杂增加，通气/血流比异常，PaO_2 剧降。全麻时 BMI 对患者肺容量、呼吸功能和氧合状况均具有决定性的作用。吸入麻醉药和静脉麻醉药，具有不同程度的扩张血管作用和负性变力性作用，可降低心排血量，使混合静脉血氧分压（PvO_2）进一步降低，其结果是动脉及静脉血氧分压均显著下降，即使吸入 40% 氧也不能维持满意的 PaO_2。75% 的肥胖患者 PaO_2 在 10.7 kPa（80 mmHg）以下。术中膈肌上抬和影响下腔静脉回流的因素均可导致 PaO_2 进一步下降。因此，对肥胖患者施行全麻手术，必须重视通气。为减少肥胖患者仰卧引起的呼吸做功及氧耗增加，可采用大潮气量人工通气，按理想体重计算，$15 \sim 20$ mL/kg。肥胖患者用呼气末正压通气（PEEP）并不能改善动脉血氧分压，相反，可使心排血量下降而引起氧释放低下。另外，在吸气时高气道压可能阻碍肺小血管血流流入上部肺叶，即阻碍肺血流灌注通气的肺泡而导致无效腔（VD/VT）增加及 $PaCO_2$ 增加，同时受阻的血流被分配至分流区，增加分流量（Qs/Qt）及静脉血掺杂，所以对肥胖患者不宜应用 PEEP。

肥胖患者取俯卧位及头低足高位时，胸壁顺应性及氧合可进一步降低。仰卧位自主呼吸时也可出现低氧血症，甚至心搏骤停。因此，围术期持续监测 SpO_2 或血气分析具有十分重要的意义。

（四）减肥药对麻醉的影响

常用减肥药有作用于食欲中枢的芬氟拉明、右芬氟拉明和抑制食欲的芬特明、安非拉酮等。当为服用这些药物的肥胖患者实施麻醉时应高度警惕这类药物的不良反应及与麻醉用药的相互作用。

服用减肥药的患者在麻醉诱导时可能发生持续或延迟性低血压，并且对麻黄碱无反应。芬氟拉明和右芬氟拉明均有儿茶酚胺耗竭作用，因此，血压下降时应选择直接作用的血管加压药，如去氧肾上腺素等。芬氟拉明对心脏有抑制作用，服用此药的患者若接受氟烷麻醉，麻醉危险性会明显增加。停用芬氟拉明后6天内尿中仍有其代谢产物和原形，因此麻醉前至少应停药一周。服用减肥药还可造成胃潴留。服用芬氟拉明后固体食物胃排空延迟约 15%，应注意反流、误吸的问题。减肥药对血糖和胰岛素有潜在的影响。芬氟拉明可增强外周摄取葡萄糖或降低肝糖原的产生，在2型糖尿病患者中可使禁食后的低血糖加重。该药还可增加胰岛素的敏感性，但不影响胰岛素的分泌。因此麻醉期间应监测血糖。服用芬氟拉明或右芬氟拉明可导致肺动脉高压，表现为进行性呼吸困难、坐立不安、气急、疲劳、胸痛、晕厥、心悸、水肿、体力活动下降等。此类药物所致的肺动脉高压是不可逆的，而且是致命性的。麻醉前访视患者时应注意与上述症状相关的问题。此外，减肥药可增加内源性致热源对中枢神经系统的刺激，使外周血管收缩影响热量的散发，因此有诱发高热的危险，所以麻醉期间应监测体温。

（五）肥胖的阻塞型睡眠呼吸暂停低通气综合征患者麻醉的注意事项

低通气量综合征或皮克威克综合征主要见于严重肥胖患者在静止状态下出现低通气量及高 CO_2 血症，约占严重肥胖者的 $5\%\sim10\%$。此综合征包括极度肥胖、嗜睡、肺泡低通气量、周期性呼吸、低氧血症、继发性红细胞增多症、肺动脉高压、右心衰竭及右心室肥厚。睡眠时有其特殊表现,即入睡后出现呼吸暂停。常见于睡眠开始后即出现舌后坠致上呼吸道梗阻,随后因缺氧及 CO_2 蓄积迫使患者苏醒而恢复呼吸,入睡后再现舌后坠。周期性发作呼吸暂停,促使患者不得安眠,以致白天嗜睡。若 7 小时的睡眠中发生 10 秒以上的呼吸暂停达 30 次以上,即可诊断为阻塞型睡眠呼吸暂停低通气综合征(OSAS)。60%～90%的OSAS 患者都是肥胖者(BMI>29 kg·m^{-2})。中年人中 4%的男性和 2%的女性患有有临床症状的 OSAS。此类患者对缺氧及高碳酸血症刺激产生的呼吸切换反应迟钝,基础通气量减少而出现低氧血症及高碳酸血症。另外,由于机械原因可致通气-血流比例失调,促使红细胞增多、肺动脉高压、肺心病的发生。

大部分 OSAS 患者术前并未得到诊断,麻醉医生应高度警惕。术前要常规询问患者是否有夜间打鼾、呼吸暂停、觉醒和白天嗜睡的病史,是否有高血压病史或颈围>40 cm。如有夜间出汗、遗尿、夜尿增多、晨起头痛及心血管功能和神经心理功能异常等,亦高度提示肥胖患者患有 OSAS 的可能。如果确诊为OSAS,应选择气管内插管全麻施行手术。如果患者能耐受手术体位和局部麻醉对呼吸的影响,并充分做好了控制气道的准备,手术时间短暂,局麻技术要求不高,也可考虑选择局部麻醉。但术中和术后应避免大量使用镇静和镇痛药物。必要时也可推迟手术,以进一步评估其 OSAS 的严重程度,同时让患者接受相应的治疗。

肥胖的 OSAS 患者通常比一般的肥胖患者插管更加困难,OSAS 患者气管插管失败的发生率约为 5%,为正常人的 100 倍。对高度怀疑插管困难的患者采用清醒插管还是在全麻下插管应取决于术前对气道的充分评估。对术前认为面罩通气和气管插管都有困难的患者,根据 ASA 困难气道的处理原则,插管和拔管都需在患者清醒的情况下施行。

对需清醒插管的患者术前应进行适当准备,术前可以给予镇静和镇痛药,但务必谨慎,防止发生完全性气道梗阻。充分的上呼吸道表面麻醉和神经阻滞麻醉是麻醉前准备的必要措施。经口咽通气道采用纤支镜插管技术或喉罩通气均为减少插管意外的可靠方法。

如果插管在患者睡眠状态下施行,应充分供氧,最大限度地全身预氧合,使氧气充满肺泡、动脉、静脉和组织间隙。要求患者在面罩密闭状态下吸入 100%的氧气不少于 3 分钟。在喉镜插管期间,经细的鼻咽通气道吹入氧可延迟低氧血症发生的时间。开始麻醉诱导前使患者处于最易吸入气体的体位,通常为从肩胛部至头部成斜坡位,并且在第 1 次试插时,如发现显露不佳,应在外部以手法帮助插管。面罩通气时也应获得最佳的通气效果,即由两人协助帮助托下颌并封闭面罩,以口咽或鼻咽通气道辅助通气,保持麻醉机的 APL 阀在一定的水平使气道内产生 5~15 cmH₂O 的 CPAP。

肥胖的 OSAS 患者拔管后发生气道阻塞的危险性非常高。一项回顾性的研究报道,135 名手术治疗 OSAS 患者术后手术室内拔管发生致命性气道梗阻的发生率为 5%。鼻部手术后局部包扎的患者亦易发生呼吸道梗阻,应在拔管前放置鼻咽通气道后再进行包扎。气道阻塞除了可引起患者死亡外,由于梗阻气道使自主呼吸的患者产生明显的气道内负压,负压性肺水肿的发生率也显著增加。这种负压性肺水肿的患者通常需要重新插管。对腭咽成形术(UPPP)和鼻部手术的患者,较为安全的方法是让患者完全清醒后再拔管。对行其他手术后的 OSAS 患者,通常应清醒拔管或带管进行一段时间的机械通气。决定患者术后是否需要进行机械通气的因素有:插管时面罩通气和气管插管的难易程度、手术时间长短和手术种类、患者 BMI 及 OSAS 的严重程度等。拔管时务必确保患者处于完全清醒的状态。肌松作用的完全恢复应由肌松监测仪来判定或患者抬头试验>5 秒、有足够的肺活量和最大吸气峰压。是否有麻醉性镇痛药的残余作用,可根据带管时呼吸频率判定,通常应>12 次/分。拔管时应用局部麻醉是有益的。采用头高足低位或半卧位拔管,则可减轻由腹腔内容物引起的膈肌压迫。拔管时应放置口咽或长的鼻咽通气道,并做好有助手辅助的面罩通气准备。如果不能确定患者拔管后是否能良好地通气,而且对重新插管没有绝对把握,应通过气道交换导管或纤支镜拔除气管导管。如拔管早期患者自主呼吸良好,可考虑采用 N-CPAP 以保持口咽部气道开放,开始时选用氧气,逐步过渡到空气进行支持。除了早期使用 N-CPAP 外,只有在 SpO₂ 下降时才应考虑增加 FiO₂。

肥胖的 OSAS 患者术后应用阿片类药镇痛引起上气道阻塞的危险性很大,要密切监测呼吸频率、镇静水平和打鼾等。危险性的大小取决于患者的 BMI 和 OSAS 的严重程度及合并的心肺疾病及术后对镇痛药的需求量等因素。根据上述因素综合评定结果,决定患者术后进入 ICU、PACU 或普通病房。

(六)产科肥胖患者麻醉的注意事项

肥胖者妊娠可诱发高血压(先兆子痫)和糖尿病,糖尿病的发病率是正常人的 2~8 倍。难产的概率、剖宫产的比例明显增加。麻醉相关的并发症发生率和病死率及新生儿的发病率和病死率亦均有所增加。椎管内麻醉所致的肋间肌功能抑制对呼吸的影响更为明显,脊麻平面更易向头侧扩散。仰卧位和头低足高位会进一步减少功能余气量,增加低氧血症的可能。若采用 PEEP 增加氧合,会显著减少心排血量,甚至可减少子宫血供。新生儿更易出现呼吸窘迫的危险。因此,在选择麻醉方法时应考虑到手术时间可能会较长,用药量应适当减少等问题。目前剖宫产手术仍以硬膜外麻醉为首选,其优点是麻醉起效较慢,可分次给药,低血压发生率较低,麻醉效果较确切,对运动阻滞较轻,便于术后镇痛。若选择气管内插管全麻,要充分评估插管条件,尽量避免快诱导,并作好插管困难的准备,包括短臂喉镜或纤支镜的准备。一旦出现插管困难,应首先考虑母亲的安全,必要时可行气管切开,紧急通气。产科肥胖患者术后低氧血症的发生率较高,纵切口可能性更大,可采用氧疗和半卧位方法预防。

四、术后并发症及处理

(一)术后并发症

肥胖患者的一些慢性生理异常在手术期间可能进一步受损,术中或术后早期可发生不明原因死亡。肥胖患者腹部手术后的病死率是非肥胖患者的2.5倍,部分原因可能与肥胖患者脆弱的心肺功能有关。因此,应高度重视术后并发症的防治。

1.低氧血症

肥胖患者功能余气量减少,取仰卧位后则更减少,全麻后功能余气量进一步下降。术后肠胀气、气腹、因疼痛引起的腹肌痉挛、横膈抬高等加重术后肺功能不全,所以肥胖患者术后易发生低氧血症。肥胖患者术后的低氧血症加重,往往是术后死亡的重要原因。通常术后 2～3 日,PaO_2 可降至 8.0 kPa(60 mmHg)以下,或 SpO_2 降至 91% 以下。腹部手术后低氧血症可持续 3～4 天,肺容量的下降可持续至术后 5 天,有 OSAS 的患者易发生急性呼吸道梗阻。因此,术后 4～5 日内应坚持氧治疗,并监测 PaO_2 或 SpO_2,如循环稳定,协助患者取半卧位或坐位可改善肺功能,减轻低氧血症。肥胖患者手术后呼吸功能恢复到术前水平往往需 2～3 周。有 OSAS 者,夜间应经鼻给予 CPAP 10～15 cmH_2O。

2.肺部并发症

肥胖患者急症手术时,常因呕吐或反流、误吸而导致术后肺炎,发生率最高可达 10%。肥胖患者术后并发肺不张者高达 10%～20%,较非肥胖者为高。以前有呼吸系统疾病的肥胖患者、伴 OHS 或皮克威克综合征的患者及施行上腹部或胸部手术的肥胖患者,术后更容易发生呼吸系统并发症。对这些患者术后最好是有选择地送入 ICU,以便早期发现病情变化,积极进行预防及治疗,如吸入湿化气体、尽早进行胸部理疗、合理供氧及在护理人员帮助下早期活动等。

3.深静脉血栓形成及肺梗死

肥胖患者术后肺梗死发生率比常人高 2 倍,约为 4.8%。这可能与肥胖患者多患有红细胞增多症、下腔静脉受腹部脂肪压迫及活动量减少致使术后深静脉血栓发生率增加有关。应主动采取预防深静脉血栓形成的措施,术后 4 日内,每日静脉滴注低分子右旋糖酐或羟乙基淀粉 500 mL。必要时于下地活动前,每天 2 次静脉注射肝素 5 000 U 或早期腿部理疗。另外,在手术中即可开始用弹力绷带包扎双下肢 1 周,术后应早期离床活动。

4.切口感染

切口感染是肥胖患者术后常见并发症,这可能与肥胖患者并存糖尿病、机体免疫力降低、皮下厚积脂肪抗感染能力弱、术中用力牵拉致机械损伤等因素有关。故应严格无菌操作,并采取创口皮下彻底冲洗等预防措施。术前半小时静脉注射抗生素有一定的预防作用。

5.减肥手术后并发症

减肥手术包括胃空肠旁路术及胃整形术两种,前者可使体重显著减轻,但并发症较多,如严重腹泻、腹胀及肝功能衰竭,也可能并发关节炎或结肠癌。胃整形术后并发症较少,腹泻及腹胀很少见,偶尔有恶心、呕吐,但减肥效果较差。

(二)术后处理要点

肥胖患者术后处理除按常规外,更应强调以下几点。

1.气管拔管指征

肥胖患者即使无 OSAS,术后也应严格掌握气管拔管指征,拔管时应做好紧急气管切开的准备。

(1)患者完全清醒。

(2)肌肉松弛药及阿片类药残余作用已完全消失。

(3)吸入 40%氧时,血 pH 为 7.35～7.45,PaO_2＞10.7 kPa(80 mmHg)或 SpO_2＞96%,$PaCO_2$＜6.7 kPa(50 mmHg)。

(4)最大吸气力至少达 25 cmH_2O,潮气量＞5 mL/kg。

(5)循环功能稳定。拔管后仍应继续鼻导管吸氧,并监测 SpO_2 1～3 日。

2.术后体位对呼吸的影响

肥胖患者剖腹手术后,功能性余气量可下降 25%,如取仰卧位,则下降更甚,同时气道关闭增加,静脉血掺杂增加及 PaO_2 降低。因此,术后肥胖患者,只要循环稳定,应尽早采用半卧位(30°～45°),功能性余气量可增加 30%,低氧血症可得到改善。如能早期离床、结合胸部理疗及鼓励咳嗽、深呼吸,有防止肺不张及深静脉血栓形成的效果。

3.术后镇痛

术后镇痛有利于患者咳嗽及深呼吸,并可有效地纠正低氧血症,预防肺部并发症,这对肥胖患者尤为重要。如果用阿片类药物,宜采用 PCA 经静脉给药,这对极度肥胖患者,通常情况下是安全、有效的,但对伴有 OHS 的患者有较大的危险。如果手术前已放置硬膜外导管,可经硬膜外导管给局部麻醉药或含阿片类药物的局部麻醉药镇痛。肥胖患者硬膜外镇痛所需的局部麻醉药或阿片类药物的剂量与正常体重患者所需用量相似。由于肥胖患者呼吸道管理困难,而硬膜外阿片类药物镇痛可能出现延迟性呼吸抑制,故更需要在严密监护下进行。

第四节　糖尿病患者的麻醉

糖尿病是因胰岛素绝对或相对缺乏而引起的以高血糖为特征并由此引起机体的代谢紊乱,大小血管及相应器官受累,神经末梢病变等的一种慢性疾病。

一、糖尿病的病理生理

胰岛素对代谢的主要作用是促进葡萄糖和钾转运进入细胞膜,增加糖原合成,抑制脂肪分解。胰岛素分泌绝对或相对不足,将导致外周组织细胞摄取、利用葡萄糖障碍,从而引起其他代谢途径活跃,导致此类患者血管、神经病变的加重。目前认识到糖尿病患者的血管内皮细胞是主要受损部位,导致此类患者大、小血管广泛病变,累及各靶器官,如心脏、肾脏。围术期血糖增高和异常代谢产物的增多,引起高渗性利尿,导致水、电解质和酸碱失衡及免疫失调。高渗状态下可出现血液黏滞度增高,血栓形成,诱发心、脑血管意外。外科手术与麻醉可致应激性激素分泌及活性增加,并伴有胰岛素分泌减少,使糖尿病患者脂肪分解增加,糖异生和糖原分解增加,表现为胰岛素抵抗,高血糖甚至酮症。通常中、小手术可使糖尿病患者的血糖升高 0.11 mmol/L 左右,大手术可使血糖升高 0.33~0.44 mmol/L。

二、糖尿病的分型

根据最新糖尿病指南,主要分为以下 4 型。

(一)1型糖尿病

1型糖尿病是由于胰岛中β细胞损害或由于自身免疫因素引起的胰岛素绝对缺乏。可发生于任何年龄,多见于25岁以下青少年。通常症状明显,表现为中度至重度的临床症状,包括体重下降、多尿、烦渴、多饮、体型消瘦、酮尿或酮症酸中毒等。对小剂量胰岛素十分敏感,易发生酮症,多数需终身依赖胰岛素治疗。包括免疫介导性(ⅠA型)和特发性(ⅠB型)两种类型。

(二)2型糖尿病

2型糖尿病最多见,占糖尿病患者中的90%左右。病因尚不明确,与基因多态性、免疫改变致外周组织对胰岛素抵抗有关。胰岛素抵抗和β细胞功能衰竭是其发病的主要机制。中、老年起病,但近来有年轻化趋势。肥胖者多见,常伴血脂紊乱及高血压。多数起病缓慢,半数无任何症状,常在体检、术前筛查中发现。发病初大多数不需要用胰岛素治疗。此类患者一般不发生酮症,老人在应激状态下可出现高渗性非酮症昏迷。

(三)继发性糖尿病

即由其他原因致β细胞功能障碍或胰岛素作用的遗传性缺陷、胰腺外分泌病变(如胰腺炎、创伤/胰腺切除术后、胰腺肿瘤、胰腺囊性纤维化等)、内分泌疾病(如肢端肥大症、库欣综合征、嗜铬细胞瘤、甲状腺功能亢进等)及药物(如糖皮质激素、甲状腺激素、噻嗪类利尿剂、苯妥英钠等)或化学原因引起的(如治疗AIDS或器官移植后)使拮抗胰岛素作用的激素增多,胰岛细胞数量减少而继发的外周组织糖利用障碍而引起糖尿病,共有8个亚型。

(四)妊娠期糖尿病

妊娠期间内环境改变引起糖利用障碍、血糖升高,诊断为妊娠期糖尿病。

三、临床表现及诊断

(一)糖尿病的常见临床表现为"三多一少"

(1)多尿:系由于血糖升高,超过肾糖阈(血糖10 mmol/L)时,出现的渗透性利尿作用。

(2)多饮:系由于体内水分丢失,产生口渴、多饮水,如在应激情况下,不能及时补充水分,会产生高渗状态,甚至昏迷。

(3)多食:血糖虽然升高,但不能被外周组织和细胞所利用,产生"细胞内饥饿"现象;患者食欲增强,进食量增多。

（4）体重减轻：胰岛素不能促使细胞有效利用葡萄糖供能，造成细胞转向从脂肪、蛋白质分解产物中获取能量，导致患者体重减轻。

此情况多见于 1 型糖尿病患者，2 型糖尿病患者早期进食量增多，运动量减少，可处于肥胖、超重、高血压状态。

（二）诊断

凡有糖尿病症状，空腹血糖≥7.0 mmol/L（126 mg/dL）；OGTT 试验 2 小时后血糖≥11.1 mmol/L（200 mg/dL）；或随机血糖水平≥11.1 mmol/L（200 mg/dL），即可诊断糖尿病。2010 年初美国糖尿病协会（ADA）新增了一项诊断标准：糖化血红蛋白≥6.5％时，可诊断糖尿病。

四、术前病情评估

围术期糖尿病的主要危险因素来自于糖尿病所致靶器官的疾病，围术期麻醉医师须了解这些并发的疾病，并谨慎处理。

（1）心脑血管疾病：糖尿病患者的冠心病、高血压发病率增高，患者围术期发生心肌缺血的危险性增高，如伴有自主神经病变，可形成"无症状性心肌缺血"，心肌梗死的发生率与病死率增高。糖尿患者左室舒张功能减退，易发生全舒张性心力衰竭。脑梗死也多见。

（2）糖尿病肾病：有资料表明 1 型糖尿患者终末期肾病发生率为 30％，2 型糖尿病为 4％～20％。

（3）外周神经病变：以四肢感觉神经受累最多，肢端麻木、针刺样痛、烧灼样或闪电样痛、感觉减退或过敏。术前应了解这些已有病变，术中加以保护，防止神经病变处受压导致损伤加重。

（4）自主神经病变：胃肠神经受损后，表现为胃软瘫，术中、术后易致反流、误吸；心交感神经受损后，可出现无症状性心肌缺血和传导阻滞。在体位改变或容量丢失时，心血管代偿能力降低，易致血流动力学不稳定。

（5）关节强直综合征：在 1 型糖尿病患者中可见，尤其是颞下颌关节、寰枕关节和颈椎关节强直，导致气管插管和气道管理困难。

糖尿病患者围术期风险因素众多，较重要的风险因素有：①术前空腹血糖增加，平均≥13.3 mmol/L；②年龄≥65 岁，病程≥5 年；③糖尿病合并高血压和冠心病；④手术时间≥90 分钟；⑤糖化血红蛋白≥8.5％等。

五、麻醉前准备

(一)麻醉前评估

应对患者的病情和分型做出全面的评估,了解糖尿病的治疗情况,并发症的控制程度。术前力争达到:①空腹血糖在 6.8～11.0 mmol/L(120～200 mg/dL);餐后血糖<11.1 mmol/L;②无酮血症,尿酮体阴性;③尿糖测定为阴性或弱阳性。

(二)术前控制血糖的措施

1.择期手术

对未接受胰岛素治疗的 2 型糖尿病患者,如果术前血糖控制良好,拟施行微创或小手术,可于手术日晨停服降血糖药物和停食早餐即可。如果为大、中手术,血糖控制欠佳者,可于术前 2～3 天停用口服降糖药物,改用胰岛素(RI)稳定血糖。既往如接受精蛋白锌胰岛素治疗者,术前 1～2 天也应改用 RI,以便术中调整 RI 剂量稳定血糖水平。RI 的剂量从 4～6 U 开始,3～4 次/天,餐前 30 分钟皮下注射。根据血糖、尿糖情况调整 RI 用量,原则上要维持尿糖(±),尿糖每增加一个"+",给 RI 2～4 U。

2.急诊手术

糖尿病患者行急诊手术时,首先查血糖、尿糖、尿酮,并测定血清钾、钠、氯、HCO_3^-、pH 值等。如果患者血糖高且伴有酮症时,说明糖尿病病情未控制,应先纠正酮症酸中毒,可先用 RI 10～20 U 静脉注射,再以生理盐水 500 mL+RI 20 U,根据血糖浓度以 0.5～5.0 U/h 的速度静脉滴注或泵注,将血糖控制在<14 mmol/L,酮体消失,水、电解质紊乱有所纠正之后,方可手术为佳。对手术刻不容缓者,在手术的同时,积极纠正酮症酸中毒。

(三)并发症准备

对术前有糖尿病并发症,尤其是糖尿病性高血压、心脏病或肾病,应作相应治疗和准备。

(四)术前用药

为避免焦虑紧张和应激性血糖升高,宜选用咪达唑仑,成人 2～5 mg,术前30 分钟肌内注射。吗啡可致血糖升高,避免应用。并发青光眼者禁用抗胆碱药物。

六、麻醉管理

(一)麻醉方法的选择

结合手术的性质、大小、患者的具体情况,尽可能选择对糖代谢影响最小的麻醉方法和麻醉药物。下肢、下腹部手术采用椎管内麻醉较为适合,但需牢记以下几点:糖尿病患者的局麻药需要量较小;神经损伤的几率较高;局麻药中加入肾上腺素可能增加神经缺血或(和)神经水肿的风险;糖尿患者自主神经受损,易致低血压,平面过广时易致循环虚脱。全麻虽对机体代谢有一定影响,但如能熟悉全身麻醉药的药理作用,选择对血糖影响最小的药物,麻醉深度适宜,麻醉期间加强对呼吸、循环、水、电解质和酸碱平衡的管理,全麻不失为一种可供选择的方法。麻醉过浅、缺氧或高 CO_2 血症易致应激性血糖升高,应予避免。全麻时适量使用阿片类药物、异氟烷、七氟烷均有助于降低应激反应,改善机体糖代谢状况。近年来的国内外研究均表明,全麻与硬膜外麻醉联合应用于上腹部大、中手术时,有利于改善术中糖耐量,缓解血糖增高。术后患者自控镇痛(PCA)的应用,多途径镇痛技术的推广均有利于控制术后高血糖反应。

(二)常规监测

因糖尿病患者常伴有高血压、冠心病,应重视监测血压、心电图和全身氧合情况变化。每 1～2 小时监测 1 次血糖水平,根据血糖水平,决定胰岛素用量,以实现胰岛素用量的个体化。

(三)术中血糖的控制

对短小手术和术前血糖控制较好的患者,术中可以不输含糖液体。成人为满足安静状态下热量需要,可每小时静脉滴注 5～10 g 糖(5%葡萄糖 100～200 mL)。对大、中手术或血糖控制不理想患者,或术前已用 RI 治疗的患者,术中给予 RI 治疗。一般主张以 3～5 g 葡萄糖加 RI 1 U,并监测血糖,根据监测结果,调整 RI 与葡萄糖比例。可按患者不同病情给予不同,也有主张使用如极化液(GIK)(10%GS 500 mL,100 mL/h),其中胰岛素用量参见表 6-13。尿量 ≥40 mL/h 时,在 10%葡萄糖液 500 mL 中加入氯化钾 1g,如血钾<3.5 mmol/L 时,可加入氯化钾 1.5 g。近年来多主张将 RI 50 U 加入生理盐水 500 mL 中静脉滴注或 RI 20～50 U 与 50 mL 生理盐水混合后泵注,开始速率为 0.5～1.0 U/h,以后根据血糖水平,调整 RI 注入速度。值得强调的是低血糖比一般性高血糖的危害性更大,术中、术后均需将血糖维持在略高于正常的水平。当遇有出虚汗、

心率增快、血压降低等情况时,应急查血糖,注意鉴别低血糖休克与出血性休克。

表 6-13 GIK 溶液中胰岛素用量表

血糖浓度(mmol/L)	胰岛素(U)	每小时胰岛素滴入量(U)
5~8	5	1
8~12	10	2
12~20	20	4
>20	25	5

最近多项前瞻性、大样本、多中心研究结果说明,强化血糖治疗易发生低血糖,给老年糖尿病患者带来更大危害;同时强化血糖治疗并没有明显降低治疗终点心血管事件的发生率。因此近期 ADA 建议围术期血糖控制的目标范围为:一般患者的血糖目标控制在 7.8 mmol/L 以下即可,重症患者的血糖目标控制在 10.0 mmol/L 以下。

七、麻醉后糖尿病并发症的防治

(一)麻醉苏醒延迟

在分析糖尿病患者全麻苏醒延迟的原因时,除应特别注意有无与糖尿病有关的酮症酸中毒、非酮症高渗性昏迷、低血糖昏迷等情况(表 6-14)外,尚须注意有无脑血管病变,如脑出血、脑栓塞等因素存在,从而根据不同病因给予相应处理。

表 6-14 糖尿病患者昏迷的实验室鉴别诊断

检查　　病因	尿		血		
	葡萄糖	丙酮	葡萄糖(mmol/L)	HCO$_3^-$	丙酮
低血糖	—	—-±	<2.8	正常	—
糖尿病酮症酸中毒	++++	++++	16.7~33.3	↓	++++
非酮症高渗性昏迷	++++	—	多>33.3	正常或↓	—
乳酸中毒	—-+	—-±	正常或↑	↓	—-±

(二)糖尿病酮症酸中毒

围术期 1 型糖尿病患者易发生糖尿病酮症酸中毒(DKA),常见诱因为感染、创伤、心肌梗死、降糖治疗不当等,此时胰岛素明显不足和(或)升糖激素的明显升高导致糖、蛋白质、脂肪代谢的严重障碍,以高血糖、高渗、脱水及酮体过多和代谢性酸中毒为特征。

DKA 患者血糖多呈中等程度升高（＞16.67 mmol/L），除伴有肾功能不全外，一般血糖不超过 27.78 mmol/L。由于高血糖引起的渗透性利尿，蛋白质和脂肪分解加速，大量的酸性代谢产物排出，加重了水分的丢失；加之厌食、恶心、呕吐等胃肠道症状及过度通气，在 DKA 症状开始出现时，就可造成 3～5 L 的容量丢失。脱水发展到一定程度可致肾前性氮质血症、急性肾小管坏死、低血压和休克。

临床表现为全身乏力、高热、脱水、精神症状、库氏呼吸、呼出气中有"烂苹果味"；消化道症状为恶心、呕吐、腹痛。随着病情进一步发展，出现严重脱水、尿量减少、皮肤弹性差、眼球下陷、脉细速、血压下降，至晚期时各种反射迟钝甚至消失，嗜睡以至昏迷。鉴于发生 DKA 的患者中约 20％ 在以往未被诊断为糖尿病，故遇有高血糖和代谢性酸中毒患者都应考虑到 DKA 发生的可能性。

抢救 DKA 的首要关键措施是补液，这是由于患者的重度脱水可达体重的10％，只有在有效组织灌注改善后，胰岛素的生物效应才能充分发挥，单纯注射胰岛素而无足够的液体时细胞外液可进一步移至细胞内，加重组织灌注不足。

脑水肿是 DKA 处理中可能发生的严重并发症，多在第一个 24 小时内发生。脑水肿与脑缺氧、补碱过早、血糖下降过快、液体输入速度过快及输入量过多等因素有关。DKA 经治疗后，血糖有所下降，酸中毒改善，但昏迷反而加重，或虽然一度清醒，但烦躁、心率快、血压偏高、肌张力增高时应警惕脑水肿的发生。

（三）高血糖高渗状态（HHS）

HHS 多见于中、老年患者，约半数并无糖尿病，但多数有肾功能减退病史。其诱因包括感染、静脉过度营养、利尿剂、出汗及补液不足等。胰岛素绝对或相对不足时，血糖显著升高，强烈的渗透性利尿致水和电解质大量经肾丢失，导致患者出现严重脱水、高渗和高血糖，通常脱水 7～10 L，渗透压高过325 mOsm/L，血糖超过 33.3 mmol/L，血钠＞145 mmol/L；严重氮质血症，BUN 明显升高，BUN/Cr 比值可＞30；酮症酸中毒不明显，但可有酮症和轻、中度酸中毒。严重的 HHS（血清渗透压＞340 mOsm/L）可导致意识障碍及昏迷，乳酸性酸中毒可继发于严重脱水及组织灌注不足。故 HHS 患者无库氏呼吸，呼出气中无"烂苹果味"。

HHS 的处理措施与 DKA 相似，但以液体治疗为其主要手段，补液扩容，降低高渗状态。这类患者脱水严重，一般需水 120 mL/kg 左右，其中的 1/3 于初始4 小时内输入，其余的 2/3 在 20 小时内补充完毕。低血压者应先输入生理盐水，直到低血压纠正，尿量增多，继之用 0.45％ 盐水来补充水分的丢失；血压正常者，用 0.45% 盐水纠正脱水；血钠过高时，可用 5% 葡萄糖加小剂量胰岛素予以纠正。有关 HHS 处理过程中使用胰岛素存在分歧，由于 HHS 患者对胰岛素非常敏感，故多建议使用的剂量为治疗 DKA 的一半，特别警惕医源性低血糖的发生。降血糖的速度以每小时降低 3.33～5.56 mmol/L 为宜。

治疗 HHS 中，患者脑水肿的发生率高于 DKA 患者，故应平缓地降低高血糖和高渗状态，第 1 个 24 小时血糖不应低于 14 mmol/L(250 mg/dL)，渗透压不宜低于 330 mOsm/L。

第七章

围手术期问题

第一节　术后恢复室

一、概述

大多数患者都会经历一个平稳的麻醉苏醒期,但术后突发的且危及生命的并发症随时可能发生。麻醉后恢复室(post anesthesia care unit,PACU)可在患者从麻醉状态到完全清醒,以及最后被送回普通病房之前提供良好的密切监测和处理。PACU通常由一个包括麻醉医生/护士和急救人员在内的专业队伍组成。它紧邻手术室(operating room,OR),并有X线检查和实验室设备。必须准备好用于常规处理(氧气、吸引装置、监测系统)和进一步生命支持(呼吸机、压力换能器、输液泵、心肺复苏抢救车)的药物和设备。

二、入 PACU

(一)转送

患者应在麻醉医生的直接监视下从手术室送到PACU,最好将床头抬高或将患者置于侧卧位以保证气道通畅。面罩给氧以对抗可能发生的通气不足、缺氧性通气驱动降低和弥散性缺氧。对于那些需要接受血管活性药物治疗的循环不稳定的患者,如果麻醉医生认为必要,在护送过程中需给予心电图、心率、血压和血氧饱和度监测。

(二)记录单

患者到达PACU,即刻记录生命体征。麻醉医生应向PACU工作人员提供完整的记录单,并等到PACU工作人员完全接管患者后方可离开。同时,麻醉医生还应将患者的一些必要情况向 PACU 主要负责人直接汇报。这份记录单应包括麻醉和手术过程中的所有情况及谁将进行最后的术后护理。

(三)记录单包括的内容

(1)患者的身份、年龄、手术方法、诊断、既往史摘要、服药史、过敏史、术前生命体征的变化。应记载的特殊情况包括失聪、心理问题、语言障碍,以及对感染的预防。血管内留置导管的位置和型号、深度。

(2)麻醉前用药、抗生素、麻醉诱导和维持用药、麻醉性镇痛药、肌肉松弛药、催醒药、血管活性药,以及所给予的其他相关药物。

(3)手术过程中的真实情况:对于手术中出现的问题(如止血是否完善、引流管的处理、体位受限)必须告知 PACU 工作人员。

(4)麻醉过程:特别是可能影响患者术后早期恢复过程的问题,如实验室的化验值、静脉穿刺困难、插管困难、术中血流动力学不稳定和心电图变化。液体平衡情况包括输液量和种类、尿量及估计失血量。

三、监测

应对患者的意识、呼吸和外周灌注进行严密监测。对于普通患者,护士与患者的比例为 1∶2 或 1∶3;对既往有重要疾病史、术中出现严重并发症的高危患者,护士与患者的比例为 1∶1。需根据患者的病情定时监测和记录生命体征。标准监测包括用阻抗体积描记器测定呼吸频率、连续监测心电图、手动或自动血压监测、脉搏血氧仪和体温监测,动脉内置管可在血压很低的情况下连续测定患者血压而且有助于采集血液样本。对原因不明的血流动力学不稳定患者,需要给予血管活性药物时,可考虑中心静脉或肺动脉置管。如果患者的恢复时间延长或者需监测的项目增多,应将患者转入重症监护病房(ICU)。

四、总体并发症

由于 PACU 中患者组成和并发症的定义不同,并发症发生率也不相同。对于本身不存在严重疾病的患者,并发症发生率相差无几。在 PACU 内,呼吸系统和循环系统的并发症是最常见的。

五、呼吸和气道并发症

呼吸系统的并发症主要包括低氧血症、通气不足、上呼吸道梗阻、喉痉挛和误吸。

(一)低氧血症

全身麻醉时可抑制缺氧性和高 CO_2 性呼吸驱动,减少功能残气量。这些变化可持续到术后一段时间,且易导致通气不足和低氧血症。由于通过面罩吸氧可延迟脉搏氧饱和度所检测出的通气不足,因此并不建议所有的术后患者都预防性吸氧,是否应该吸氧应根据患者的自身的需要。低氧血症的表现有呼吸困难、发绀、意识障碍、躁动、迟钝、心动过速、高血压和心律失常。在对这些症状给予治疗之前首先要排除低氧血症。引起低氧血症的原因包括以下几点。

1.肺不张

肺不张及随后的肺内通气血流比的变化,通常是因为全麻导致的功能残气量下降。对于肥胖经历胸部、上腹部手术的患者,功能残气量会下降更多,从而进一步加重肺不张。单纯施行硬膜外麻醉时不会引起肺不张。深呼吸和多次测量肺容量可以使萎陷的肺泡再次快速扩张。无创性机械通气也可以改善肺不张。偶尔低氧血症可能持续存在,胸部 X 线片显示肺段或肺叶萎陷。胸部物理治疗和(或)纤维支气管镜检查有助于使不张的肺叶再膨胀。

2.通气不足

可由于肺泡萎陷引起低氧血症和肺泡中 CO_2 张力增加。

3.弥散性缺氧

弥散性缺氧可能发生在全身麻醉苏醒期快速洗出氧化亚氮时,面罩吸入高浓度氧气可预防低氧血症。

4.上呼吸道梗阻

上呼吸道梗阻与气道和舌反射不健全有关。

5.支气管痉挛

支气管痉挛可能引起通气不足、CO_2 蓄积和低氧血症。

6.肺水肿

肺水肿可能是心力衰竭或肺毛细血管通透性增加所致。心源性水肿多发生于有心脏疾病史的患者,其特点为低氧血症、呼吸困难、端坐呼吸、颈静脉怒张、喘鸣、第三心音奔马律。可能是由液体超负荷、心律失常、心肌缺血诱发的。应进行查体、胸部 X 线片、动脉血气分析和 12 导联心电图检查。应及时请心脏科医生会诊,特别是不稳定心绞痛和急性瓣膜疾病需进行创伤性处理时。主要采用正性肌力药、利尿药、血管扩张药。无创性机械通气的使用可以在药物治疗有效果前,在免于气管插管的情况下,有效改善低氧血症。"通透性"肺水肿可发生于脓毒症、头部外伤、误吸、输血反应、变态反应、上呼吸道梗阻,其特点为低氧血症,而无左室超负荷现象。急性呼吸衰竭的进一步治疗一般需在 ICU 进行。

7.气胸

气胸可能导致通气不足、低氧血症和血流动力学不稳定。

8.肺栓塞

肺栓塞在术后即刻很少发生。在深部静脉血栓形成、癌症、多发伤和长期卧床的患者发生不明原因的低氧血症时,进行鉴别诊断时应考虑肺栓塞。

(二)通气不足

通气不足的特点是分钟通气量下降,可导致高碳酸血症、伴急性呼吸性酸中毒。严重时可导致低氧血症、CO_2 麻醉,最终导致不呼吸。面罩吸氧可掩盖早期的通气不足,所以仅有在呼吸空气的情况下,才可以用脉搏氧饱和度作为监测通气不足的指标。因此监测术后患者的通气状况不应仅仅依赖血氧饱和度。术后通气不足的原因可分为两类。

1.通气驱动降低。

(1)所有吸入的卤族麻醉药均可抑制通气驱动,残余的低浓度挥发性麻醉药可导致术后通气不足。阿片类药也是强效的呼吸抑制剂。麻醉性镇痛药过量的患者可有明显的痛觉消失,呼吸频率减慢,如不予刺激则会有不呼吸的倾向。大剂量的苯二氮䓬类药物也可能抑制通气驱动。处理与麻醉有关的通气不足最安全的方法为继续机械通气,直到呼吸恢复为止。另外也可以考虑用药物逆转。

阿片类药物引起的通气不足可用纯 μ 受体拮抗药纳洛酮拮抗。分次静脉注射 $40\sim80\ \mu g$ 直到效果产生。$1\sim2$ 分钟即可逆转,并持续 $30\sim60$ 分钟。纳洛酮可引起的明显不良反应包括疼痛、心动过速、高血压、肺水肿、迟发性再吗啡化,我们需要加强监测。

苯二氮䓬类药物引起的通气不足可用氟马西尼拮抗。静脉注射 $0.2\ mg$,5 分钟内根据效应可以给 $1\ mg$,最大量为 $5\ mg$。$1\sim2$ 分钟起效,$6\sim10$ 分钟产生峰效应。由于氟马西尼的半衰期短,为防止再镇静必须加强监测。对于长期使用苯二氮䓬类的患者,应小心使用以防发生惊厥。

(2)较少见的是在颅内、颈动脉手术、脑外伤、术中脑卒中导致的通气驱动受损。

2.肺和呼吸肌功能不足。

(1)术前存在的呼吸系统疾病:这是发生呼吸系统并发症的最重要的危险因素。慢性阻塞性肺疾病可改变通气血流比,引起低氧血症、高碳酸血症。气体交流障碍和呼气气流受阻,在正常情况下即可导致呼吸做功增加,可因创伤、麻醉、气道分泌物等而进一步加重。限制性疾病(如肺纤维化、胸腔积液、肥胖、脊柱侧弯、大量腹水、妊娠)的并发症比慢性阻塞性肺疾病少,特别是呼吸肌未受影响和限制通气的障碍在肺外时更是如此。无创性机械通气对患有 COPD 及限制性通气障碍的患者都是有益的,因为它可以帮助患者减少呼吸做功,改善呼吸参数,免于气管内插管。

(2)肌肉松弛药阻滞恢复不完善:痉挛性抽搐、全身肌力弱、上呼吸道梗阻、呼吸表浅、低氧血症可提示神经肌肉阻滞药拮抗不全。当在手术室未给予拮抗剂时,长效肌肉松弛药比中短效肌肉松弛药发生肌肉松弛药阻滞恢复不完善的几率大。根据临床和 TOF 检测可判断肌力的恢复程度。也要注意一些特殊情况,如重症肌无力和肌无力综合征、假性胆碱酯酶缺乏、琥珀胆碱引起的二相阻滞、低温、酸碱和电解质失衡、抗胆碱酯酶过量。如果足量的药物拮抗后(成人用新斯的明 5 mg 和格隆溴铵 1 mg 静脉注射),仍存在肌力弱,最好持续机械通气,用适量的抗焦虑药,直到肌力恢复。

(3)上呼吸道梗阻:可引起低氧血症和高碳酸血症。

(4)镇痛不全:在胸部和上腹部术后,由于镇痛不全可能导致呼吸受限和分钟通气量降低,引起肺泡萎陷、低氧血症和高碳酸血症。应早期给予充分的镇痛、鼓励深呼吸和咳嗽加以预防。

(5)支气管痉挛:常见于 COPD、哮喘或最近有呼吸道感染的患者。其发作多是由人工气道管理不当所致,特别是气管内插管的机械刺激。哮鸣音也可以在肺水肿、支气管内插管、吸入性肺炎、气胸时听到。

(6)气胸:可见于开胸术、纵隔镜检查、支气管镜检查、为施行肾和肾上腺手术而高位分离腹膜及脊柱融合术。中心静脉穿刺、臂丛神经阻滞也可能发生。床旁 X 线检查有助于诊断,如果出现血流动力学不稳定(可疑张力性气胸),也可以在没有 X 线检查的情况下进行穿刺。

(三)上呼吸道梗阻

上呼吸道梗阻可发生于麻醉恢复期。主要症状有呼吸运动幅度小、肋间隙和胸骨上窝凹陷,吸气时胸腹壁活动不协调。完全的上呼吸道梗阻是没有声音的,只有在部分梗阻时,才会有鼾声(梗阻部位在喉以上)或吸气时喘鸣(梗阻部位在喉周围)。在患有阻塞性睡眠呼吸暂停(OSA)、肥胖、扁桃体和腺样体增生的患者,发生上呼吸道梗阻更加常见。采用面罩吸入 100% 氧气,只有麻醉医生才能决定是否更换气管导管设备。有时轻提下颏就可以有效的解除梗阻,对于患有 OSA 的患者使用持续正压通气是有益的,特别是这些患者在家里已经接受了规范的通气治疗的前提下。上呼吸道梗阻的常见原因如下。

1.全麻或者神经肌肉阻滞恢复不完全

气道本身和外部肌肉张力降低和不协调引起舌后坠及气道梗阻。放置鼻咽或口咽通气道、手法辅助通气或气管插管以恢复气道通畅。

2.喉痉挛

喉痉挛是由于麻醉变浅和声门受到分泌物、血液、异物的刺激诱发的。

3.气道水肿

气道水肿可发生于支气管镜检查、食管镜检查及头颈部手术时,也可见于气管插管粗暴、变态反应、输液过量和头低位时。由于小儿上呼吸道内径小,更易因水肿而发生气道梗阻。在拔管时,仅仅采用检查套囊的方法检查是否漏气没有特异性也没有敏感性,因此在气道水肿的患者中切勿使用此方法。气道水肿的治疗包括以下内容。

(1)面罩吸入湿润的 100%氧气。

(2)头部抬高及限制液体。

(3)雾化吸入溶于生理盐水的 2.25%消旋肾上腺素溶液 0.5～1.0 mL,或者左旋肾上腺素 2 mL(1∶1 000);必要时每 20 分钟重复使用。

(4)每 6 小时静脉注射地塞米松 4～8 mg,持续 24 小时。

(5)在等待其他药物起效的同时,我们可以选用氦气(氦气∶氧气=80∶20),因为它可以有效改善气体交换和减少呼吸做功。

(6)由于气道解剖位置很快发生变化,尤其是在发生变态反应时应及早重新气管内插管。

4.手术切口水肿

甲状腺及甲状旁腺手术、颈廓清扫术、颈动脉内膜切除术等术后早期可能由于手术部位渗血而并发血肿。颈部血肿压迫可引起静脉和淋巴回流受阻、严重水肿。患者抱怨手术部位疼痛、受压、吞咽困难、不同程度的呼吸困难、引流液增多,这些都是出血的征象。必须立即处理颈部血肿。必须通知外科医生准备好手术间。麻醉医生通过面罩给予吸入 100%氧气,随后在直视下行气管插管。如果不能迅速完成气管内插管,切口必须重新打开,以暂时缓解组织受压充血和保证气道通畅。

5.声带麻痹

可能发生于甲状腺和甲状旁腺手术、胸科手术、气管手术或粗暴插管之后。

声带麻痹可能是一过性的,是由喉返神经受累引起的;或是永久性的,由喉返神经切断所致。一过性的单侧喉返神经麻痹较常见,主要的危险可能引起误吸。永久性单侧喉返神经麻痹预后尚好,随着时间的推移,对侧喉返神经可以代偿而减少误吸的发生。双侧喉返神经麻痹常见于喉癌或气管肿瘤切除术,由于肿瘤浸润几乎不能识别喉返神经。双侧喉返神经麻痹是严重的并发症,可导致在拔管后或术后 1 小时内上呼吸道完全梗阻,需要气管内插管;如果为永久性双侧喉返神经麻痹,需要气管造口。单侧或双侧的喉返神经损伤会导致声带松弛和音调下降,但并不会导致呼吸抑制。

(四)带插管患者需特殊处理

当不能预测带管时间时,通过 T 形管自主呼吸可能是有效的;但有些患者需要机械通气。应将需要接受复杂通气模式的患者运送至 ICU 处理;PACU 中的麻醉医师要计划停机和拔管方案,或转送到 ICU 监测的可能。术后带管时间延长的原因有以下几点。

1.全麻后苏醒延迟

全麻后苏醒延迟是由吸入或者静脉麻醉药的作用所致。某些药物可能逆转其作用。一般较稳妥的方法是呼吸机支持通气,使自主呼吸恢复。饱胃患者必须待意识和咽喉反射完全恢复后再拔管。

2.神经肌肉阻滞逆转不全

如果用足够的药物逆转,肌力仍弱,应机械通气至完全恢复。

3.气体交换不足

由于麻醉、手术、体位的影响,常引起 O_2 和 CO_2 交换不足。在机械通气的同时要查明其原因。

4.气道梗阻

气道梗阻可见于头颈部大手术、咽部脓肿引流、下颌骨金属线固定、长时间手术和俯卧位手术,应待这类患者完全清醒后拔管。

5.血流动力学不稳定

严重时可伴有气体交换和意识的不同程度变化,需要继续应用呼吸机支持,这样的患者应迅速转到 ICU。

6.低体温

会带来许多的不良反应,如术后难以即刻拔管。

(五)拔管指征

没有单一的指征能确保可以成功拔管。下列指征有助于评估术后患者不需要辅助通气。

(1)PaO_2或SaO_2正常。

(2)呼吸方式正常:在 10 分钟内没有机械支持的情况下,患者能保持自主呼吸,呼吸频率每分钟<30 次,潮气量>300 mL。

(3)意识恢复,可以合作和保护气道。

(4)肌力完全恢复。

(5)拔管前:PACU 的麻醉医师应警惕原已存在的气道情况,并可能需要再次插管。给予吸痰、吸引气管导管、口腔和咽部的分泌物;拔管后正压通气、面罩给氧、监测 SpO_2,估计患者是否有气道梗阻或通气不足的征象。

六、血流动力学并发症

(一)低血压

通过了解患者的既往史及术中管理情况,有助于我们对低血压做出鉴别诊断。下列程序有助于低血压的鉴别诊断。

1.低血容量

低血容量是 PACU 内患者出现低血压最为常见的原因。在 PACU 中,低血压的常见原因包括进行性失血、补液不足、渗透性多尿、液体在体内转移。非特异性症状包括低血压、心动过速、呼吸增快、皮肤弹性降低、黏膜干燥、少尿和口渴。应给予补充足够的容量,如果血容量补足后,低血压仍然存在,应留置导尿管,并施行有创监测做进一步评估。

2.静脉回流受阻

正压通气时胸腔内压会增高,可导致回心血量减少。常见原因有肺动力性过度膨胀(内源性呼气末正压)、气胸、心脏压塞。静脉回流受阻的症状和真正的血容量减少一样,但还包括颈静脉怒张、中心静脉压增加、呼吸音和心音减弱。补充血容量是主要的对症治疗方法,消除病因是根本。

3.血管扩张

椎管内麻醉、残留的吸入性麻醉药、低体温之后的复温、输液反应、肾上腺功能不全、全身感染、败血症、变态反应、肝衰竭,以及使用血管扩张药均可导致血管张力降低。低血容量可加重血管扩张引起的低血压,但单纯靠补液不能完全恢复血压,需应用 α 受体激动药,如去氧肾上腺素、肾上腺素和去甲肾上腺素,但要在严密监测血流动力学的情况下使用。应在 PACU 就开始对特定病因进行诊断和治疗。

4.心排血量下降

围手术期发生心功能不全的原因有心肌缺血和梗死、心律失常、充血性心力衰竭、负性变力药(麻醉药、β受体阻滞药、钙通道阻滞药、抗心律失常药)、脓毒症、甲状腺功能低下和恶性高热。其症状包括呼吸困难、多汗、发绀、颈静脉怒张、少尿、心律失常、喘鸣、肺底部干性啰音、S_3 奔马律。胸片、12 导心电图和化验检查有助于诊断。通常需有创监测指导治疗。

(1)增加心肌收缩力的药物,如多巴胺、多巴酚丁胺、肾上腺素、去甲肾上腺素、米力农。

(2)用硝酸酯、钙通道阻滞药、血管紧张素转换酶抑制剂降低后负荷。

(3)对液体超负荷患者采用呋塞米利尿。

(4)对于心律失常患者采用抗心律失常药或者电复律治疗。

(二)高血压

高血压是术前有高血压患者术后最常见的并发症,特别常见于术前未经过系统药物治疗者。一些特殊手术可以引起术后血压升高,如颈内动脉手术、胸腔内手术。其他引起术后高血压的原因包括疼痛、膀胱膨胀、液体过量、低氧高碳酸血症、低体温、颅内压增加、血管收缩药。高血压的表现有头痛、视物模糊、呼吸困难、不安、胸痛,但通常没有症状。应该核对患者血压测定的正确性,查阅病史和手术过程,排除可以纠正的原因。治疗应致力于维持血压接近正常范围。对颅内动脉瘤术后、易破裂的血管吻合术、微血管手术和严重缺血性疾病的情况,应严格控制血压。如果可能,口服给药较为理想;当然有需要的话也可以静脉给予起效快、作用时间短的药物。

1.β 受体阻滞剂

拉贝洛尔 5～20 mg 静脉注射或 2 mg/min 静脉泵入;艾司洛尔 10～100 mg 静脉注射或者 25～300 μg/(kg·min)泵入;普萘洛尔 0.5～1.0 mg 静脉注射。

2.钙通道阻滞剂

维拉帕米 2.5～5 mg 静脉注射;或尼卡地平 5～15 mg/h 静脉注射,之后以 0.5～2.2 mg/h 维持。不建议使用舌下含服硝苯地平,因为它可以使血压显著下降,并有可能出现心肌缺血。

3.肼屈嗪

5～20 mg 静脉注射,是纯粹的血管扩张药,可增快心率。

4.硝酸盐

硝酸甘油开始 25 μg/min,主要为了扩张静脉,尤其适用于伴有心肌缺血患者。硝普钠开始 0.5 μg/(kg·min)静脉注射,是强效的动脉扩张药,需要有创血压监测。

5.菲诺多泮

菲诺多泮是选择性外周多巴胺受体激动剂。0.1~1.5 μg/(kg·min)静脉注射。不良反应有心动过速、头疼、眼内压增高。

6.依那普利

如果患者不能口服药物,静脉注射 0.625~1.250 mg 依那普利可在使用血管紧张素转换酶抑制剂和血管紧张素受体阻滞剂的患者中起到良好的降压作用。

(三)心律失常

围手术期发生心律失常的主要原因有交感神经兴奋、低氧血症、高碳酸血症、电解质和酸碱失衡、心肌缺血、颅内压增高、药物中毒、甲状腺危象和恶性高热。房性期前收缩和偶发室性期前收缩常不需要治疗。当有恶性心律失常时应吸氧,在寻找原因的同时开始适当的治疗。

1.常见的室上性心律失常

(1)窦性心动过速:可能是由疼痛、躁动、低血容量、发热、低氧高碳酸血症、恶性高热、充血性心力衰竭或肺栓塞所致。除非有发生心肌缺血的征象,否则在明确病因前不宜使用β受体阻滞剂进行治疗。

(2)窦性心动过缓:可能是由于高位椎管内麻醉、阿片类药物、迷走神经兴奋、β受体阻滞剂、α₂受体阻滞剂(右美托咪定)、颅内压增高引起。当有低血压或者严重心动过缓时可用阿托品 0.2~0.4 mg 或者格隆溴铵 0.2 mg 静脉注射。

(3)阵发性室上性心动过速:在年龄>70 岁,经历胸、腹、大血管手术,术前就存在房性期前收缩的患者中,阵发性室上性心动过速的发生率较高。其包括阵发性房性心动过速、多源性房性心动过速、结性心动过速、心房扑动和心房颤动,可导致明显的低血压,治疗如下。

同步电复律:如果血流动力学不稳定,可实施同步电复律治疗,与心肺脑复苏程序相同。

腺苷:6~12 mg 快速静脉注射,使阵发性房性心动过速转变为窦性心率的可能性增加。

维拉帕米:2.5~5.0 mg 静脉注射或地尔硫 5~20 mg 静脉注射(0.25~0.35 mg/kg 静脉注射后以 5~15 mg/h 静脉输注),可降低心室的反应性。

胺碘酮:可在心功能不好的情况下(EF<40%),控制心房率。

β受体阻滞剂:可降低心室对室上性心动过速的反应性。

地高辛:0.25 mg 静脉注射,可追加至 1.0～1.5 mg,能降低心室的反应性。由于起效时间长,可作为钙通道阻滞剂和 β 受体阻滞剂的辅助药物。

衣布利特:是经典的Ⅲ类抗心律失常药,可有效地将心房颤动转复为窦性心律。

2.稳定性室性心律失常

室性期前收缩和非持续性室性心动过速通常不需要治疗,但造成上述现象的可逆原因(低氧血症、心肌缺血、酸中毒、低钾血症、低镁血症及中心静脉导管引起的疼痛)仍应解决。稳定持续的室性心动过速应该用电复律或者药物治疗。如果室性心动过速是多源的、频发或出现"R-on-T"现象,则应该治疗,尤其是患有器质性心脏病的患者。

(1)β受体阻滞剂:艾司洛尔 10～100 mg 或 25～300 μg/(kg·min)静脉注射,美托洛尔 2.5～10.0 mg 静脉注射,普萘洛尔 0.5～2.0 mg 静脉注射。

(2)胺碘酮:特别是对于心功能不好的患者,10 分钟内应给予胺碘酮 150 mg,之后 6 小时内给予 1 mg/min,6 小时后给予 0.5 mg/min。

(3)普鲁卡因:20～30 mg/min 静脉注射(最大剂量 17 mg/kg)和 1～2 mg/min 静脉滴注。

(4)利多卡因:1.5 mg/kg 静脉注射,然后 1～4 mg/min 静脉滴注。

3.不稳定性室性心动过速和心室颤动

应即刻进行心肺脑复苏。

(四)心肌缺血和梗死

1.T 波改变(倒置、低平和假性正常化)

可能与心肌缺血和梗死、电解质紊乱、低温、纵隔操作或导联放置不当有关。因为单独 T 波改变术后较常见,而且很少是由心肌缺血引起的,因此必须综合临床来考虑。

2.ST 段抬高或者降低

ST 段抬高或降低,通常是心肌缺血或梗死的特异性改变。ST 段抬高也可以是正常变异或者是其他情况,如左室肥厚、左束支传导阻滞或者高钾。不像非手术期心肌梗死,术后心肌梗死多伴有 ST 段降低,无 Q 波。除给予氧和监测 12 导心电图外,必须分析查找 ST 段改变的诱发因素并予以纠正。常见病因包括低氧血症、贫血、心动过速、低血压和高血压。ST 段持续性改变的患者应监测心肌酶。如果可耐受给予 β 受体阻滞药。应该考虑使用硝酸甘油,特别是对于 ST 段抬高的患者。阿司匹林和他汀类药物可能降低围手术期急性冠脉综合征患者的病死率。对于严重者应请心脏科会诊并转入 ICU,特别是正在发生的心肌缺血需要进行有创监测和特殊治疗(溶栓治疗、经皮血管成形术等)。

3.特殊患者的处理

患有缺血性心脏病、脑血管病、肾功能不全、糖尿病,经历胸科、腹膜内或腹股沟部位血管手术的患者使用 β 受体阻滞剂可以降低心血管事件的发生率。以往大多数手术室和 PACU 采用围手术期 β 受体阻滞剂方案,并有效控制了术前的心率,并可持续到术后 2 周以上。最近的证据对非心脏手术的高危患者常规接受 β 受体阻滞剂提出质疑。麻醉医生必须根据常规使用此方案的风险和益处,进行个体化用药。

(五)永久性起搏器和心内除颤器

安装永久起搏器和心内除颤器的患者在 PACU 内应给予密切观察。手术团队必须向 PACU 医生提供起搏器的状态和特征。连续监测心电图是非常必要的,还要密切注意患者的心率、心律及血流动力学状态。手术过程中的电刀可使起搏器重启,尤其是旧型的起搏器。术中在 PPM 或 ICD 上放置磁铁可能会暂时或永久性的使起搏器失活,需重置或改变起搏器模式。术后在 PACU 可能需要询问和重新调试原厂参数,术前或术后可能需要连接电生理仪。

七、肾脏并发症

术后急性肾功能衰竭可增加术后患者的病死率。术后主要可发生 3 种情况。

(一)少尿

少尿的定义为尿量少于 $0.5 \text{ mL}/(\text{kg} \cdot \text{h})$。低血容量是术后少尿的最主要原因。即使其他原因未排除,也可以快速输注晶体液 $250 \sim 500 \text{ mL}$。如仍无效,应考虑进一步检查(如血、尿电解质)和进行有创监测。利尿药只应当用于有适应证时,如充血性心力衰竭和慢性肾功能不全。不合理的使用利尿剂会加重已存在的肾脏灌注不足,使肾功能进一步恶化。通过强效利尿药的作用虽可暂时维持尿量,但不能改善急性肾衰竭的预后。按顺序分析肾前性、肾性、肾后性肾衰竭的原因有助于术后少尿患者的诊治。

1.肾前性少尿

肾前性少尿包括肾灌注压降低的情况,除降低血容量外,应考虑引起心排血量降低的其他情况。腹腔内压力的升高(如腹腔内出血、大量腹水)也会使肾灌流量下降。分析尿中的电解质会有帮助,尿钠浓度降低($<10 \text{ mmol/L}$)提示肾

前性少尿。

2.术后少尿的肾性原因

术后少尿的肾性原因包括由于低灌注(如低血压、低血容量、脓毒症)、毒素(肾毒性药物、肌红蛋白尿)和创伤引起的急性肾小管坏死。尿检查发现颗粒管型有助于诊断。

3.肾后性少尿的原因

肾后性少尿的原因包括导尿管堵塞、创伤、尿道医源性损伤。

(二)多尿

多尿即尿量不成比例的多于液体输入量,较少见。对症治疗包括补充液体以维持血流动力学稳定和液体平衡。电解质和酸碱平衡可因其病因及大量液体丢失而失调,鉴别诊断包括以下内容。

(1)输液过多:在健康人只需要观察。

(2)药物性利尿。

(3)阻塞后利尿:发生于尿道梗阻解除后。

(4)非少尿性肾衰竭:急性肾小管坏死可由肾小管浓缩功能丧失而导致一过性的多尿。

(5)渗透性利尿:可能由高血糖、酒精中毒、高渗盐水、甘露醇、胃肠外营养所致。

(6)尿崩症:可能由头部外伤或颅内手术导致的利尿激素缺乏所致。

(三)电解质紊乱

由于无尿,可在几个小时内发生高钾血症和酸血症,必须立即纠正以避免发生室性心律失常及导致死亡。多尿可导致严重脱水、大量钾丢失和碱血症。低钾血症常伴有低镁血症,可诱发房性和室性心律失常,但可不像伴发高钾血症那样严重。补钾必须注意避免过量。补镁可有效地治疗房性和室性心律失常,这种方法尤其适用于出现尖端扭转型室性心动过速的情况。

八、神经系统并发症

(一)苏醒延迟

1.麻醉或镇静的残余作用

苏醒延迟最常见的原因是麻醉或镇静的残余作用。不常见但可威胁生命的原因是大脑的器质性病变。

2.脑灌注减少

手术中和术后较长时间脑灌注减少可引起弥漫性或局灶性脑损伤,这种情况会导致苏醒延迟。患有脑血管疾病的患者,短时间低血压即可引起严重脑低灌注,如可疑上述情况发生,需请神经科医师会诊,并进行特殊检查(如 CT、MRI或脑血管造影),如可疑脑水肿应进行相应处理。

3.代谢原因

苏醒延迟的代谢原因包括低血糖、脓毒血症、原已存在的脑病、电解质或酸碱失衡。有报道称输入低渗液后可导致脑水肿。

(二)神经损伤

神经系统损伤可能是卒中的结果,也可能是手术所致的外周神经损伤。围手术期卒中(包括缺血性和出血性)的发生率是 $0.08\%\sim2.90\%$。由于麻醉药的残余作用,卒中的症状如言语不清、视力改变、眩晕、躁动、意识错乱、精神不正常、麻木、肌无力或麻痹等被掩盖,导致卒中的早期诊断很困难。在患有脑血管疾病、高凝状态、心房颤动、术中经历过低血压的患者,出现缺血性卒中的几率比较高。继发于长骨骨折的脂肪栓子也会导致卒中。在患有凝血功能障碍、脑动脉瘤、动静脉畸形、出现未经控制的高血压和受到脑创伤的患者,出现出血性卒中的几率比较高。卒中多发生于颅内手术、颈动脉内膜切除术、心脏手术或多发伤后。CT、MRI 可对卒中做出诊断,一旦诊断明确,应尽快制订治疗方案,并维护好患者的生命体征。

(三)苏醒期谵妄

苏醒期谵妄的特点为兴奋与嗜睡交替、定向力障碍和不协调行为。谵妄可发生于任何患者,更常见于老年、有药物依赖史、患有精神病和痴呆的患者。围手术期应用的许多药物可诱发谵妄,如氯胺酮、氟哌利多、阿片类药物、苯二氮䓬类、大剂量的甲氧氯普胺和抗胆碱药(阿托品或东莨菪碱或戊乙奎醚)。谵妄也可能是一些疾病的症状,如低氧血症、酸中毒、低钠血症、低血糖、颅脑损伤、脓毒症、严重疼痛或酒精戒断综合征。对症治疗包括吸氧、补充液体和电解质、镇痛。可选用抗精神病药(氟哌啶醇,$20\sim30$ 分钟分次注射 $2.5\sim5.0$ mg)。如果躁动严重,也可以使用苯二氮䓬类。毒扁豆碱($0.5\sim2.0$ mg 静脉注射)可逆转抗胆碱药引起的谵妄。

(四)外周神经损伤

外周神经损伤可发生于手术直接损伤和术中体位安置不当,亦可是神经阻滞所致的并发症。ASA所做的一项内部分析结果表明,尺神经损伤占臂丛阻滞后神经损伤的1/3。形体瘦、术前已存在神经病变、吸烟、糖尿病都是发生神经损伤的危险因素。神经损伤的其他可能位置是腕部(正中和尺神经)、臂内侧(桡神经)和面罩通气时压迫第七对主分支从颅内出发点。膀胱截石位,特别是长时间手术时,会损伤到坐骨神经、股神经、隐神经和腓总神经。不适当的体位会使神经受压变形,从而导致脱髓鞘;再次形成新的髓鞘需要6~8周,有的人恢复时间还要长。在某些特殊病例中,这种损伤也许是永久性的。早期神经科会诊对诊断和完全恢复至关重要。

(五)术中知晓

术中知晓是全麻手术非常罕见的并发症(一项大样本的多中心研究表明,术中知晓的发生率为0.13%)。该并发症最先在PACU内发现。这通常是浅麻醉的结果,尤其是外伤手术、心脏手术和产科手术中。其他因素还包括年龄小、有药物滥用史、ASA分级Ⅲ~Ⅴ级,以及使用过肌肉松弛药的患者。通过BIS监测可以使麻醉医生对麻醉深度进行评价,从而降低术中知晓的发生率。术中知晓对患者造成的影响程度是不同的,有的人只是出现中等程度的焦虑,而有的人则会出现严重的创伤后精神错乱。在PACU内要对患者进行量表(改良的Brice量表)的测试,以查明患者是否出现过术中知晓。对于存在术中知晓的患者,要给予更加悉心的照顾,以增强其自信心;同时也应考虑心理治疗方案。

九、疼痛的管理原则

足够的术后镇痛应在手术室内开始,并延续至PACU。麻醉恢复的关键是充分镇痛,PACU的疼痛治疗是术后APS的起点。应根据手术刺激强度、术后监测和管理能力制定镇痛方案,多模式镇痛方案是目前的首选方案。

(一)阿片类药物

1.芬太尼

芬太尼是一种起效快、强效的合成阿片类药物,一般只限于手术室内使用。术后偶可用小剂量芬太尼($25\sim50\ \mu g$)静脉滴入以求快速止痛。

2.吗啡

静脉注射吗啡$2\sim4\ mg$,可每$10\sim20$分钟重复使用,直到获得满意效果。1岁以上的小儿$15\sim20\ \mu g/kg$,静脉注射或肌内注射,每间隔$30\sim60$分钟可安全地应用。

3.氢吗啡酮

氢吗啡酮是一种合成的阿片类药物,效能大约是吗啡的 8 倍,对组胺释放影响小。每 10～20 分钟静脉注射 0.2～0.5 mg 可以达到止痛效果。

4.哌替啶

静脉注射哌替啶 25～50 mg 也有相似效果。哌替啶没有其他阿片类药物的拟迷走神经效应,可减轻术后寒战。使用单胺氧化酶抑制药的患者,应避免使用哌替啶。肾功能不全的患者应慎重使用。

(二)非甾体抗炎药(NSAIDs)和对乙酰氨基酚

NSAIDs 可以作为阿片类药的有效补充。酮咯酸 30 mg 静脉注射,以后每 6～8 小时给予 15 mg,可产生有效的术后镇痛。其他非甾体抗炎药(布洛芬、萘普生、吲哚美辛)也有效。NSAIDs 可能发生的毒性包括抑制血小板聚集和肾毒性。环氧化酶抑制剂-2(COX-2)(伐地考辛、塞来昔布)与 NSAIDs 比较不仅可以提供相似的镇痛效果,还可以降低心血管事件(心肌梗死、卒中、高血压、心力衰竭)的发生率。在使用时从小剂量开始,并尽量缩短使用时间。与 NSAIDs 一样,COX-2 也具有血小板毒性从而导致出血,同时还具有神经毒性,其胃肠道的不良反应要小。

(三)其他可使用的止痛方法

其他止痛方法包括解痉药、小剂量苯二氮䓬类药物和神经安定药。

(四)区域感觉神经阻滞

区域感觉神经阻滞在术后镇痛中也十分有效。

(五)镇痛方法

(1)在患者满意度方面,患者自控镇痛(PCA)比分次给予镇痛药的效果好。

(2)连续硬膜外镇痛在 PACU 内仍应继续,如果在手术室内没有开始给药,那么在 PACU 内应立即开始实施。

十、术后恶心呕吐

恶心呕吐在全麻后常见,在局部麻醉后较少。依据不同患者术后恶心呕吐(PONV)的危险因素不同,我们要对其进行分级。当使用阿片类药物、氧化亚氮、吸入性麻醉药和新斯的明后,在女性、不吸烟、曾有 PONV 病史或存在精神疾病的患者中,PONV 的发生率高。某些特定的手术(斜视矫正术、腹部手术、乳腺手术、耳鼻喉科和神经科手术)或者长时间的手术也会增加发生 PONV 的危险。对不易出现 PONV 的患者，如青年男性接受疝修补手术时，不应进行预防性处理。对易于出现 PONV 的患者，要进行预防性处理，如在术前和术中给予抗呕吐药。为将引起 PONV 的危险因素降至最低，可联合使用多种类不同的药物，如在术前使用抗焦虑药、丙泊酚诱导与维持、全凭静脉麻醉、围手术期吸氧。如果在没有给予预防措施的患者中发生了 PONV，我们首先使用 5-HT$_3$ 受体阻断药，如有必要还应考虑其他类的药物。如果在进行预防措施的患者中发生了 PONV，我们所选用的补救药物不应包括那些已经使用过的预防用药。在术后相隔 6 小时内，连续使用同一类药物的效果不好。常用药物如下。

（1）东莨菪碱：如果手术前 4 小时使用东莨菪碱经皮吸收制剂（1.5 mg），将会对 PONV 的预防产生良好的作用，但可引起视物模糊和镇静。

（2）地塞米松：如果诱导前使用地塞米松（2～8 mg 静脉注射），可能会对 PONV 的预防产生良好的作用，同时也可以作为补救药。

（3）5-HT$_3$ 受体阻断药：在手术结束时使用血清素拮抗剂（昂丹司琼 4～8 mg、格雷司琼 0.35～1.00 mg、多拉司琼 12.5 mg，静脉注射）可以起到良好的预防 PONV 的作用。上述预防用药剂量的 1/4，也可用于补救疗法。

（4）氟哌啶醇：在预防和治疗 PONV 时，使用氟哌啶醇（1 mg 静脉注射）与使用昂丹司琼（4 mg 静脉注射）的效果相同，且使用氟哌啶醇很实惠。

（5）吩噻嗪：在预防和治疗 PONV 时，使用吩噻嗪类（异丙嗪 12.5～25.0 mg 静脉注射，丙氯拉嗪 5～10 mg 静脉注射）是有效的，但其镇静效果很强。

（6）茶苯海明：在预防和治疗 PONV 时使用茶苯海明（1～2 mg/kg 静脉注射）是有效的，最主要的不良反应是镇静。

（7）氟哌利多：在预防和治疗 PONV 时，氟哌利多（0.625～1.250 mg 静脉注射）已经不再是一线用药。只有在其他药物不起效的情况下，才可以使用氟哌利多。在给予氟哌利多前，我们要记录患者 QT 间期的长度，给药后我们还要连续监测心电图 2～3 小时。2001 年 FDA 发布的一项黑色预警信号提示在某些患者中，氟哌利多可导致 QT 间期延长和尖端扭转型室速。

十一、体温改变

（一）术后低体温

术后低体温可导致血管收缩，引起血压升高和组织低灌注；低温还会损伤血小板功能，妨碍血块的形成，从而增加出血的危险。诸如 QT 间期延长的心肌复极时的变化会导致心律失常。除此以外，各种药物代谢的减慢会使得神经肌肉阻滞剂的作用时间延长。复温期间寒战可导致氧耗量和 CO_2 的生成量显著增加,对于心肺储备功能差的患者极为不利。术后低体温还会导致患者在 PACU 滞留时间延长,增加感染的概率和心脏事件的病死率。热毯、强力空气加热毯、静脉输注温暖液体都可以改善低体温。

(二)高温原因

高温原因包括感染、输液反应、甲状腺功能亢进、恶性高热、神经安定药恶性综合征。对症治疗只应用于有潜在危险因素的情况,如幼儿、心肺储备功能降低的患者。常用对乙酰氨基酚(成人用栓剂 650～1300 mg,或小儿 10 mg/kg)和降温毯。

十二、区域麻醉的恢复

(一)无区域阻滞并发症者可不必进入 PACU

术后需监测的指征是深度镇静,区域阻滞发生的并发症(如局麻药进入血管,气胸)或手术的需要(如颈内动脉内膜切除术)。

(二)恢复顺序

蛛网膜下腔和硬膜外腔麻醉恢复的顺序是从头到脚,感觉阻滞先恢复。在离开 PACU 前无论是运动还是感觉方面,患者应该表现出麻醉恢复的迹象。如果恢复延迟,应进行神经系统检查以明确是否有硬膜外血肿和脊髓损伤。

十三、离开 PACU 的标准

(一)离开 PACU 前必须符合的标准

易唤醒、定向力恢复、生命体征至少在 30 分钟内是平稳的。不存在手术并发症(如出血),经历椎管内阻滞的患者要有感觉和运动恢复的迹象。与手术医生和病房医生的有效沟通有助于患者尽早离开 PACU。门诊患者应该在成人的陪同下离开,并给予患者术后食谱和药方等,同时还要留下电话号码以防意外。

(二)快通道恢复

术中使用短效的药物,以及一些特定的手术使得快通道恢复的可能性增加。当麻醉医生认为患者已经满足以下的条件时,完全可以不用常规去 PACU,患者可遵循快通道恢复后离开。这样的患者可直接转入二期恢复阶段。快通道恢复的标准如下。

(1)清醒,可辨别方向(或恢复至基础水平)。

（2）生命体征平稳。

（3）在空气条件下，血氧饱和度在94％以上且至少保持3分钟。

（4）如果使用肌肉松弛药，患者的抬头试验要超过5秒，四串刺激没有衰减。

（5）恶心和疼痛的感觉要减到最低（不是在药物的支持下）。

（6）没有活动性出血。

十四、小儿恢复

（一）PONV

<2岁的儿童很少发生PONV，但是2岁以后一直到青春期的这段时间内，其PONV的发生率大约是成人的2倍。某些特殊的手术（腺样体扁桃体切除术、斜视矫正术、疝修补术、睾丸固定术、阴茎手术）也可使PONV的发生率增加。如果存在危险因素，儿童PONV的预防与治疗原则与成人相同。一些研究表明，在儿童PONV的预防与治疗方面，$5-HT_3$受体阻断药比其他药物的效果好。地塞米松150 μg/kg静脉注射，最大剂量8 mg；茶苯海明0.5 mg/kg静脉注射；奋乃静70 μg/kg静脉注射，最大剂量5 mg；异丙嗪0.25～0.50 mg/kg最大剂量25 mg，氟哌利多50～75 μg/kg，最大剂量1.25 mg，都是有效的选择。使用氟哌利多时，也要像成人一样做好监测。

（二）气道梗阻

气道梗阻的病因与治疗原则与成人相似。有活动性的或近期发生过上呼吸道感染会增大术后发生喉痉挛的危险，尤其是在已存在反应性气道疾病病史，或是已经存在大量分泌物的儿童。拔管后的声门下水肿与已并存的上呼吸道感染、创伤、重复插管或长时间带管、较硬的气管内插管及头颈部手术等有关。手术后将患儿置于侧卧位，可改善呼吸道的梗阻程度，降低胃内容物误吸的危险性。

（三）躁动

当患儿从麻醉中苏醒后，处于一种陌生、不熟悉的环境，而且又没有父母的陪伴时，发生躁动是很正常的反应。术中使用过挥发性的麻醉药、氯胺酮、阿托品及镇痛不足，这些都会使患儿术后发生躁动和焦虑的危险性增加。引起躁动的其他原因还包括低氧血症、高碳酸血症、低体温、低血压、代谢障碍及中枢神经系统疾病。这些病因也要积极治疗。给予足够的镇痛，将患儿抱起，采用安慰性的语言或者让父母回到孩子身边，对于大多数患儿来说都可以减少躁动的发生。

第二节　围手术期呼吸衰竭

围手术期呼吸衰竭是指在术前、术中和术后直至与本次手术有关的治疗基本结束为止的一段时间内,由肺内、外各种疾病引起的肺通气和(或)换气功能障碍,以致在静息状态下亦不能维持足够的气体交换,导致缺氧伴(或不伴)CO_2潴留,从而产生一系列生理功能和代谢紊乱的临床综合征,同时排除心内解剖分流和原发于心排血量降低等情况。本章重点介绍术中及术后所发生的呼吸衰竭。

一、围手术期呼吸衰竭的病理生理

围手术期呼吸衰竭的发病机制可分为通气功能障碍和(或)换气功能障碍。

(一)通气功能障碍

由于有效肺泡通气量＝(潮气量－无效腔量)×呼吸频率,因此凡引起潮气量减少、无效腔量增加或呼吸频率减慢的因素均可引起通气量下降。

1.限制性通气功能障碍

由吸气时肺泡扩张受限引起的肺泡通气量不足。其病因如下。

(1)中枢神经系统及神经肌肉疾病:颅脑外伤、脑血管病变、颅内感染、镇静及麻醉药物过量、中毒等因素可使呼吸中枢抑制,呼吸频率或潮气量下降导致肺通气不足;此外,高位硬膜外麻醉、脊髓损伤、脊髓灰质炎、吉兰-巴雷综合征、多发性肌炎、重症肌无力等神经肌肉疾病及低钾等因素导致呼吸肌收缩功能障碍,潮气量减少也可导致肺泡通气不足。

(2)肺部病变:由于严重肺部感染(细菌、病毒、结核、真菌及寄生虫)、肿瘤、肺气肿、急性呼吸窘迫综合征、肺尘埃沉着症、放射性肺炎、侵及肺的结缔组织病等导致严重肺纤维化,肺泡表面活性物质减少致使肺顺应性下降从而使肺泡扩张受限、肺泡通气不足。

(3)胸部及横膈病变:胸廓畸形、胸部创伤、大量胸腔积液及积气、膈疝、大量腹水、病态肥胖及腹腔镜手术的CO_2气腹导致横膈抬高等均可导致肺通气受限。

2.阻塞性通气功能障碍

由呼吸道狭窄或梗阻导致肺通气量不足。如舌后坠、口咽部术后组织充血水肿、声门水肿、喉痉挛、颈部或纵隔肿瘤及血肿压迫、痰栓、呼吸道异物及新生物、支气管哮喘等均可使呼吸道狭窄及气道阻力增大而使通气量下降。当阻塞位于胸外时,呼吸困难主要表现为吸气性呼吸困难;当阻塞位于内径 2 mm 以下的外周性气道时,呼吸困难主要表现为呼气性呼吸困难。

(二)换气功能障碍

1.弥散障碍

由肺泡气与肺泡毛细血管之间气体交换面积减少、距离增加导致气体交换障碍。①肺泡膜面积减少:肺实变、肺不张、肺叶切除等。②肺泡膜厚度增加:如肺水肿、肺泡透明膜形成、肺纤维化等。

2.肺泡通气血流比例失调

正常时,通气血流比例为 8∶10。当肺部严重病变,肺内各部血流及通气分部不均,比例失调时,如肺泡有血流无通气或有通气无血流均可使血液流经肺泡时无法获得足够的氧和充分排出 CO_2,而导致换气功能障碍。①肺泡通气不足:支气管哮喘、慢性支气管炎、慢性阻塞性肺气肿、肺纤维化、肺水肿等导致流经肺泡的静脉血未充分进行气体交换。②肺泡血流不足:肺动脉栓塞、弥散性血管内凝血、肺血管收缩、严重肺动脉高压等导致肺泡有通气无血流,形成无效腔样通气。

3.解剖分流增加

肺动脉血未经氧合直接流入肺静脉,如支气管扩张、肺动-静脉瘘。

当然在呼吸衰竭的发生机制中,通常通气功能障碍和换气功能障碍是同时伴存,很少孤立发生。

二、急性呼吸衰竭的诊断

结合病史、临床表现,根据动脉血气结果及影像学检查即可做出诊断。

(一)病史

有前述发生呼吸衰竭的病因或诱因。

(二)临床表现

1.呼吸困难

呼吸频率增快是呼吸困难最早出现的症状,通常>20 次/分;同时可伴有呼吸幅度较小,以及辅助呼吸肌活动加强,如三凹征。如为中枢性呼吸衰竭可出现呼吸频率减慢及节律异常。

2.皮肤黏膜

严重缺氧时可出现口唇、指甲发绀。但严重贫血时发绀可不明显。同时应注意与严重休克导致的末梢循环障碍相鉴别。还可出现多汗、球结膜充血水肿。

3.神经精神症状

由于缺氧导致烦躁、抽搐、昏迷等症状。由于 CO_2 蓄积导致淡漠、嗜睡,甚至呼吸心搏骤停。

4.循环系统表现

初期多表现为心动过速、血压升高,严重时可出现心律失常、心力衰竭、血压下降及心搏停止。

5.消化和泌尿系统表现

可出现消化道出血、肝功能异常、少尿,甚至肾衰竭。

(三)动脉血气

在海平面,于静息状态下吸空气,动脉血 $PaO_2 < 8.0$ kPa(60 mmHg),或伴有 $PaCO_2 > 6.7$ kPa(50 mmHg),即为呼吸衰竭。

Ⅰ型呼吸衰竭:$PaO_2 < 8.0$ kPa(60 mmHg),$PaCO_2$ 正常或下降,主要见于换气功能障碍。

Ⅱ型呼吸衰竭:$PaO_2 < 8.0$ kPa(60 mmHg),同时伴有 $PaCO_2$ 高于 6.7 kPa(50 mmHg),主要见于肺通气功能障碍,若伴换气功能障碍,则缺 O_2 更为严重。

(四)影像学检查

胸部 X 线、头胸部 CT、肺血管造影及心胸部 B 超是明确呼吸衰竭的原因、病变范围、程度的重要辅助检查。同时可帮助排除心源性呼吸困难。

(五)纤维支气管镜

在取得病理学证据,协助明确诊断的同时还具有治疗的作用。

三、治疗

(一)急救措施

围手术期呼吸衰竭多有某些突发因素,如严重肺部创伤、气道梗阻;或在慢性肺部疾病基础上合并肺部感染、支气管哮喘等,导致短时间内出现呼吸衰竭,因此应迅速采取措施缓解缺氧和 CO_2 潴留,维持生命体征的稳定。

1.保持呼吸道通畅

(1)清除气道分泌物,促进排痰。

(2)解除呼吸道梗阻:①若喉头水肿,呼吸道痉挛,可酌情给予糖皮质激素,雾化吸入 β_2 受体激动剂或选择性 M 受体阻滞剂、茶碱等。②若为气道异物,在病情允许下尽早行气道异物取出。③若为颈部血肿或脓肿压迫,应紧急行床边切开引流。④必要时置入口咽通气道防止舌后坠。

2.氧疗

(1)吸入氧浓度:在保证 $PaO_2 > 8.0$ kPa(60 mmHg)情况下,尽量降低吸入氧浓度。Ⅱ型呼吸衰竭往往需要低浓度(<35%)给氧。

(2)吸氧装置:鼻导管或面罩,包括无重复吸收面罩、文丘里面罩等。

3.呼吸兴奋剂

兴奋呼吸中枢,增加通气量,常用于中枢性呼吸衰竭及Ⅱ型呼吸衰竭,常用药物有尼可刹米和洛贝林。新药有多沙普伦。

4.辅助通气

若以上措施无效,则应立即行辅助通气。

(1)人工辅助通气:利用简易呼吸囊行面罩加压给氧。

(2)呼吸机辅助通气:①无创机械通气,对于清醒合作者,可有效清理呼吸道分泌物,近期无胃肠道手术等禁忌的情况下可行无创机械通气。②有创机械通气,在无创机械通气失败或有禁忌时,在建立人工气道的基础上,如气管插管或气管切开时行有创机械通气。根据病情,适当采用镇痛镇静治疗。

(二)病因治疗

病因治疗是呼吸衰竭治疗的根本。如控制肺部感染、胸腔穿刺引流等,若为肺栓塞则应根据病情行溶栓或抗凝治疗。

(三)支持治疗

纠正电解质和酸碱平衡失调,注意液体管理,防治肺水肿。同时注意营养支持治疗,保证热卡供应。

(四)防治并发症

积极维护其他脏器功能,减少并发症的发生,如呼吸机相关性肺炎、应激性消化道出血、急性肾损伤、深静脉血栓、脑水肿等。

四、脱离机械通气

脱离机械通气是指逐渐减少呼吸机支持的时间,同时逐渐恢复患者的自主呼吸,直至患者完全脱离机械通气的过程。目前多用自主呼吸试验作为脱机方法。

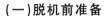

(一)脱机前准备

1.基本条件

(1)呼吸衰竭的原发病因解除或有效控制。

(2)呼吸中枢驱动力正常。

(3)呼吸频率<35次/分。

(4)浅快呼吸指数<105。

(5)$FiO_2 \leqslant 0.4$，$PEEP \leqslant 5$ cmH_2O，氧合指数（PaO_2/FiO_2）$\geqslant 26.7$ kPa（200 mmHg）。

(6)气道自净能力恢复，可自主咳嗽排痰。

(7)全身各器官功能状态改善。

(8)循环状态稳定，无休克、严重心功能不全或严重心律失常等。

(9)无严重酸碱平衡紊乱或电解质紊乱。

(10)患者意识清楚或容易唤醒，可按指令运动。

2.自主呼吸试验（SBT）

若满足上述基本条件，则进行SBT，即让患者通过T管自主呼吸或在低压力支持水平下呼吸，通过短时间（30～120分钟）的观察，判断其自主呼吸能力是否恢复。

(1)试验方法。

T管试验：吸痰，清除气囊上分泌物，脱开呼吸机，T管加温加湿吸氧。

低水平CPAP：5 cmH_2O压力，FiO_2不变。

低水平压力支持通气（PSV）：5～7 cmH_2O压力，FiO_2不变。

试验时间30～120分钟，COPD患者应适度延长时间一般60～120分钟。

(2)SBT评价标准。

SBT耐受标准如下。

A.主观标准。无呼吸窘迫的表现：不安、焦虑、大汗，明显主观感觉不适，辅助呼吸肌过度活动。

B.客观标准。① $FiO_2 \leqslant 0.4$，$PaO_2 \geqslant 8.0$ kPa（60 mmHg），或氧合指数（PaO_2/FiO_2）$\geqslant 20.0$ kPa（150 mmHg）。② $PaCO_2$升高<1.3 kPa（10 mmHg）。③呼吸频率$\leqslant 35$次/分。④心率及血压较脱机前基础值增加<20%。

SBT失败标准：反之，若在实验时间内出现与耐受标准相反的主、客观变化，且持续3～5分钟，则可终止实验，实验失败，并给予充分稳定的呼吸支持。

(二)经口气管导管的拔除

(1)清除气囊上、口鼻腔分泌物。

(2)气囊漏气实验:评价上气道通畅度。

(3)根据情况准备拔管后氧疗设备。

(4)拔除气管导管。

(三)拔除气管导管后处理

(1)观察患者生命体征、呼吸状态及询问主观感觉。

(2)1小时后复查动脉血气。

(3)注意有无声嘶,吸气三凹征等声门水肿表现,必要时给予激素雾化吸入或静脉给予激素。

(4)注意改变患者体位,理疗,鼓励促进咳嗽咳痰。

(四)序贯性机械通气

经人工气道机械通气的患者,在未满足拔管和撤机的条件下,提前拔管,改用无创辅助通气,然后逐渐撤机的通气方式,主要用于拔管困难的气管插管患者,如COPD或慢性心功能不全患者的撤机。

第三节　成人、小儿及新生儿复苏

一、概述

一切为了挽救生命而采取的医疗措施,都属于复苏的范畴。心肺复苏(CPR):是针对呼吸、心跳停止所采取的抢救措施,即以人工呼吸代替患者的自主呼吸,以心脏按压形成暂时的人工循环并诱发心脏的自主搏动。心肺脑复苏(CPCR):将心肺复苏扩展为心肺脑复苏,强调维持脑组织的灌注是心肺复苏的重点,力争脑功能的完全恢复。复苏时限:4分钟。从心跳停止到脑细胞坏死的时间为4分钟。在心跳停止后4分钟内开始初期复苏,8分钟内开始后期复苏者的恢复出院率最高。时间是成功与否的关键。只有心肺功能复苏而没有脑功能的恢复,复苏没有意义。心肺脑复苏包括初级生命支持、高级生命支持及长程生命支持。

二、心搏骤停

各种原因导致心脏突然停止跳动,造成了有效排血的停止,称为心搏骤停。

(一)心搏骤停的病因

心搏骤停的原因包括心源性和非心源性因素。根据年龄,婴幼儿以呼吸道梗阻及感染多见,青年人以心肌疾病多见,老年人以心肌梗死和脑卒中多见。

1.心源性因素

(1)心肌梗死,在心源性猝死中约占80%。

(2)心肌炎、心肌病,如肥厚梗阻型心肌病。

(3)各种心瓣膜病。

(4)先天性心脏病,如法洛四联症、大动脉转位。

(5)离子通道病,如长QT综合征,Brugada综合征。

(6)细菌性心内膜炎。

(7)其他:心脏破裂、心脏压塞、左房黏液瘤等。

2.非心源性因素

(1)血管病变,如肺栓塞、重度肺动脉高压、主动脉夹层破裂。

(2)颅内病变,如大面积脑梗、颅内出血。

(3)意外事件,如严重创伤、高位脊髓损伤、休克、电击、中毒、低温。

(4)严重电解质紊乱及酸碱平衡失调,如高钾血症、严重酸中毒。

(5)内分泌病急症,如低血糖。

(6)医疗意外,如麻醉及手术意外、心包穿刺。

(二)心搏骤停的心电图分型

1.心室扑动、颤动

(1)心室扑动:心电图表现为振幅相同、快慢规则,正旋波样曲线,不能辨认QRS波及ST段和T波,频率为150~250次/分钟。多很快转变为室颤。

(2)心室颤动:心肌发生不协调、快速而紊乱的连续颤动。心电图表现为QRS波群与T波完全消失,代之以形态大小不等、频率不规则的颤动波,频率150~500次/分钟。

2.心电-机械分离

心电图表现为等电位线,有正常或宽而畸形、振幅较低的QRS波群,频率多在30次/分以下。此时,心脏已无收缩能力而非心电静止。

3.心室停搏

心肌完全失去电活动,心电图表现为一条直线。窦性、房性、结性冲动不能到达心室,且心室起搏点也不能发出冲动。

(三)心搏骤停的判定

(1)意识丧失。

(2)没有呼吸或无正常呼吸。

(3)大动脉搏动消失(10 秒内完成呼吸和脉搏的检查)。

三、成人复苏

(一)初级生命支持

此阶段的主要任务是支持基本生命活动。包括通畅气道,建立有效的人工呼吸和人工循环。

1.及早识别患者并启动应急反应系统

即一旦发现患者没有反应,必须立即就近呼救,同时继续检查脉搏和呼吸,启动应急反应系统。

2.着重胸外按压的早期 CPR

早期 CPR 包括胸外按压、开放气道、人工呼吸。

一旦发现无反应患者,应立即进行单纯胸外按压式心肺复苏,如有能力进行人工呼吸,则应以 30 次按压给予 2 次人工呼吸的比率,实施胸外按压和人工呼吸,并持续按压直至体外除颤器或专业施救者赶到。

(1)胸外按压。①按压部位:胸骨下 1/2 处,胸部正中两乳头之间。②按压深度:至少 5 cm,但不超过 6 cm。③按压速率:100~120 次/分钟。④尽可能减少胸部按压中断的次数和持续时间,中断时间限制在 10 秒内。⑤保证每次按压后胸廓回弹和避免过度通气,避免在按压间隙倚靠在患者胸上。⑥按压姿势:肩肘腕三点一线垂直患者胸骨。⑦临床上心脏按压有效的标志:大动脉搏动可触及;发绀消失;测得血压;散大的瞳孔开始缩小,甚至出现自主呼吸及体动。

(2)开放气道:昏迷患者气道梗阻的常见原因为舌后坠,因此关键是解除舌肌对呼吸道的堵塞。

方法:左手置于患者前额,下压使头部后仰,使下颌角与耳垂的连线与地面垂直。或双手向上牵拉下颌角,使下颌角向前(如患者有颈椎损伤,不宜使用)。

清除气道异物:如有呼吸道异物,则采用 Heimlich 法,挤压腹部进行急救。

(3)口对口人工呼吸:①一手捏住患者鼻子。②口对口密闭。③每次吹气时间 1 秒钟以上,并使胸廓有明显起伏。④通气速率每分钟 10 次。⑤胸外按压与人工呼吸比例为 30∶2。

3.迅速除颤

当可以立即取得体外除颤器时,对于有目击的成人心搏骤停,应尽快使用除颤器。若成人在未受监控的情况下发生心搏骤停,或不能立即取得自动体外除颤器(AED)时,应该在获取及准备 AED 的时候开始胸外按压。视患者情况,应在设备可供使用后尽快尝试进行除颤。

(二)高级生命支持

此阶段的主要任务是使用辅助设备、特殊技术和药物,以维持更有效的血液循环和通气,争取恢复自主呼吸和心律,为脑复苏提供良好的基础。

1.除颤

(1)在意识丧失的 4 分钟内立即施行除颤,可提高存活率。

(2)首次成人电击能量为 200 J,第 2 次用 200 J,第 3 次用 360 J。

(3)如室颤为细颤,可先用肾上腺素 1 mg 静脉注射后再除颤。

(4)除颤后立即继续胸外按压 2 分钟,再检查心律,如需要可再次电击。

(5)除颤部位在患者右锁骨下胸骨旁及左乳头或左侧腋前线第 4、5 肋间处。

2.尽早建立人工气道并行机械通气

(1)咽部置管:包括口咽通气道和鼻咽通气道,主要用于舌后坠,分泌物、呕吐物或凝血块等阻塞上呼吸道。

(2)球囊面罩辅助通气:气管插管前,急诊最常用的辅助通气装置。可提供正压通气,双人复苏效果较好,单人复苏易出现通气不足。

(3)气管插管:条件具备时,应尽早进行。可确保呼吸道通畅及充分供氧。防止过度通气。

3.复苏药物

(1)肾上腺素:室颤和无脉性室速,每次 1 mg,静脉注射或骨髓腔给药。若无效,3～5 分钟后可重复。适用于各型心搏骤停。递增肾上腺素剂量的方法不能提高患者存活率。可使细室颤转为粗室颤,利于早期实施电除颤。因不可电击心律引发心搏骤停应尽早给予。不需要联合使用加压素和肾上腺素。

(2)胺碘酮和利多卡因:胺碘酮可以用于对 CPR、除颤和血管活性药治疗无反应的室颤或无脉性室速。

胺碘酮首剂 300 mg 用 5% 葡萄糖 20 mL 稀释,经静脉快速推注,随后电除颤 1 次,如仍未转复,可于 10～15 分钟后再应用 150 mg,如需要可以重复。在首个

24 小时内使用维持剂量,开始 6 小时内 1 mg/min,后 18 小时改为 0.5 mg/min,总量不超过 2 g。

如果没有胺碘酮,可使用利多卡因。恢复自主循环后,不需要常规使用利多卡因。若为室颤/无脉性室性心动过速导致心搏骤停,恢复自主循环后,可以考虑立即开始或继续施用利多卡因。初始剂量为 1.0~1.5 mg/kg 静脉注射,如果室颤无脉性室速持续,每隔 5~10 分钟后可再用 0.50~0.75 mg/kg 静脉注射,直到最大量为 3 mg/kg,静脉滴注维持,2~4 mg/min。

(3)硫酸镁:用于尖端扭转型室速。以 1~2 g,5% 葡萄糖 20 mL 稀释,静脉注射 10 分钟。

(4)碳酸氢钠:严重酸中毒(pH<7.2)时,谨慎使用碳酸氢钠。初量一般为 1 mmol/kg(相当于 5% $NaHCO_3$ 溶液 1.66 mL/kg),随后应根据血气分析结果决定 $NaHCO_3$ 的用量。在 CPR 时,需在通气足够的条件下使用 $NaHCO_3$,否则反而引起 CO_2 蓄积而加重酸中毒。

(5)β受体阻滞剂:不需要常规使用,但因室颤/无脉性室性心动过速导致心搏骤停而入院,若可耐受,可以考虑尽早开始使用β受体阻滞剂。

(三)长程生命支持

此阶段的主要目的是提高生命质量,促进脑复苏和治疗原发病及并发症。

(1)维持循环功能:加强监护,根据病情选用强心、抗心律失常及血管活性药物,纠正低血压状态[MAP≥8.7 kPa(65 mmHg)],维持重要器官血流灌注。

对所有 ST 段抬高的患者,以及无 ST 段抬高,但血流动力学或心电不稳定、心血管病变可疑患者,建议紧急进行冠状动脉血管造影。

(2)维持呼吸功能:根据动脉血气分析结果,调整通气参数及吸氧浓度。

(3)维持水、电解质及酸碱平衡。

(4)监测肾功能。

(5)监测颅内压。

(6)病情允许时尽早恢复肠内营养。

(7)脑复苏:心肺复苏一开始,就应开始脑复苏。①保持稳定的循环、呼吸功能和酸碱平衡。②提高脑组织灌注压,将动脉血气维持在正常范围,防止电解质紊乱。③温度管理:对所有恢复自主循环的昏迷成年患者均应实施目标温度管理。目标温度为 32~36 ℃,至少维持 24 小时。并且在目标温度管理后积极预防昏迷患者发热,以减少神经功能的恶化。④脱水:可选用或联用 20% 甘露醇、甘油果糖、激素、呋塞米。⑤防治抽搐。⑥氧疗:必要时高压氧治疗,宜尽早进行。⑦清除氧自由基、促进脑代谢。

四、小儿复苏

(一)初级生命支持

1.识别心搏骤停,呼救并启动应急反应系统。

医疗人员可最多用 10 秒触摸脉搏(婴儿肱动脉、儿童颈动脉或股动脉),如 10 秒内无法确认触摸到脉搏,或脉搏明显缓慢(60 次/分),需开始胸外按压。非医疗人员可不评估脉搏。

2.儿童心肺复苏中胸部按压、开放气道及人工呼吸顺序与成人一致。

(1)胸外按压。①按压部位:若为婴儿,将 2 根手指放在婴儿胸部中央,双侧乳头连线中点(一名施救者);或将双手拇指环绕放在婴儿胸部中央,双侧乳头连线中点(两名施救者)。若为 1 岁以上患儿,按压部位在胸骨中下 1/3 交界处。1～8 岁,单掌按压。8 岁以上,双掌按压。②按压深度:至少胸骨前后径的 1/3,婴儿约 4 cm,儿童大约 5 cm,青少年至少 5 cm,不超过 6 cm。③按压频率:100～120 次/分钟。④尽可能减少胸部按压中断的次数和持续时间,中断时间限制在 10 秒内。⑤保证每次按压后胸廓回弹和避免过度通气,避免在按压间隙倚靠在患者胸上。⑥按压姿势:肩肘腕三点一线垂直患者胸骨。⑦临床上心脏按压有效的标志:大动脉搏动可触及;发绀消失;测得血压,动脉收缩压达 8.0 kPa(60 mmHg)为度;散大的瞳孔开始缩小,甚至出现自主呼吸及体动。

(2)开放气道同成人:窒息性心搏骤停在儿童中最为常见,因此清理及开放气道对患儿至关重要。

(3)口对口人工呼吸:方法同成人。若为一名施救者,则按压通气比为 30∶2,若为两名施救者,则按压通气比为 15∶2。避免过度通气。若无法行人工呼吸,则进行单纯式胸外按压。

(二)高级生命支持

1.除颤

如有可能,应尽早除颤。除颤能量:初始剂量 2 J/kg,难治性室颤 4 J/kg,最大能量 10 J/kg 或成人剂量。

2.尽早建立人工气道并行机械通气

方法同成人。

3.复苏药物

(1)肾上腺素:为不可电击心律(心跳停搏、无脉电活动),应尽快建立静脉或骨髓通路,给予肾上腺素,剂量:0.01 mg/kg(0.1 mL/kg,1:10 000)静脉注射或骨髓腔注射;或者0.1 mg/kg(0.1 mL/kg,1:1000)气管内给药,3～5分钟后可重复,每2分钟评估心律。

(2)胺碘酮和利多卡因:对于电击难治性室颤或无脉室速的患者,考虑胺碘酮或利多卡因治疗。胺碘酮5 mg/kg。利多卡因1 mg/kg,5～10分钟后可重复,病情稳定后按20～50 μg/(kg·min)速度静脉滴注维持。

(3)硫酸镁:用于尖端扭转型室性心动过速,硫酸镁25～50 mg/kg,静脉滴注。

(4)阿托品:心动过缓时,可选用阿托品,每次0.01～0.10 mg/kg,5分钟后可重复使用。

4.液体复苏

对于脓毒性休克患儿可使用20 mL/kg的等渗液静脉推注进行复苏,对发热患儿谨慎使用液体复苏。

(三)长程生命支持

(1)使用静脉补液和(或)强心药或血管活性药物(肾上腺素、多巴胺、多巴酚丁胺、去甲肾上腺素、米力农)来维持收缩压高于年龄相关的第5百分位。

(2)防止严重低氧,使$SpO_2 > 94\%$,维持正常的动脉血气。

(3)对于复苏后昏迷患儿,应维持正常体温。

(4)防止电解质及酸碱平衡紊乱。

(5)脑复苏:维持正常动脉血气,不需要过度通气。维持正常体温,防止发热。治疗缺血后惊厥发作。

五、新生儿复苏

(一)确定需复苏的新生儿

刚出生新生儿出现心动过缓通常是肺膨胀不全或严重低氧血症的结果,给予充分的通气是复苏的最重要步骤。①早产。②无呼吸或无哭声。③肌张力差。因此当出现以上3种情况中任意一种时,应立即行以下处理。

(1)提供保暖,以获得正常体温。

(2)如果有需要时清除气道分泌物。

(3)保持皮肤干燥、有效刺激。

(4)正压通气:完成步骤1～3后,评估呼吸及心率,若心率低于100次/分,或存在喘息或窒息,则开始进行正压通气(正压通气要求:呼吸频率40～60次/分,初始充气压力 20 cmH$_2$O,某些可能需≥30 cmH$_2$O,或者能够使心率增加的最小压力),并行血氧饱和度监测。以上 4 个步骤必须在 60 秒内完成。

(5)最优化氧管理,使用空气或混合氧气,复苏 90 秒后,若心动过缓(<60 次/分钟),氧气浓度应提高到 100%直到心率恢复正常。

(二)气管插管

再次评估心率,若心率低于 60 次/分,则考虑行气管插管、心脏按压及正压通气。

气管插管指征如下。

(1)无活力的胎粪污染新生儿。

(2)面罩通气无效或延误。

(3)要胸外按压时。

(4)特殊复苏情况,如先天性膈疝或极低体重儿。

气管内插管,确定气管导管在气管内(双侧呼吸音对称,胸廓起伏良好,呼末 CO$_2$ 监测可有助于确认气管导管位置),并用间歇正压通气后,若心率显著上升,则经气管插管通气有效。

(三)胸外按压

经充分给氧通气 30 秒后,心率<60 次/分则应开始胸外按压。通气是新生儿复苏中最有效的措施,胸外按压可能会与有效通气相竞争。因此,胸外按压前,应确保辅助通气有效。

胸外按压部位应在胸骨下 1/3 交界处,按压深度为其胸廓前后径的 1/3。采用双拇指环抱技术按压。

按压和通气协调,避免同时进行。应让胸廓充分回弹,拇指不离开胸壁。原发病因是通气困难的新生儿复苏,按压通气比为 3∶1。如果是因心脏原因引起骤停时,应采用较高的比率,如 15∶2。协调的按压和通气应持续进行直至自主心率≥60 次/分。

(四)复苏药物

肾上腺素:一旦建立静脉通路,应静脉推注方法给药。静脉推注剂量每次 0.01~0.03 mg/kg。

(五)扩容

若有失血表现或对以上复苏措施无反应时,应考虑扩容。首选等张晶体或血液,剂量 10 mL/kg,可重复。

(六)复苏后处理

(1)加强通气支持,以恢复自主心率和呼吸。

(2)避免低血糖。

(3)对≥36周的中至重度缺血缺氧性脑病的新生儿,给予亚低温治疗(33.5～34.5 ℃)。出生后6小时开始,连续72小时,缓慢复温至少4小时。

(七)终止复苏

若复苏10分钟后,仍无自主心率,可考虑终止复苏,但应考虑患儿自身情况及父母态度等多个因素。

参考文献

[1] 胡志向.腹腔镜手术麻醉实践[M].青岛:中国海洋大学出版社,2017.

[2] 阮满真,黄海燕,万佳.现代麻醉恢复室手册[M].北京:人民军医出版社,2015.

[3] 方向明,王英伟.麻醉学[M].北京:中国医药科技出版社,2019.

[4] 柳永健.现代临床麻醉技术与疼痛治疗学[M].长春:吉林科学技术出版社,2019.

[5] 张兴安,秦再生,屠伟峰.静脉麻醉理论与实践[M].广州:广东科技出版社,2015.

[6] 陈庆国.现代实用临床麻醉学[M].西安:西安交通大学出版社,2015.

[7] 马亚群,刘刚,李利彪.小儿腔镜手术麻醉手册[M].天津:天津科技翻译出版有限公司,2015.

[8] 张珂.实用临床妇产科手术麻醉学[M].昆明:云南科技出版社,2015.

[9] 张惠艳.临床麻醉与复苏[M].长春:吉林科学技术出版社,2016.

[10] 杭燕南.当代麻醉手册 第3版[M].北京/西安:世界图书出版公司,2016.

[11] 熊利泽,邓小明.麻醉学进展 2015[M].北京:中华医学电子音像出版社,2016.

[12] 徐德玲.临床麻醉技术[M].长春:吉林科学技术出版社,2016.

[13] 朱贤媛.麻醉与临床急救医学[M].长春:吉林科学技术出版社,2016.

[14] 孙增勤.实用麻醉手册[M].北京:人民军医出版社,2016.

[15] 刘晶宇.临床麻醉与疼痛治疗[M].长春:吉林科学技术出版社,2016.

[16] 高青.外科手术麻醉与病理诊断[M].昆明:云南科技出版社,2016.

[17] 马智聪,范俊柏.临床麻醉学实习指南[M].太原:山西经济出版社,2016.

[18] 刘铁军.临床麻醉与疼痛医学[M].长春:吉林科学技术出版社,2016.

[19] 刘海艳.临床麻醉技术与疼痛学[M].长春:吉林科学技术出版社,2016.

[20] 王昊.实用临床麻醉技术与疼痛治疗[M].长春:吉林科学技术出版社,2016.

[21] 韩国哲.现代重症医学与麻醉技术[M].长春:吉林科学技术出版社,2016.

[22] 胡志向.腹腔镜手术麻醉实践[M].青岛:中国海洋大学出版社,2017.

[23] 孙小青,郭红丽,张力萍.临床麻醉技术与应用[M].武汉:湖北科学技术出版社,2017.

[24] 连庆泉,张马忠.小儿麻醉手册 第2版[M].北京/西安:世界图书出版公司,2017.

[25] 王祥瑞,俞卫锋,杭燕南.吸入麻醉药[M].上海:上海世界图书出版公司,2017.

[26] 李俊.临床麻醉与镇痛[M].长春:吉林科学技术出版社,2017.

[27] 刘庆.现代麻醉实用手册[M].昆明:云南科技出版社,2017.

[28] 叶铁虎,罗爱伦.静脉麻醉药[M].上海:上海世界图书出版公司,2017.

[29] 邵建林,王天龙,彭沛华.老年患者麻醉教程[M].北京/西安:世界图书出版公司,2018.

[30] 杨在启.新编麻醉学[M].北京:科学技术文献出版社,2018.

[31] 邹小华,史静,谭立.现代临床麻醉学[M].天津:天津科学技术出版社,2018.

[32] 李东白,张亚军.临床麻醉实用手册[M].郑州:河南科学技术出版社,2018.

[33] 叶洁.现代麻醉学临床精要[M].北京:科学技术文献出版社,2018.

[34] 董海龙,聂煌.手术室外麻醉实践精要[M].北京/西安:世界图书出版公司,2018.

[35] 韩永彬.临床手术麻醉及并发症处理[M].北京:科学技术文献出版社,2018.

[36] 王丹.产科麻醉临床指南[J].医药界,2019(14):0036-0037.

[37] 姚娜.肥胖患者的麻醉[J].世界最新医学信息文摘(电子版),2018(A4):274.

[38] 彭传莉.麻醉手术风险评估与麻醉分级[J].世界最新医学信息文摘(电子版),2018,18(27):66.

[39] 唐若皓,彭先兰.有关剖宫手术麻醉新进展[J].临床医药文献电子杂志,2018(81):193.

[40] 曹前.外周神经阻滞麻醉的临床应用[J].中国病案,2018,19(1):94-97.